살아있는
효소 만들기

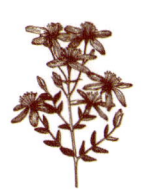

살아있는
효소 만들기

초판 1쇄 발행 2015년 5월 30일
3쇄 발행 2023년 7월 25일

발행인 박해성
발행처 정진출판사
지은이 최권엽
편집 김양섭, 박유미
기획마케팅 이훈, 이현주
본문디자인 프리콤
표지디자인 로그트리
출판등록 1989년 12월 20일
주소 136-130 서울특별시 성북구 화랑로 119-8
전화 02-917-9900
팩스 02-917-9907
홈페이지 www.jeongjinpub.co.kr

ISBN 978-89-5700-131-8 *13510

- 본 책은 저작권법에 따라 한국 내에서 보호받는 저작물이므로 무단전재와 복제를 금합니다.
- 이 도시의 국립중앙도시관 출판예정도시목록(CIP)은 시지정보유통지원시스뎀 홈페이지(http://seoji.nl.go.kr)와 국가자료공동목록시스템(http://www.nl.go.kr/kolisnet)에서 이용하실 수 있습니다. (CIP제어번호 : CIP2015011799)
- 파본은 교환해 드립니다. 책값은 뒤표지에 있습니다.

살아있는
효소 만들기

최권엽 지음

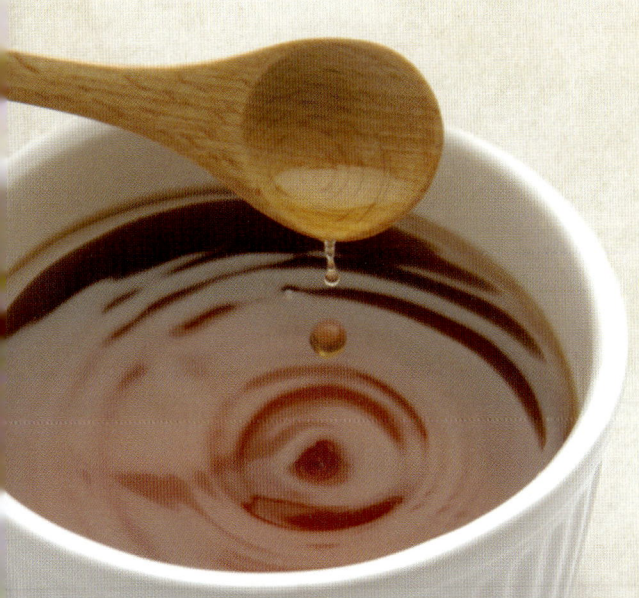

정진출판사

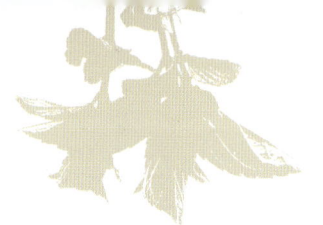
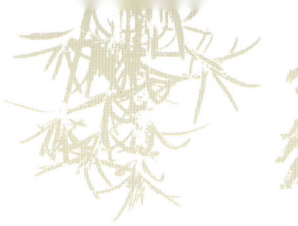
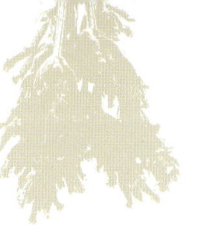
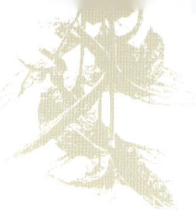

머리말

　요즘은 언론이나 방송을 통해서, 또는 인터넷을 통해서 방대한 물량의 정보를 쉽게 접할 수 있어 누구나 어렵지 않게 효소를 담가 먹기도 하고 지인이나 이웃에게 선물하기도 한다. 말하자면 정보의 공유시대가 된 것이다. 그런데 만약 잘못된 정보를 제공받을 경우 효소는 죽고 독성 물질만 가득한 설탕물을 먹게 되는 일이 많다. 참으로 안타까운 일이다. 그런 분들에게 조금이라도 도움이 되어 살아 있는 효소를 만들어 먹기를 바라는 마음에서 이 책을 쓰게 되었다.

　잘못된 발효액은 건강을 해치지만, 잘 발효된 효소는 분명히 노화를 방지하고 생명을 연장하는 데 큰 공헌을 한다. 몸에 효소가 고갈되어 면역기능이 약해짐으로써 자주 잔병치레를 하는 사람에게는 보약이 아닐 수 없다.

　효소가 인체에 얼마나 많은 일을 하고 얼마나 중요한 역할을 하는지 효소박사인 신현재님의 글을 인용하여 간략하게라도 기술하였으며, 살아 있는 효소를 만들기 위해 인생의 절반을 바친 노하우를 모든 사람들과 함께하기 위해 숨김없이, 꼼꼼히 기록하였다.

　효소를 만들려면 우선 산야초에 대해 잘 알아야 하고 그 적용이나 약성을 알아야 한다. 다행히도 산야초와 한약에 조예가 깊은 아버지의 영향을 받아 어려서부터 자연스럽게 그 비방을 익히게 되었다. 아버지와 산에 자주 가곤 했는데, 산야초를 볼 때마다 그것이 몸의 어느 부위에 좋은지, 어떤 독성이 있는지, 또 법제하는 방법이나 끓여서 먹는 법 등을 자세히 들려주시곤 하였다. 어려서는 약초에 관심이 없으니 아버지

말씀이 잔소리처럼 들려 금세 잊어버릴까 염려하여, 그 재미있는 유래도 꼭 같이 들려주시곤 하였다. 덕분에 산야초의 생김새와 약성을 잘 알게 되었다.

맛도 좋고 몸에도 좋은 효소를 만들기 위해서는, 본문에 있듯이 산야초를 제대로 알아야 하고, 발효되고 법제가 되었다 해도 독성이 많은 산야초와 독성이 적은 산야초를 구별하여야 한다. 또 오염되지 않은 산야초를 채취해서 그보다 적은 양의 설탕을 넣어야 하며, 자주 뒤적거려 공기와 자주 접하게 해주어야 하며, 적기에 건더기를 걸러야 좋은 효소를 얻을 수 있다.

23년간 효소를 담가오며 느낀 보람이라면, 효소가 많은 사람들의 건강에 도움이 되었으며 또한 효소를 복용하고 지병이 완치된 사례도 많다는 것이다. 여기에는 한 가지 조건이 있다. 즉, 반드시 살아 있는 효소라야 좋은 결과를 얻게 된다는 것이다. 죽은 효소는 건강에 전혀 도움이 되지 않는다. 적게나마 미네랄이나 비타민 성분이 있을지라도, 산야초에서 독성이 우러나고 변화되지 못한 자당은 건강을 해쳐 몸을 망치게 된다는 사실을 명심해서 잘 발효시켜야 한다.

이 책을 보고 온 국민이 살아 있는 좋은 효소를 만들어 먹고 모두가 건강해지기를 진심으로 기원한다.

2015년 어느 봄날 부안에서
최권엽

차례

머리말 / 4

제1장 효소 이야기

효소의 기초
1. 산야초 채취 / 14
2. 산야초효소 담그기 / 16
3. 산야초효소 용기 / 17
4. 산야초효소 보관 / 19

효소의 이해
1. 효소란 무엇인가 / 20
2. 효소의 약리작용 / 22
3. 효소는 우리 몸의 기(氣)이다 / 23
4. 살아 있는 효소 만들기 / 25
5. 살아 있는 효소와 죽어 있는 효소 / 27

효소의 활용
1. 효소 활성화 / 29
2. 몸에 효소가 부족하면 / 30
3. 현대의학과 효소의 차이점 / 32
4. 호전반응은 왜 일어나는가 / 33
5. 다이어트와 디톡스 / 34

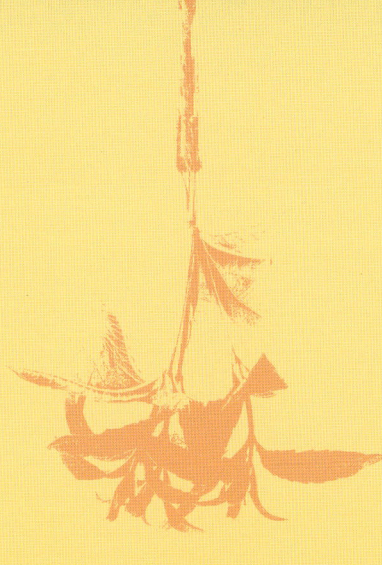

제2장
살아있는 효소 만들기
봄

1. 갓 / 38
2. 곰보배추 / 42
3. 광대나물 / 46
4. 냉이 / 50
5. 마늘(쫑) / 54
6. 민들레 / 58
7. 밀 / 62
8. 백목련 / 66
9. 보리 / 70
10. 시금치 / 74
11. 쑥 / 78
12. 아까시나무꽃 / 82
13. 익모초 / 86
14. 자리공 / 90
15. 죽순 / 94
16. 지칭개 / 98
17. 한련초 / 102
18. 환삼덩굴 / 106

제 3 장
살아있는 효소 만들기
여름

1. 감잎 / 112
3. 개망초 / 120
5. 까마중 / 128
7. 녹차 / 136
9. 머위 / 144
11. 명월초 / 152
13. 번행초 / 160
15. 삼백초 / 168
17. 어성초 / 176
19. 접골목(딱총나무) / 184
21. 컴프리 / 192

2. 개똥쑥 / 116
4. 결명자 / 124
6. 꼭두서니 / 132
8. 들깻잎 / 140
10. 명아주 / 148
12. 박하 / 156
14. 뽕잎 / 164
16. 소루쟁이 / 172
18. 엉겅퀴 / 180
20. 질경이 / 188
22. 콩잎 / 196

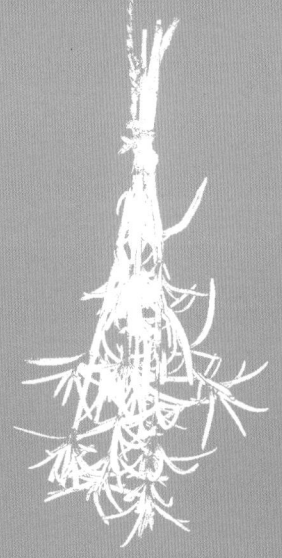

제4장
살아있는 효소 만들기
가을

1. 구절초 / 202
2. 달맞이꽃 / 206
3. 당귀 / 210
4. 더덕 / 214
5. 도라지 / 218
6. 마 / 222
7. 모시풀 / 226
8. 산국(봉래화) / 230
9. 아주까리잎 / 234
10. 오가피 / 238
11. 옻나무 / 242
12. 은행나무 / 246
13. 탱자 / 250
14. 함초 / 254
15. 해홍나물 / 258
16. 헛개나무 / 262
17. 호박 / 266

제5장 살아있는 효소 만들기 겨울

1. 겨우살이 / 272
2. 구릿대(백지) / 276
3. 귤 / 280
4. 땅두릅(독활) / 284
5. 돼지감자(뚱딴지) / 288
6. 솔잎 / 292
7. 쇠무릎 / 296
8. 연근 / 300
9. 작약 / 304
10. 지황 / 308
11. 진황정 / 312

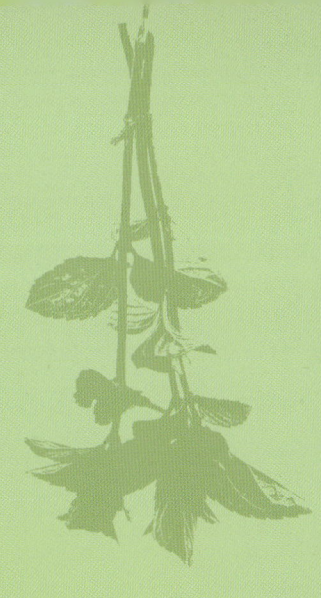

제6장 음양오행

1. 오행과 오미의 상생·상극관계 / 318
2. 오행의 오미란? / 319
3. 오미의 궁합 / 321
4. 오미의 조화 / 322
5. 상반약이 되는 음식이나 산야초 / 323
6. 상극의 음식을 먹고 중독되었을 때 / 324

제 1 장

효소 이야기

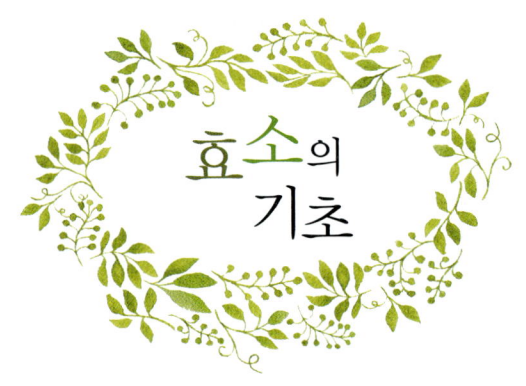

1. 산야초 채취

　산야초를 채취하는 시기는 정해져 있는 것이 아니다. 산에 감사하며 내 가족이나 지인에게 좋은 약이 되어 지병이 낫기를 기도하는 마음으로 정성껏 채취해야 하고, 그 성질이 따뜻한 것인지 차가운 것인지를 알아야 한다. 또한 채취하는 산야초가 독성이 있는지 없는지 구분해야 하며, 만약 독성이 있다면 얼마나 강한 독이며 어느 부위에 작용하는지를 알아야 하고, 그 맛이 서로 어우러지는 것인지 상극이 되는 것인지 확인하고 발효시켜야 한다. 그리고 누가 복용할 것인지, 즉 환자 치료가 목적인지 아니면 온 가족이 함께 차처럼 복용할 것인지 발효액을 만드는 목적부터 알아야 할 것이다.

　어린아이나 연세 많은 어른이 건강식으로 복용하고자 하면 모든 산야초의 어린순이나 어린잎을 채취해 발효시켜야 하고, 치료 목적이면 지병을 고치는 산야초의 성질을 잘 파악해서 독성은 없는지 맛은 어떤지 다른 산야초와 함께 쓰면 안 되는 것이 있는지, 전문 지식인에게 문의해서 발효를 시켜야 할 것이다. 치병이 목적일 때 효소酵素의 재료가 되는 산야초는 꽃이 필 무렵이 가장 약성이 좋으나, 약성이 좋은 만큼 독성도 강해져서 위험을 감수해야 하므로 전문가의 도움이 필요하다.

요즘은 환경오염도 심각하고 무분별한 농약도 문제가 되어 산야초를 채취하는 데 신중해야 한다. 도로변은 자동차 배기가스와 타이어 가루가 내려앉아 절대로 채취해서는 안 되는 곳 중 하나이며, 밭둑이나 논둑에서도 산야초 채취를 금해야 한다.

예전엔 제초제를 살포하면 불과 몇 시간만 지나도 잡초의 잎들이 시들며 약을 뿌렸는지 바로 확인할 수 있었지만, 요즘은 제초작업을 해도 일주일쯤 지나서야 잡초가 서서히 죽기 시작한다. 따라서 자칫 잘못해서 농약을 살포한 산야초를 채취하는 우를 범하게 되기도 하므로, 농가의 밭이나 논둑 같은 곳은 금기시해야 한다.

대부분의 사람들은 약성도 가장 좋고 오염이 덜 되었다고 생각하여 심산유곡의 약초를 찾아다니는데, 이는 잘못된 상식에서 비롯된 것이다. 물론 사람의 손을 전혀 타지 않은 깊은 산속의 약초가 오염되지 않고 오래 묵어 약성이야 좋겠지만, 산비탈길이나 강둑, 혹은 공터에서 무한경쟁 끝에 살아남은 잡초의 질긴 생명력이야말로 인체에 큰 도움이 되지 않을까 생각한다.

요즘 건강에 대한 관심도가 높아지며 무농약이나 유기농으로 재배한 작물이 각광을 받고 있는데, 농약을 치지 않은 작물과 농약을 치고 재배한 작물은 많은 차이가 있다. 병충해와 싸워 이긴 작물은 생명력이 강한 반면, 농약을 치고 재배한 작물은 보기엔 싱싱할지 몰라도 실온에 화초처럼 여리며 인체에 독이 되는 농약 범벅일 수 있다. 또한 전체적으로 친환경 인증을 받은 밭에서 재배한 작물과도 영양면으로 또 다른 차이가 있는데, 들과 산에서 자연석으로 자라난 것이야말로 약성이 얼마나 좋으며 연약해진 몸을 건강하게 할 것인가.

　논과 밭에서 조금 떨어진 공터나 산비탈길 혹은 시골에 흔히 있는 묵은 밭들에는 꼭 내가 필요로 하는 산야초들이 즐비하게 있는데, 나보다 더 필요한 사람을 위해서, 혹은 더 많이 아픈 사람을 위해서 적당히 채취하는 배려가 필요하다.

　주위에 흔한 약초들 그리고 생명력이 강한 산야초일수록 내 몸에 더욱 좋은 약성이 있고 흡수율을 도와 건강하게 하는 최고의 명약이 아닐 수 없다. 산야초를 채취한 후에는 반드시 그 흔적을 없애고, 종자種子나 종근種根을 남겨 다른 사람에게도 건강한 나눔을 하기를 당부한다.

2. 산야초효소 담그기

　산야초는 산에서만 채취하고, 좀 더 깊은 산속에서 나는 것일수록 좋은 약초이고 좋은 약성을 가졌으리라는 생각을 하기도 하는데, 아마도 환경오염과 대기오염, 자동차 배기가스 등 다양한 원인들로 인해 깊은 산속의 나물이나 약초가 무엇보다 좋아 보일 것이다. 얼마 전 강원도 설악산 중턱을 지날 즈음 눈에 보이는 세상이 온통 컴컴해지며 겨울비가 억수로 퍼부었는데, 완전히 검은 비였다. 얼마나 놀라고 신기했는지 차를 길가에 세우고 한참을 일행과 이야기하며 구경했던 기억이 나는데, 대기가 그렇게 오염되어 있는데 산속인들 안전하고 깨끗하다고 말할 수 없을 것이다.

　요즘엔 산야초를 많이 재배하고 채취하기도 하지만, 아무리 깊은 산속에서 나는 것이라 해도 흐르는 물에 여러 번 씻어 불순물이나 먼지를 제거해야 한다. 그리고 물기를 적당히 빼서 원당과 버무린 다음, 활성화가 시작되면 숨쉬는 항아리에 담아야 한다.

무르고 연한 식물이면 원당과 혼합하여 수분 내로 담아도 활성화가 잘 일어나 상관이 없으나, 산야초(재료)가 수분이 적고 질기거나 줄기 혹은 뿌리 부분이라면 3~12시간을 재어두기도 한다.

산야초는 햇볕과 바람에 의해서 발효가 이루어지므로 거기에 큰 영향을 받는다. 봄, 가을에 담그는 효소, 여름에 담그는 효소 및 겨울에 담그는 효소는 발효되는 시간에 많은 차이가 있다. 그래서 효소를 담근 다음에는 늘 뒤집어보고 먹어보고 살펴봐서 걸러야 할 시기를 놓치지 말아야 하고, 다시 항아리에 담아 잘 숙성시켜야 한다.

숙성되는 시기도 햇볕에 큰 영향을 받으므로, 자주 관찰하여 완숙되면 완전히 밀봉한 다음 그늘로 옮겨야 한다. 효소가 완숙되었는지 알아보려면, 우선 먹었을 때 시큼한 맛이 나야 하고 병에 담았을 때 용기가 부풀지 않아야 한다.(「살아 있는 효소와 죽어 있는 효소의 차이점」 참조)

3. 산야초효소 용기

살아 있는 효소를 만들기 위해서는 여러 가지가 다 중요하지만, 그 중 용기도 매우 중요한 역할을 한다.

예전에는 효소에 대해서 일부 관심있는 사람만 조금 알고 있었다. 대부분의 사람들은 효소가 무엇인지 전혀 알지도 못하고 또 알려고도 하지 않았다. 아예 관심도 없었다. 그런데 2012년부터 TV나 언론, 인터넷에서 효소가 마치 만병통치약처럼 과대포장되고, 앞다투어 검증되지 않은 홍보성 글을 서슴없이 내보내기 시작했다. 너도나도 책을 쓰고, 마치 자기가 효소의 대가인 양 과장하는 바람에 초보자들이 매우 혼란스러워

했다. 지금도 본인이 처음 접하고 경험했던 일이 최고이자 최선인 줄 알고 우기는 사람들이 있는데, 참으로 잘못된 상식이고 잘못된 발상이다.

용기만 하더라도, 플라스틱 용기에 효소를 담근 사진을 찍어 책에 싣고 그런 식으로 하라고 하는데, 효소는 플라스틱 용기에서는 절대 살 수가 없다. 플라스틱 용기에 효소를 담아 비닐로 동여매게 되면, 숨을 쉬지 않아 모두 죽어버린다. 그렇다고 뚜껑을 비닐 대신 광목이나 한지로 덮고 자주 저어주면, 효소는 살아 있지만 초파리가 엄청 생겨 알을 낳는다. 구더기가 들끓으면 혐오스러워 절대 보고는 먹을 수가 없다.

효소를 담그는 용기는 전통 항아리라야 한다. 특허를 냈다며 파는 요즘 항아리는 숨을 쉴 수 없는 구조를 가지고 있다. 천연유약만 바르면 숨쉬는 줄 아는 잘못된 정보가 낳은 산물이다.

그런 항아리로 효소를 담그면 하루도 못 가 비닐이 벗겨져 버린다. 활성화가 시작되고 삼투압작용이 일어나면 안에서 가스가 발생하게 된다. 그 가스 때문에 숨쉬는 항아리는 한낮에는 주둥이를 밀봉한 비닐이 약간 위로 올라왔다가 밤에는 다시 내려가는데, 특허를 냈다는 항아리는 숨을 쉬지 않으니까 하루도 못 가서 비닐이 그냥 벗겨져 버리는 것이다. 몇 번을 반복해서 다시 덮어도 여전히 벗겨지며, 단 몇 시간만 늦게 보아도 초파리가 이미 알을 낳아 효소를 버리게 된다.

요즘 새로운 방식으로 만든 항아리는 유리병이나 플라스틱 용기와 똑같으니, 사지도 말고 효소를 담그지도 말아야 한다. 그런 항아리는 혐기성발효嫌氣性醱酵를 하는 젓갈이나 식초를 담그기에는 적당하나, 살아 있는 좋은 효소를 얻으려면 반드시 우리 조상들이 예부터 만들어 사용하던 전통 항아리라야만 한다는 사실을 명심해야 한다.

4. 산야초효소 보관

  산야초로 효소를 담그면 햇볕에서 활성화가 잘 일어나 좋은 효소를 얻게 된다고 했다. 그것은 발효과정의 이야기고, 삼투압작용이 모두 끝나면 건더기를 건져낸 다음 발효액만 보관해서 숙성을 시켜야 하는데, 숙성기간은 날씨와 기온에 따라 달라진다.

  산야초를 발효시킬 때 원당(설탕)을 적게 넣으면 활성화가 빠르고 거르는 시기도 앞당기게 되며, 숙성도 마찬가지로 원당을 적게 넣으면 그만큼 빨라지게 된다. 산야초를 발효시키며 원당 50% : 산야초 50%를 넣었다면, 산야초와 원당이 융화되지 않아 발효가 아주 더디며, 자칫 잘못 관리하게 되면 효소가 죽어버리게 된다. 죽은 효소를 숙성시킨다고 다른 항아리에 발효액을 담아 몇 년을 두어도, 처음과 전혀 변화가 없이 똑같은 단맛만 나게 되는 것이다.

  살아 있는 효소는 건더기를 걸러 그 액을 항아리에 옮겨 담은 지 1년이 되면, 단맛이 줄어들며 약간 시큼해져야 정상이다. 그것을 다시 촘촘한 광목에 걸러서 다른 항아리에 옮겨 담아야 밑에 가라앉은 부유물을 없앨 수 있다. 시큼한 맛이 많이 나면 원액 대비 1~2% 정도의 원당을 넣어 저어주어야 한다. 이때부터는 반그늘이 아닌 완전 그늘에 두어도 되며, 항아리가 직접 열에 노출되지 않도록 한여름엔 차광을 해야 한다. 차광을 하지 않으면 항아리에 가해지는 열의 온도가 60도까지 오르게 된다. 그러나 효소가 들어 있는 항아리 안에 손을 넣어 보면 서늘한 느낌이 든다. 참으로 신기할 따름이다.

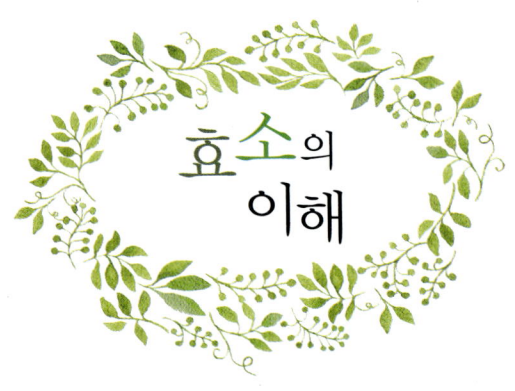

효소의 이해

1. 효소란 무엇인가

효소에 대해 『식품공전』에는 '우리나라의 건강보조식품 품목 중 하나'라고 기록되어 있다. 『식품공전』에는 곡류효소식품, 배아효소식품과 과일, 채소류효소식품, 기타 효소식품 등 네 가지 유형이 있는데, 식용 미생물을 배양한 것, 식품에서 효소 함유부분을 추출한 것, 또는 이를 주원료로 하여 섭취가 용이하도록 페이스트·분말·과립·정제·캡슐 등으로 가공한 것을 말한다. 신진대사 기능에 관여하여 건강증진 및 유지에 도움을 주는 것으로 알려져 있다.

백과사전에는 효소에 대해 '각종 화학반응에서 자신은 변화하지 않으나 반응속도를 빠르게 하는 단백질을 말한다'고 적혀 있다. 즉, 효소는 단백질로 만들어진 촉매라고 할 수 있다.

일반적으로 화학반응에서 반응물질 외에 미량의 촉매는 반응속도를 증가시키는 역할을 한다. 생물체 내에서 일어나는 화학반응도 촉매에 의해 속도가 빨라진다. 특별히 생물체 내에서 이러한 촉매의 역할을 하는 것을 효소라고 하며 단백질로 이루어져 있다.

엔자임Enzyme, 곧 효소는 우리 몸 안에서 일어나는 모든 대사활동에 관여하며, 신이 내린 최고의 선물, 생명의 열쇠라고 할 정도로 대단한 물질이다. 이는 학자들에 의해 밝혀진 사실이다.

효소에는 소화효소·분해효소뿐만 아니라 묵은 세포를 교체하는 신진대사를 주관하는 효소, 체내 독소를 제거하는 등 많은 일을 하는 다양한 종류의 효소가 있는데, 대표적인 몇 가지를 기능적으로 분류해 보면 다음과 같다.

효소에는 식품효소·대사효소·소화효소 등이 있다. 그중 식품효소는 단백질·지방·탄수화물 등 음식물을 분해하는 작용을 하며, 대사효소는 다양한 음식물이 소화, 흡수된 영양소가 몸 안에서 에너지로 전환되어 힘과 기를 주고, 수명을 다한 죽은 세포는 몸 밖으로 빠르게 내보내고 새로운 세포를 생성하는 작용을 한다. 또한 소화효소는 말 그대로 몸 안으로 들어온 음식물을 빠르게 분해하여 몸에 꼭 필요한 영양소로 전환, 온몸 구석구석으로 보낼 때, 이 복잡한 여러 기능에 모두 관여하여 결국 소화를 더욱 원활하게 하는 역할을 한다.

프로테아제는 단백질만을 분해한다. 단백질은 20개의 아미노산으로 이루어져 있는데, 프로테아제는 각 아미노산에 특이적으로 작용하여 분해하는 역할을 하는 것이다. 그리고 리파아제는 지방·기름·인지질(레시틴)과 스테롤(콜레스테롤)을 분해한다. 마지막으로 아밀라아제는 설탕·유당·과당을 포함하는 모든 탄수화물을 분해하여 포도당으로 전환시킨다.

소화효소가 몸 안에 충분할 경우 조금 과하게 음식물을 섭취했더라도 십수 분이 지나면 모두 분해되어 몸에 흡수되는데, 효소가 부족한 사람은 정량에서 조금만 더해져도 몇 시간 혹은 몇 날 동안 속이 불편해 고통을 호소하기도 한다. 식후 위장이 편하지 않은 사람은 소화효소가 고갈되었다는 증거이다.

아무리 좋은 영양소나 비타민을 먹어도, 효소가 부족하면 몸에 흡수되지 않고 오히려 독이 되어 간만 손상시키는 불이익이 따르게 된다.

인스턴트식품에 길들여진 현대인들에게 부족하기 쉬운 미네랄과 비타민·무기질·섬유질이 풍부하게 들어 있는 효소야말로 최고의 건강식품이라 할 수 있다.

2. 효소의 약리작용

살아 있어야 효소라고 하며, 죽어 있는 발효액은 그저 설탕물인 것이다. 효소가 몸에 좋다는 것은 알고 있으므로, 설탕물을 대단히 좋은 효소인 양 극대화시켜 살이 빠지고 불치병이 치료되었다는 등 이해할 수 없는 말을 하는 사람도 있다.

예전에 선조들은 모두 생식을 했으므로 효소가 충분했다. 음식이 주된 공급원이었던 것이다. 그러나 현대인들은 효소가 죽은, 즉 끓인 음식과 가공한 음식을 주로 섭취함으로써 갈수록 효소가 고갈되고 있다. 음식으로 보충할 수 없다면, 인위적인 방법으로 식물에서 추출한 효소를 음용해서라도 부족한 것을 꾸준히 보충해야만 한다. 그것이 바로 잠재효소를 아끼고 건강한 노후를 보장받는 방법이다.

인체는 수명이 다하는 날까지 효소에 대한 배고픔으로 살다가, 결국 효소 부족으로 운명하게 된다. 따라서 인체에서 효소가 얼마나 중요한 역할을 하는지 깨달아야 한다.

마치 효소가 만병통치약이라도 되는 것처럼 과대광고를 하는 일이 있다. 물론 살아 있는 효소라면 병을 치료하거나 염증에 즉효를 보이기도 한다. 그러나 원활한 혈액순환에 면역력을 길러 잡병이 침범하지 못하게 하고, 병원균에 감염되더라도 쉽게 이겨내 건강한 체력이 되는 데 도움을 줄 뿐, 아픈 부위를 치료하고 부러진 팔을 붙이고 암을 치료하고 당뇨병을 고치는 일은 결코 없다. 단, 그런 병을 치료하는 데 많은 도움이 되는 것은 여러모로 검증된 사실이다.

　효소를 먹고 병이 낫거나 효능을 본 사람들은 모두 한결같이 몸이 건강해지고 뱃속이 편해졌다고 말한다. 이 말은 몸이 건강해져서 백혈구가 이겨낸 결과이며, 몸속 구석구석 효소와 함께 혈액순환이 잘되고 있다는 뜻이다. 혈액순환이 잘되면 온몸에 산소가 공급되고 산소가 공급되면 세포에 영양이 공급되며, 효소는 신속하게 노폐물을 밖으로 내보내고 새로운 세포를 만들어 인체라는 정밀하고 거대한 기계가 잘 돌아갈 수 있도록 에너지를 계속 공급하는 것이다.

　자기 스스로는 불가능하지만 남의 힘을 빌려서라도 역할을 하니, 효소가 만병통치약이라는 것은 지나친 말이 아니다. 그러나 여기에는 한 가지 조건이 있다. 그 효소는 반드시 살아 있는 것이어야 한다.

3. 효소는 우리 몸의 기(氣)이다

　효소는 우리 몸의 에너지이고 기氣이다. '기'란 쉽게 말해서 기운이다. 우리는 일상에서 '기가 살다', '기가 죽다', '기운이 없다' 등 기에 대한 말들을 흔히 쓰고 있는데, 인체 내의 기는 크게 원기元氣 · 정기精氣 · 진기眞氣로 나눌 수 있다. 원기는 어머니의 뱃속에서부터 받은 기운이고, 정기는 음식물의 섭취로 에너지가 된 것이며, 진기는 마음에서 얻어지는 에너지이다. 여기서 말하는 기는 정기이다. 인체의 에너지는 우리가 먹는 음식의 단백질·탄수화물·지방 등에서 얻어지는데, 그것은 효소의 화학반응 없이는 만들어지지 않으므로 효소는 곧 에너지이다. 몸 안에 음식물이 들어가면 바로 소화, 흡수되어야 에너지로 전환되어 건강한 생활을 하게 된다. 그런데 소화되는 시간이 10시간 걸린다고 가정할 때, 몸에 에너지와 기가 떨어지는 것은 당연하겠고, 음식물이 오랜 시간 위나 장에 머물러 있게 되면 부패하여 가스가 발생하게 된다. 가스는 혈관을 타고 온몸을 돌아다니며 염증을 일으키고, 그 독가스를 해독하기 위해 간은 엄청나게 무리를 하고 다른 장기들도 손상을 입을 것이다.

인체는 혈액이 맑고 깨끗해야 순환이 잘되고, 혈액순환이 잘되면 온몸에 산소나 갖가지 영양소가 보내진다. 혈액이 끈적거리고 불순물이 있으면 혈액순환이 안 되고, 혈행이 안 되는 부위는 염증을 일으키고 고장이 시작된다. 영양제나 비타민, 좋은 보약이라도 물질 촉매작용으로 빠르게 소화, 흡수하고 배설하는 일련의 일들이 이루어지지 않으면, 인체는 독소로 인한 염증 때문에 살아갈 수가 없을 것이다. 소화·흡수·배설하는 일들이 모두 효소의 촉매작용에 의해서 이루어진다.

우리 몸에서 효소가 하는 일은 말로 다 설명할 수가 없다. 먹고, 자고, 놀고, 숨쉬고, 소화하고, 배설하고, 피부노화까지 머리에서 발끝까지 효소가 없이는 잠시도 움직일 수 없는 것이 인체의 구조이다. 과학이 발전하며 인체에 작용하는 효소의 수가 매년 늘어나 1,200여 종에서 무려 2만 종에 이르렀다. 이 귀한 효소가 부족하게 되면 인체는 병들어 살아갈 수 없게 될 것이다.

4. 살아 있는 효소 만들기

살아 있는 효소를 만들기 위해서는 여러 가지 조건이 충족되어야 한다. 대략 요약하면 이런 일련의 과정이 필요하다. 먼저 청정지역에서 신선하고 좋은 재료를 채취해야 하고, 깨끗하게 씻어야 하고, 5~8cm 정도로 잘게 잘라서 활성도가 좋아 삼투압작용이 잘 일어나게 도와주어야 한다. 또한 원당(설탕)과 산야초를 잘 혼합하여 한나절 정도 두었다가 항아리에 담아야 한다. 이때 설탕이 아닌 원당을 사용해야 발효가 잘되고 맛도 좋아 높은 품질의 효소를 얻을 수 있다. 원당과 산야초는 원당 40% : 산야초 60%의 비율로 혼합한다.

[※원당이란 사탕수수에서 1차 가공한 상태로 수입한 재료를 말한다. 그 원당에서 백설탕, 황설탕, 흑설탕 순으로 나오는데, 2차 3차 가공되어 소비자에게 공급된다.]

산야초에 수분이 많아 발효액이 충분히 나올 것 같은 경우에는 그냥 원당과 산야초만 항아리에 담아도 된다. 그러나 수분이 별로 없는 산야초는 시럽을 재료 대비 5~10% 정도 부어주어야 삼투압작용이 일어나 발효가 되어 효소를 얻게 된다. 시럽을 붓지 않고 항아리에 담은 후 발효되기를 기다리면, 결국 곰팡이가 먼저 피게 된다.

[※시럽이란 원당에 물을 부어 녹인 것을 말하는데, 좋은 효소를 얻기 위해서는 원당과 물의 비율이 아주 중요하다. 원당 30% : 물 70%의 비율로 섞어 끓이지 말고 그냥 나무주걱으로 저어 녹여서 사용하는 것이 가장 좋다. 기능성 효소를 담을 때 배효소나 쇠비름효소 · 함초효소 · 호박효소 등 수분이 많은 산야초나 과일을 발효해 얻은 효소원액을 시럽 대용으로 사용하기도 한다.]

재료와 설탕을 버무려 항아리에 담은 다음 뒤집기를 잘해주어야 발효가 잘 일어나게 된다. 봄이나 가을에는 5일에 한 번씩 해주면 되고 여름에는 2~3일에 한 번씩 뒤집기를 해주어야 한다. 산야초 발효는 호기성 발효(好氣性醱酵)라서 공기와 햇볕 그리고 바람에 의해 발효가 이루어진다. 무엇보다도 숨쉬는 전통 항아리라야 하고, 위아래로 재료를 자주 저어주어야 한다. 그렇지 않으면 위에는 곰팡이가 피고 아래는 물러져서, 효소로서의 기능은 상실되고 죽어버린 설탕물이 되는 것이다.

 이렇게 잘 저어주어 발효가 끝나면, 산야초를 걸러 효소액을 따로 숙성시켜야 한다. 재료마다 각기 그 거르는 시기가 다르다. 원액이 약간 시큼한 맛이 나며, 수분이 모두 빠져나와 재료가 쭈글쭈글해지고, 입에 넣고 씹어보면 산야초 고유의 맛이 사라지고 아무 맛도 안 나게 되면 거르는 데 적기이다. 이 시기가 지나면, 쭈글쭈글해진 산야초가 다시 효소를 흡수하여 몸이 비대해지고 물러지기 시작한다. 또한 작은 독성일지라도 가지고 있는 것을 다 내뿜어 맛도 이상해지고 양도 많이 줄어, 죽은 효소가 됨으로써 자칫 버리는 경우가 발생하기도 한다.

 잘 발효된 효소는 항아리에 보관하였다가 깨끗한 광목에 여러 번 걸러 다시 다른 항아리에 옮겨서 숙성시키면, 2년 후에는 30브릭스의 완숙된 효소를 얻게 된다.

 또다시 1년 정도 지나면 항아리 밑에 부유물이 많이 고이게 되어 광목으로 다시 한 번 걸러주어야 한다. 잠자던 효소는 공기를 접하게 되면 다시 발효를 시작하는데, 항아리 속의 효소는 이미 정점에 도달했으므로 효소발효는 끝나고 초산발효가 시작된다. 원당 1%를 새로 담는 효소 항아리에 넣고 잘 밀봉하든지, 아니면 여러 번 걸러 부유물이 없을 때 병에 담아 보관하면 그 맛 그대로 음용이 가능하다.

5. 살아 있는 효소와 죽어 있는 효소

살아 있어야 효소라 칭하는데, 대부분의 효소는 오랜 숙성기간을 거치지 않고 판매하므로 열처리 혹은 멸균처리하는 과정에서 다 죽어버리게 된다.

일부 가정에서는 유리병에 설탕을 넣어 발효시키는데, 효소가 죽거나 발효가 매우 더뎌서 몇 년이 걸리는 경우가 있다. 참으로 안타까운 일이다.

죽어 있는 효소라도 비타민과 미네랄은 일부 있으니 건강음료라고 할 수 있으나, 자당蔗糖이 완전히 과당果糖으로 변하지 않고 설탕 성분이 많이 남아 있어 인체에 좋지 않은 영향을 끼칠 수 있다.

완숙이 덜 된 효소를 병입하게 되면 가스가 생겨 부풀거나 터져서 오래 보관할 수가 없다. 그러나 완숙된 효소는 병입하여 실온에 오래 두어도 부풀어 터질 염려가 없다.

많은 사람들이 한결같이 묻는 것은 '효소가 살아 있는지 어떻게 알 수 있는가? 담근 지 6개월이든 1년이 지났을 때 효소의 발효가 끝난 것을 무엇으로 알 수 있는가?'이다.

효소가 죽어 있는지 살아 있는지는 미생물을 전문으로 연구하는 대학이나 큰 연구기관에 의뢰해서 답을 얻을 수 있는데(효소 1g당 몇 마리가 살아 있는지 알 수 있는 기관은 대한민국엔 없음), 그런 기관은 극히 드물다. 그것도 아밀라아제와 프로테아제만 의뢰가 가능하고 음성, 양성으로 성적서를 주기 때문에 아무 의미도 없다. 그 밖에 다른 종류의 효소는 전혀 알 수가 없다는 답변이었다.

시간도 오래 걸리고 또한 비싼 비용을 들여가며 찾아다니지 않아도 집에서 손쉽게 확인할 수 있는 방법이 있다.

〈발효가 끝나 완숙된 효소와 완숙되지 않은 효소의 비교〉

완숙된 효소	효소 원액을 병에 담아 따뜻한 곳에 여러 날을 두어도 전혀 변화가 없다.
완숙되지 않은 효소	효소 원액을 병에 담아 따뜻한 곳에 3일 이상 두면 부풀기 시작해, 며칠 더 지나면 병 밑이 터지거나 폭발하게 된다.

〈살아 있는 효소와 죽어 있는 효소 비교〉

살아 있는 효소	효소를 물과 희석해서(물 7 : 효소 3) 3일 이상 따뜻한 곳에 두면 시큼하게 초산발효가 되며 식초화되어 간다.
죽어 있는 효소	효소를 물과 희석해서(물 7 : 효소 3) 여러 날을 두어도 전혀 변화가 없으면 죽어 있는 효소이다.

살아 있어도 변화가 없는 효소가 있다. 즉, 거른 지 얼마 되지 않거나 설탕을 너무 많이 넣은 것은 살아 있어도 변화가 없다. 먹이가 많아 효소가 활동을 중지한 것으로, 오래 있어야 조금씩 변화한다.

일반가정에서 정확한 지식 없이 효소를 담글 때 설탕을 너무 많이 넣어 그런 경우가 있다. 플라스틱병이나 유리병, 혹은 요즘 만든 항아리에 비닐로 꽁꽁 싸매어 발효시킨 효소, 설탕을 넣고 뒤집기를 한 번도 하지 않은 효소는 죽어 있다고 생각하면 된다.

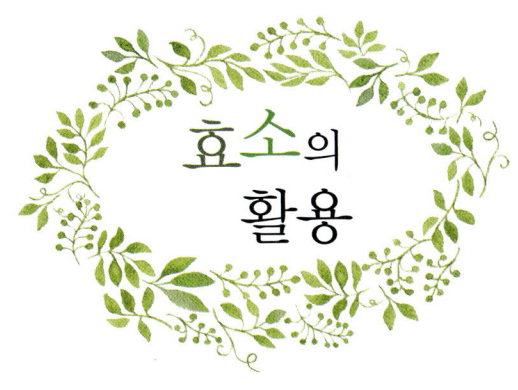

효소의 활용

1. 효소 활성화

　귀한 재료를 채취해서 씻고 자르고 정성스럽게 효소를 담갔는데 활성화되지 않는다면 답답한 일이다. 답은 간단하다. 숨쉬는 항아리에 원당을 재료보다 적게(원당 4 : 재료 6) 넣어 햇볕이 잘 드는 양지바른 곳에서 발효시키고, 자주 저어주어야 한다. 효소는 호기성이라서 햇볕과 바람에 의해 발효가 잘 일어나므로, 햇볕이 잘 들고 바람이 간간이 부는 서남향이 좋다. 그늘에서 발효를 해야 좋은 효소를 얻게 된다며 어떤 사람은 지하실을 이용하는데, 벽이며 천정이 온통 곰팡이투성이면 발효가 될 리 만무하다. 제대로 발효되지 않아서 효소는 모조리 죽게 되며, 검은 곰팡이로 인해 인체에는 또 얼마나 악영향을 끼칠지 심각한 수준이다.

　발효가 끝나 숙성을 시킬 때는 저온이나 음지도 괜찮지만 그 속도가 좀 더디다. 햇볕과 바람을 맞으며 숙성에 들어가면 그 기간도 배는 빨라져 밀봉을 잘해야 한다.

　효소 원액을 항아리에 담아 10년 정도 방치하면 그 양이 반으로 줄게 된다. 초막이 낀 경우도 있고 초막이 모두 녹아 있는 경우도 있으나, 두 경우 똑같이 매우 강한 식초가 되어 있다. 따라서 최소한 2년에 한 번씩은 관리를 해 주어야 한다.

발효가 진행되고 있는 것이나 잘 발효된 효소는 항아리 주위에 절대 곰팡이가 생길 수가 없다. 아마 효소균이 곰팡이균을 다 잡아먹었는지도 모른다. 신뢰할 수 있는 검사기관에 의뢰한 것은 아니지만 오랜 경험에서 얻은 결과이다. 집이 낡거나 잘못 지으면 벽면에 곰팡이가 피는 경우가 있다. 이럴 때는 '살아 있는 효소 20% + 초산균이 살아 있는 식초 80%'를 넣고 벽면에 뿌려주면 그 부위에는 곰팡이가 생기지 않는다. 이것만 보더라도 효소가 얼마나 대단한 일을 하는지 알 수 있다. 곰팡이를 없애기 위해 뿌리는 효소나 식초는 반드시 활성화가 잘된 것, 즉 살아 있는 것이어야만 한다.

2. 몸에 효소가 부족하면

관절염과 요통의 경우, 현대의학에서는 관절 자체의 문제로 진단하여 약을 처방하고 진통제나 소염제를 장복하게 한다. 그러나 효소의 대가로 알려진 모리타 박사는 다음과 같이 말한다.

"우리 세포는 항상 아미노산을 필요로 하는데, 이것은 체내에 흡수된 단백질이 분해되어 만들어지는 것이다. 단백질이 제대로 아미노산으로 분해되지 못해 질소 잔류물이 발생하면서 장내를 부패시켜 유산 및 산화물질을 만들고, 이것이 전신에 퍼져 근수축을 불러와 관절염과 요통이 발생하는 것이다."

이때 과일과 야채를 먹고 효소 보조식을 먹게 되면 소화가 원활해지고 장내 가스가 줄어들면서 통증이 완화된다는 원리이다. 두통으로 오랫동안 고생한 사람이 효소를 먹고 완전하게 나았다는 것도 같은 맥락에서 보면 되는데, 장의 독소가 배출되고 오염된 혈액이 맑아져 혈행이 잘되면 자연스럽게 아픈 곳이 낫게 되는 것이다.

암도 마찬가지이다. 암은 치유가 힘든 난치병으로 알려져 있으나, 암 치료에 효소를 이용한 성공사례가 늘면서 그 가치가 더욱 높아지고 있다. 식이섬유와 효소 부족, 나아가 아껴야 할 잠재효소의 과용으로 인한 노화촉진도 암을 발생시키는 것으로 알려졌기 때문이다. 또한 효소의 부족으로 생겨난 암모니아 질소 대사물이 발암물질이라는 사실도 밝혀졌다.

효소 부족으로 오는 대표적인 질병을 보면 다음과 같다.

온 장기와 몸의 어느 한 곳도 관여함이 없지 않으나, 피부질환·비만·구취·각종 암·건망증·치매·두통·위장질환·중풍·만성피로·관절염·동맥경화·알레르기성 질환·비염·각종 성인병·잇몸질환·생리통·눈병 등등…

일생 만들어지는 효소의 양은 한정되어 있다고 한다. 이 한정된 효소가 각각의 인간이 가지고 있는 일정량의 잠재효소라는 것이다. 하루하루 정량의 효소를 소비하게 되면 천수를 누릴 수 있으나, 아끼고 귀하게 여겨야 할 잠재효소를 자꾸만 꺼내어 쓰고 소비하게 되면 수명은 소비한 만큼 줄어들게 되어 있다. 잠재효소를 아끼는 가장 좋은 방법은 무리하게 운동을 하거나 격한 일을 하지 않으며, 소화하기 좋은 살아 있는 음식 위주로 먹어야 하고, 과식하지 않고 숙면하며 건강한 생활을 실천해야 한다. 이마저 힘들면 좀 더 많은, 살아 있는 효소를 만들어 꾸준히 먹어야 한다.

3. 현대의학과 효소의 차이점

 현대의학은 완치란 거의 불가능하며, 국부적인 치료를 목적으로 증상을 완화시키는 데 중점을 두지만, 산야초 효소의 장점은 몸의 근본을 개선하고 체력을 튼튼히 하여 스스로 치료하고 질병 자체가 발생하지 않도록 하는 것이다.
 암의 경우도 면역력이 떨어졌을 때 발병한다. 면역력이 강한 건강한 사람은 수십만의 암세포가 형성되더라도 모두 이겨내어 암균이 침범을 못하게 한다. 효소가 하는 중요한 일 중 하나가 면역력을 높이고 병에 대한 저항력을 높여 잡병이 침범할 수 없게 하는 것이다.
 음식에 열을 가하면 효소는 살아 있을 수가 없게 된다. 이런 음식을 먹는 사람은 효소를 충분히 섭취한 사람에 비해 3분의 1밖에 살지 못한다는 연구 결과가 알려지면서, 효소가 우리 몸의 생명을 유지하고 연장하는 데 중요한 역할을 한다는 사실이 밝혀졌다. 인간의 면역체계가 정상적으로 작동한다면 모든 병으로부터 안전하다고 말할 수 있는데, 효소가 그 면역체계의 기초가 되고 중심이 되는 것이다.
 이렇게 인체에 중요하고 고마운 효소를 귀하게 여기며 아껴야 한다. 지구의 환경오염으로 인해 소비되는 효소야 어쩔 수 없다 하지만, 무분별한 식습관으로 많은 효소들이 낭비되고 있으니 참으로 안타까운 현실이다.
 자기 몸에서 효소가 얼마나 줄었는지, 또한 생명이 얼마나 남았는지 전혀 생각지 않고 사는 사람들은 부족한 효소를 보충하는 대신 마구 소비하기만 한다. 효소의 고갈로 병이 들어 병원을 찾지 말고, 미리 아끼고 귀하게 여겨 몸의 면역력을 길러야 한다. 인스턴트식품이나 가공하여 조리한 음식이 아닌 생식이나 생과일 위주의 식습관을 생활화하기가 힘들다면, 이 책에서 이끄는 대로 살아 있는 효소를 만들어 꾸준히 보충해 주어야 한다.

효소는 아름다운 미래이자 건강이고, 가족의 행복이다.

4. 호전반응은 왜 일어나는가

인간은 누구나 몸 안에 노폐물이 쌓인 채 살아간다. 자신도 모르는 사이에 정신적인 스트레스를 겪고 다양하게 오염된 환경에서 많은 음식들을 섭취하기 때문이다. 이렇게 폭식하고 막무가내로 먹어치운 음식들이 다 소화되고 영양소로 분해, 흡수되어야 하는데, 장에 오래 머물러 부패된 끝에 독소가 쌓인다. 몸 안에 독소가 쌓이면 혈관이나 세포에 염증을 일으키고 혈액순환이 잘 안 된다. 이때 좋은 효소를 먹으면, 갑자기 막혔던 혈관벽이 뚫리며 그 독소가 온몸에 퍼지게 된다. 이것이 바로 호전반응이다.

쉽게 말하면, 녹슨 수도관을 뚫으려면 그 녹덩어리를 떼어내야 하는 것처럼 좋은 성분들이 독소와 질병을 몸 밖으로 몰아내려고 몸부림을 치는 것과 같은 이치이다.

물론 증상에 따라 견디기 힘들 수 있는데, 그럴 때는 치료를 잠시 중단하거나 효소 섭취를 멈추고 어느 정도 진정되면 다시 서서히 복용한다. 이 패턴을 몇 번 반복하면 호전반응도 점차 사라지고, 효소를 먹기 전과 후를 비교할 때 상당히 달라진 것을 느끼게 된다.

호전반응의 종류

손발에 힘이 빠지고 온몸이 나른하다, 일을 많이 한 것처럼 피곤하다, 경련이나 떨림, 예전에 아팠던 부위가 더욱 심하게 아프기도 하다, 눈 앞이 빙글빙글 돌거나 술취한 사람처럼 어지럽다. 효소를 먹으면서 바로 식은땀이 나기도 하고 잠자리에서 땀을 흘리기도 한다. 그 밖에 발열 · 설사 · 구토 · 경련 · 더부룩함 · 잦은방귀 · 근육통 · 노곤함 · 두통 · 변비 · 부종 등이 오기도 하지만 곧 좋아진다. 오래 가는 사람은 10일 정도 가기도 하지만, 대부분 3~5일 정도면 예전보다 훨씬 몸상태가 좋아진다.

5. 다이어트와 디톡스

아무리 좋은 효소로 해독하고 다이어트를 했다 해도, 자신을 관리하지 않고 예전처럼 생활하게 되면 바로 요요현상이 오게 되어 있다.

해독 후에는 건강한 식습관으로 바른 생활을 해야겠다는 굳은 의지가 필요하다. 많은 질병들이 잠재해 있었다 해도 해독을 잘하고 식습관에 변화를 주면 그 증상들이 개선되고 몸의 독소가 모두 빠져나가게 되니, 정상적인 체중의 건강한 육체가 된다.

비만은 서구사람들의 전유물이 아니라 어느새 한국사람에게도 위험신호가 왔다. 비만은 만병의 근원이며 시발점이다. 즉, 그로 인해 각종 질병이 오며 사망하는 인구가 해가 갈수록 증가하고 있어 비만과의 전쟁이라도 치러야 한다.

우리 몸에서 독소로 축적되는 부분은 지방인데, 지방을 태우는 데는 운동이 가장 좋지만 효소의 섭취로도 가능하다. 따라서 다량의 효소를 섭취, 인체의 밸런스를 잡아주어 독소를 배출하여야 한다.

음식이 몸에 들어오면 위장·소장·대장을 거치며 분해, 배출되어야 하는데, 효소 부족으로 바로 분해, 배출하지 못하고 오랜 시간 장에 머물게 되면 많은 독소가 발생한다. 이 독소가 혈관을 타고 온몸 구석구석을 돌며 세포에 침투해 여러 가지 질병을 일으킨다.

효소 해독에는 두 가지 방법이 있다. 하나는 일반식을 하며 효소를 함께 섭취하는 방법, 다른 하나는 일반음식을 전혀 먹지 않고 물과 효소로만 식사를 대신하는 효소대체식이 있다. 일반식을 하며 효소요법을 하기는 매우 어렵고, 어쩌면 더욱 비만이 될 수도 있으므로 가장 효과적이고 이상적인 방법은 효소대체식이다. 10일간만 효소대체식을 하면 독소도 없어지고 자신이 원하는 만큼의 결과로 흡족해한다. 다만 결심이며 의지가 문제이다. 처음 3일간은 평생의 식습관에 의해 식사 때가 되면 버릇처럼 뭔가를 찾게 되는데, 효소를 먹으면서 다이어트를 하게 되면 배고픔을 느끼지 않고 몸에서 전혀 식사를 원하지 않는다. 단, 다이어트를 하는 동안 효소 6 : 생수 4 정도로 조금 진하게 희석해서 먹어야 하며, 가장 중요한 것은 아침마다 오랫동안 발효시켜서 납이나 카드뮴, 수은, 비소 등이 다 빠진 순수한 발효소금 20g 정도를 물에 타서 꼭 먹어야 한다.

제 2 장

살아있는
효소 만들기

봄

갓

면역기능 강화로 춘곤증을 없애고,
감기 등 각종 유행병 예방

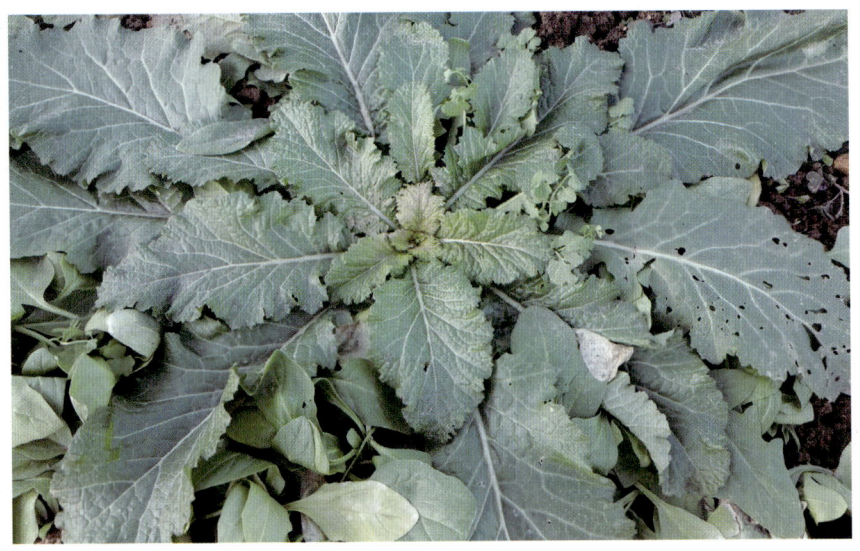

 원산지는 중앙아시아이다. 우리나라에는 중국을 통해서 들어왔으며, 한자로 개채芥菜 또는 신채辛菜라고도 한다. 중국에서는 기원전 12세기 주周나라 때 이미 종자가 향신료로 쓰였다고 한다. 지금은 우리나라에서도 많이 재배하고 있다.

 키는 1m 정도이고 윗부분에서 가지가 갈라진다. 뿌리잎은 넓은 타원형 또는 거꾸로 세운 달걀모양으로 끝이 둥글고 밑부분이 좁아져서 짧은 잎자루가 되며 가장자리에 톱니가 있다. 줄기잎은 긴 타원형 또는 바소꼴이고, 잎자루가 없지만 줄기를 감싸지 않으며, 양면에 주름이 지고 보통 흑자색이다.

 봄부터 여름까지 총상꽃차례에 황색 꽃이 많이 달린다. 꽃받침은 4개이고 연한 녹색이며, 꽃잎도 4개로 밑부분이 좁아져 자루처럼 된다.

갓김치는 전라도 지방에서는 빼놓을 수 없는 밑반찬이다. 고춧가루를 많이 넣어 매콤하면서도, 갓 특유의 속이 확 트이는 것 같은 쌉쌀한 맛과 향기가 식욕을 돋운다. 맵고 쌉쌀한 맛은 진한 멸치젓과 찹쌀풀이 삭여준다. 갓김치를 담글 때는 맛과 향기가 진한 보랏빛 도는 갓이 맛있고, 쪽파를 섞어 담글 수 있다. 담근 지 한 달이면 알맞게 먹을 수 있으며, 웃소금을 넉넉히 뿌려두면 봄이나 여름까지도 저장할 수 있다.

잎은 주로 김치와 나물로 쓰는데, 향기와 단맛이 있으며 적당히 매운맛도 있다. 종자는 가루로 만들어서 향신료인 겨자 또는 약용인 황개자 黃芥子로 쓴다.

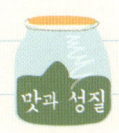

독특한 향이 있으며, 맛은 맵고 성질은 따뜻하고 독이 없다.

어린 갓으로 김치를 담가 먹고, 김치 속에 넣으려면 월동하기 전 늦가을에 채취하여야 한다. 갓 특유의 향과 매운맛을 좋아하는 사람은 월동하고 봄에 꽃대가 올라올 때 채취해서 담그면 좋다. 효소를 담글 때도 꽃대가 올라오는 봄에 채취해서 발효시키는 것이 맛과 영양으로 보아 좋다.

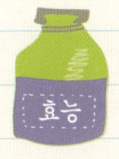

갓 특유의 톡 쏘는 매운맛이 식욕을 돋우며 위장운동을 활성화시켜 입맛이 떨어졌을 때 효과적이다. 특히 씨앗은 겨자로 쓰이는데, 겨자는 거담·건위효과가 있다. 항산화물질인 카로티노이드가 다량 함유되어 인체의 산화 및 노화방지에 탁월하고, 항암효과가 있다. 또한 페놀·엽록소가 활성산소를 제거한다. 갓에는 비타민 A와 C가 풍부하게 함유되어 있어 면역기능을 강화시킴으로써 춘곤증을 없애고, 감기와 같은 각종 유행병을 예방한다. 또한 무기질이 많아 콜레스테롤 수치를 낮추는 효능이 있어 각종 심혈관계의 질환을 예방한다.

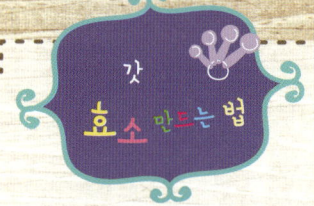

갓 효소 만드는 법

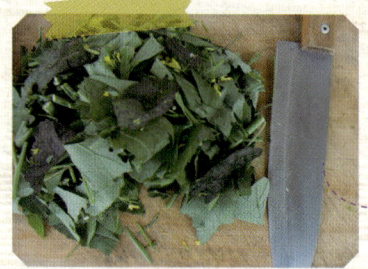

1 갓을 깨끗이 씻어 적당한 크기로 자른다.

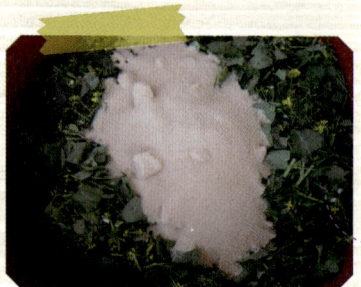

2 갓을 원당과 버무린다. 원당 40% : 갓 60%의 비율로 희석한다. 원당이 재료 속으로 녹아들어가는 데는 1시간 정도 걸린다.

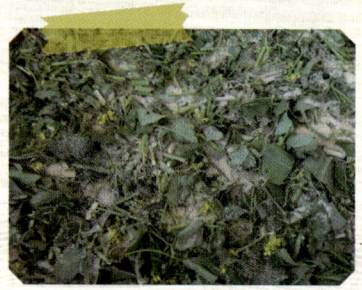

3 잘 혼합된 갓을 숨쉬는 항아리에 담아 눌러놓고 시럽을 재료의 5% 정도 넣는다. 시럽은 끓이지 말고 물 60% : 원당 40%의 비율로 녹여서 부어주면 된다.

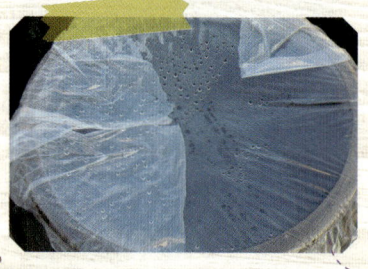

4 숨쉬는 항아리는 고무줄로 꽁꽁 동여매도 비닐이 한낮엔 조금 위로 부풀어올랐다가 밤이 되면 내려가기를 반복한다. 그래야 발효가 잘되며, 살아 있는 효소를 얻을 수 있다.

5

봄에는 5일 후부터, 초여름에는 3일 후부터 뒤집기를 해주어야 한다. 재료를 뒤집으며 자주 씹어보고 맛을 보아야 하는데, 줄기의 수분이 모두 빠져나와 쭈글쭈글해지면 걸러야 한다. 재료의 맛으로도 걸러야 할 시기를 알 수 있는데, 특유의 향이나 맛이 전혀 없고 무맛일 때 걸러야 한다. 삼투압작용에 의해 갓의 수분이나 비타민 등 영양소가 모두 빠져나오면 발효가 끝난 것이다.

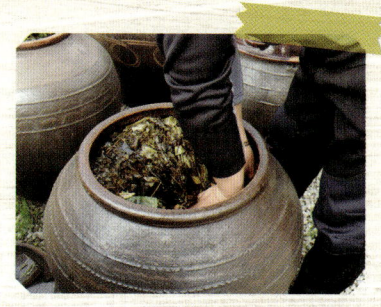

6

옆 사진은 10년 된 효소원액이다. 다 발효된 갓을 광목에 걸러 3년에 한 번씩 3번 옮겨 담았으므로, 항아리 밑에 부유물이 없어 깨끗한 상태이다. 먹는 방법은 다양하다. 환자가 아프거나 또는 치료가 목적일 때는 식간에 하루 3번 먹는 것이 좋으며, 일반인들이 건강식으로 먹을 때는 물 5 : 효소 1 정도로 희석하는 것이 좋다. 갓 효소는 천연양념효소를 만들 때 쓰는 좋은 재료이기도 하다.

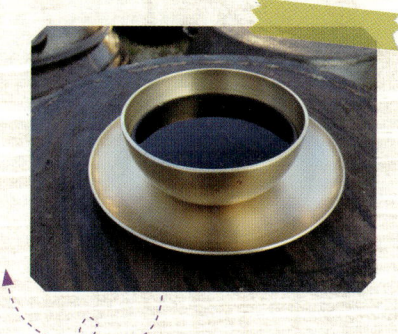

갓 효소 참고사항

갓은 종류가 다양하고 맛도 나름대로 독특하지만, 갓 하면 역시 토종 돌갓이 톡 쏘는 맛이 일품이다. 효소를 담가도 역시 좋은 맛을 내고 영양가도 높다.

 # 곰보배추

기침 · 해수 · 천식의 명약

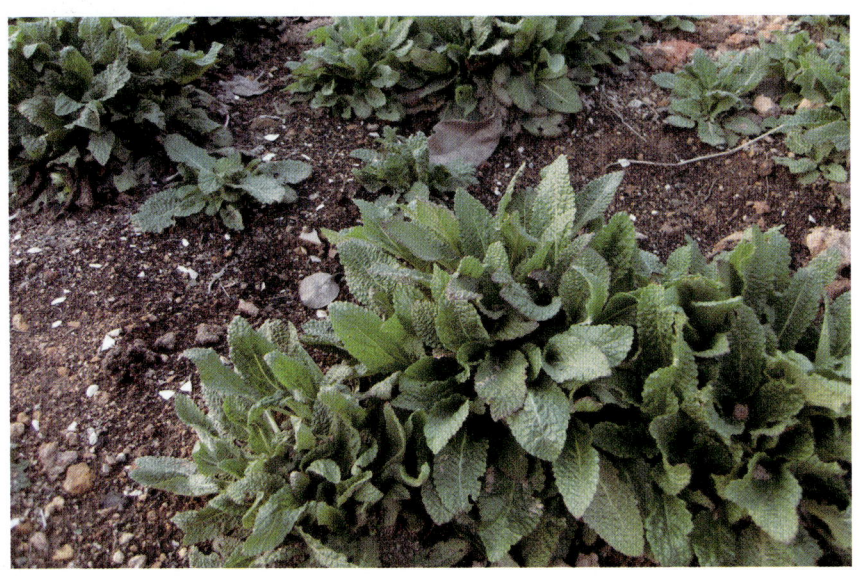

꿀풀과에 딸린 여러해살이풀로 설견초 · 청와초 · 마마초 · 야저채 · 과동청 · 수양이 · 천명정 등의 여러 이름이 있다. 곰보배추는 바닥에 납작 엎드려 찬바람을 피하고 최대한 잎을 크게 벌려 해바라기를 하며 겨울을 나는 식물이다. 그 모양이 배추와 비슷하지만 크기는 작고, 잎은 곰보처럼 울퉁불퉁해서 곰보배추라는 이름이 붙었다.

우리나라 각지의 논밭이나 들에 많이 자라는데, 사람들의 왕래가 잦은 곳에 주로 나는 잡초이며 약초이다. 봄부터 속대가 올라오기 시작하며, 줄기는 6각에 속이 비어 있으며 초여름까지 무성하게 자랐다가 한여름이 되면 많은 씨앗을 주위에 떨어뜨리고 말라 죽는다.

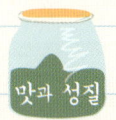
맛은 쓰고 매우며 비릿하다. 독이 없는 식물이다.

효소를 담그려면 겨울이 지나고 꽃대가 올라오기 전인 3~4월에 채취하고, 김치를 담그려면 겨울을 이겨낸 직후인 2월에 채취한다. 기침이나 천식이 있어 약용하려면 꽃이 필 무렵인 4~5월에 채취해서 말려두고 달여서 복용한다.

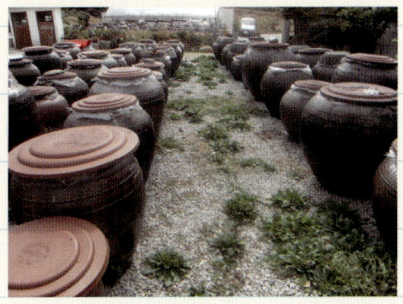

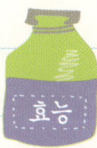
곰보배추는 기침·해수·천식에 명약으로 꼽힌다. 기관지와 폐를 튼튼하게 만들어 기침을 멈추게 하고, 가래를 삭여 폐를 편안하게 해준다. 혈액을 맑게 하고 혈액순환을 좋게 하며 각종 독을 풀어주는 효과가 있다.

또한 얼굴과 몸이 잘 붓거나 자주 배에 가스가 차는 사람들에게 좋으며, 지혈효과가 있어 혈뇨나 자궁출혈의 경험이 있는 사람은 곰보배추를 발효시켜 꾸준히 먹으면 좋은 효과를 기대할 만하다.

곰보배추는 독성이 없는 식물이지만 진하게 달여서 복용한 사람이 더러 어지럼증이나 손발 저림현상을 호소하는 경우가 있다. 양을 약간 줄이거나 잠시 중단하였다가 다시 복용하면 괜찮아진다.

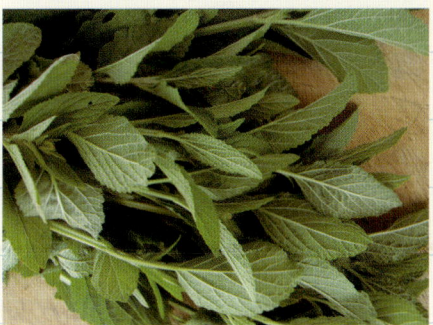

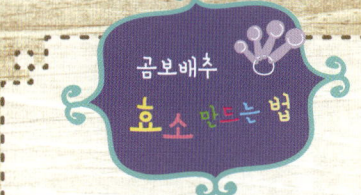

곰보배추 효소 만드는 법

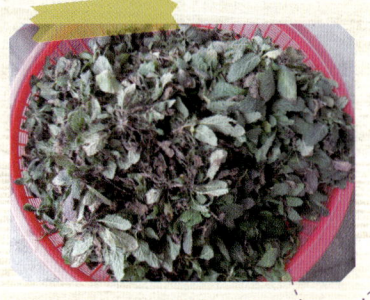

1
뿌리까지 채취해야 더욱 좋은 약성을 보게 된다. 새로운 잎이 계속 나오면서 묵은 잎은 누렇게 말라 손질하는 데 시간이 많이 걸린다.

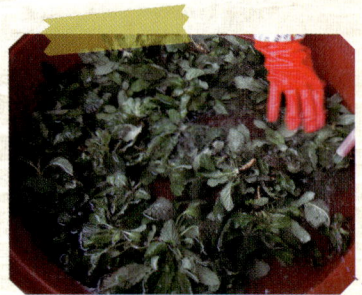

2
곰보배추에만 있는 검은 벌레나 흙이 있을 수 있으니 10번 이상 씻어야 한다.

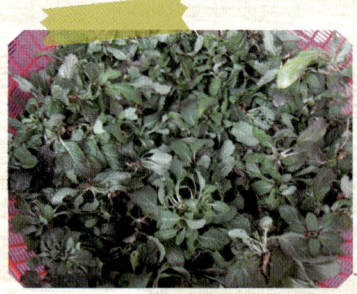

3
깨끗이 손질한 곰보배추를 소쿠리에 놓고 물기를 제거한다.

4

1시간만 지나면 원당이 녹으며 곰보배추와 잘 어우러져 발효에 들어갈 준비가 된다.

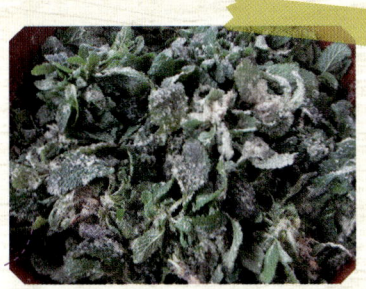

5

반드시 숨쉬는 전통 항아리에 담아 발효를 시켜야 한다.

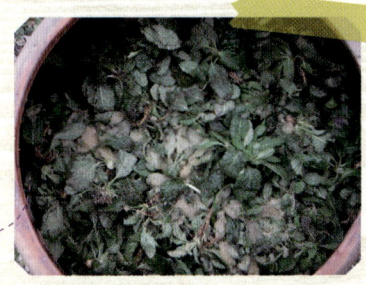

6

초파리나 잡벌레가 들어가지 못하도록 비닐로 잘 밀봉해야 한다. 봄·가을엔 5일 후부터, 여름에는 3일 후부터 항아리 밑바닥에 있는 곰보배추와 위에 있는 곰보배추를 뒤집어주어야 한다.

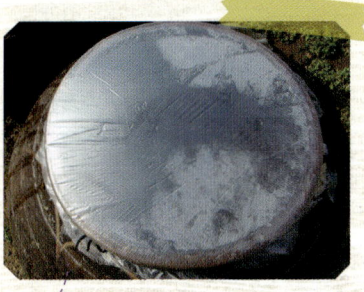

곰보배추 효소 참고사항

꽃대가 올라오기 전인 3~4월에 채취해야 수분이 남아 있어 발효액을 많이 얻을 수 있다.

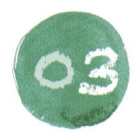 # 광대나물

풍을 없애며 신경통·관절염·타박상에 좋다

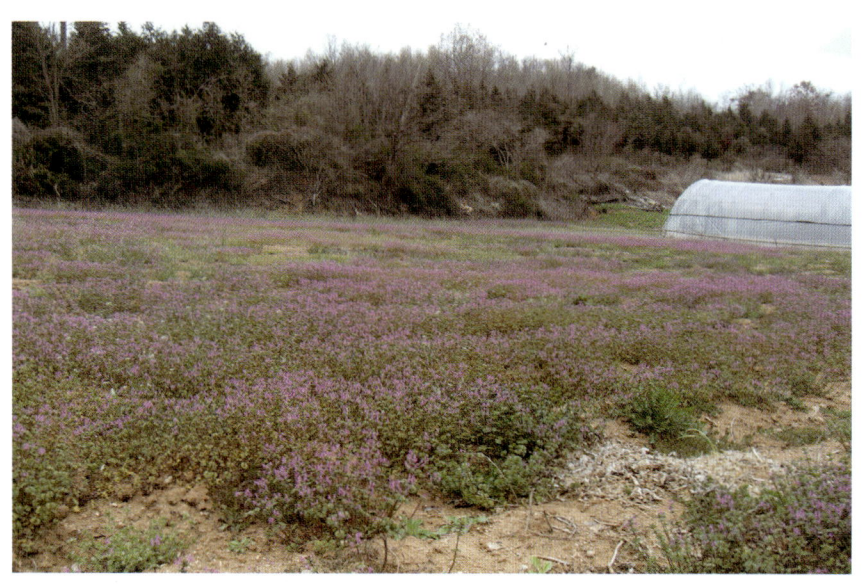

 광대나물은 꿀풀과의 두해살이식물이다. 밭둑이나 습한 길가에서 잘 자라고, 키는 30~50cm 정도까지 자란다. 줄기는 연약하고 네모지며 자줏빛이 돈다.

 꽃은 붉은 자주색으로 3~5월까지 피는 것으로 기록되어 있으나, 양지바른 곳이면 눈 속에서 피는 꽃도 있다. 늦게 씨앗이 떨어져 여름에 발아된 광대나물은 늦가을이 되어서야 꽃을 피운다. 서리를 하얗게 인 채 마치 가을 들꽃처럼 처량하게 서 있는 것도 있어 꼭 봄에만 꽃을 피우는 것은 아닌 듯하다.

 생김새가 서양 광대들의 복장과 비슷하다고 해서 이런 이름이 붙여졌다고 한다. 시골 할머니들은 코딱지나물이라고도 한다.

이른 봄에 연한 줄기와 잎을 새콤달콤하게 무치면, 별맛과 향은 없으나 양념맛으로 그런대로 먹을 만하다. 된장국을 끓이거나 된장에 무쳐먹기도 한다.

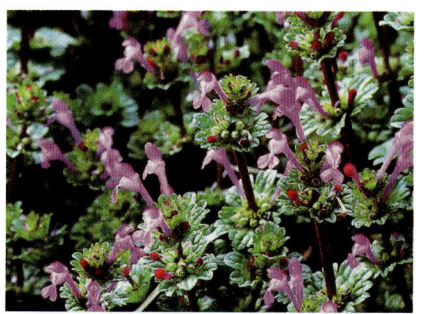

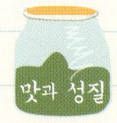
아무런 맛과 향이 없다. 어린 줄기엔 독이 없어 나물로 무쳐먹는다.

이른 봄인 3월 양지바른 밭둑이나 산길에서 채취해 나물로 먹거나, 삶아서 말려두고 묵나물로 일년 내내 먹어도 된다. 효소의 재료는 꽃이 필 무렵인 3~5월에 채취해서 발효시킨다.

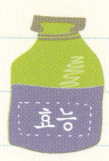
민가에서는 광대나물이 풍을 없애주며 신경통·관절염 및 손발이 마비되어 굳어지는 증상에 효과가 있는 것으로 알려져 있다. 또한 나물로 꾸준히 먹으면 혈액순환이 좋아져, 냉이와 더불어 이른 봄의 대표적인 식물이다.
전초를 토혈과 코피를 멎게 하는 데 사용하여 결핵환자들을 치료하고, 그 밖에 풍사를 몰아내고 경락을 통하게 하며 부종을 내리고 통증을 그치게 하는 효과가 있어 근골동통·타박상에 좋다.

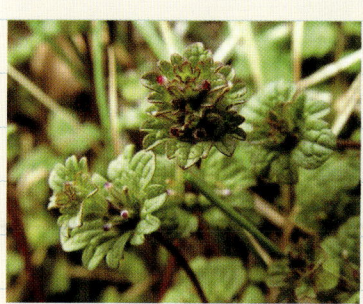
혹한의 눈보라를 꿋꿋하게 이겨내고 지기(地氣)를 흡수함으로써, 광대나물을 비롯한 봄나물들은 모두 보약이 아닐 수 없다.

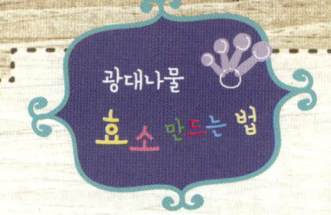

광대나물 효소 만드는 법

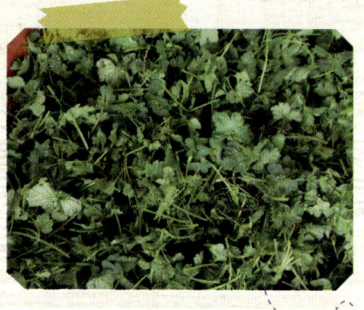

1

채취한 광대나물을 깨끗하게 씻어 물기를 적당히 뺀다. 재료가 바짝 마르면 안 된다. 적당량의 물기가 있어야 발효가 잘 된다. 그것이 삼투압의 원리이다.

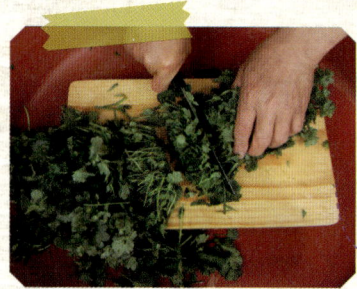

2

광대나물을 5~8cm 내외로 자른다.

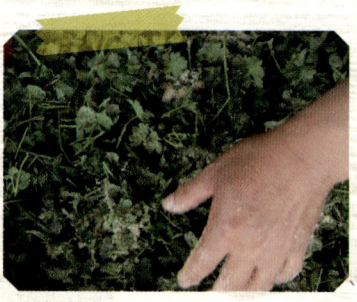

3

재료에 원당을 넣는다. 비율은 마찬가지로 원당 40% : 광대나물 60% 정도가 되도록 하여 골고루 버무린다.

❹

1시간이 지나면 원당은 이미 재료와 섞여서 흡수된다. 이때 숨쉬는 항아리에 넣는다.

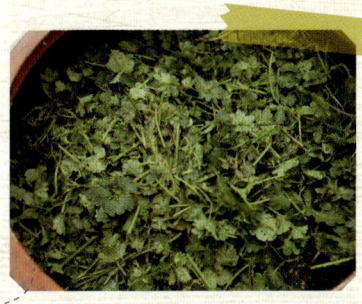

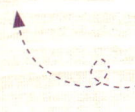

❺

항아리 입구를 비닐로 덮고 고무줄로 잘 묶어 밀봉해야 한다.

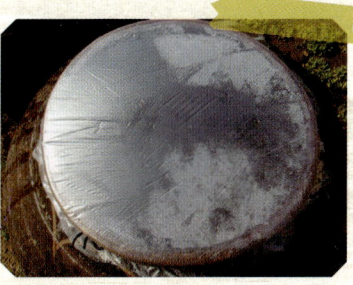

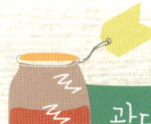 광대나물 효소 참고사항

광대나물 효소를 걸러야 할 시기는 햇볕과 바람에 따라 많은 차이가 있으나, 이른 봄에 담갔다면 30~35일, 한여름에 담갔다면 25일이면 완전히 발효가 끝나므로 걸러야 한다.

04 냉이

간을 튼튼하게 하고, 눈을 밝게 하고, 출혈을 멎게 한다

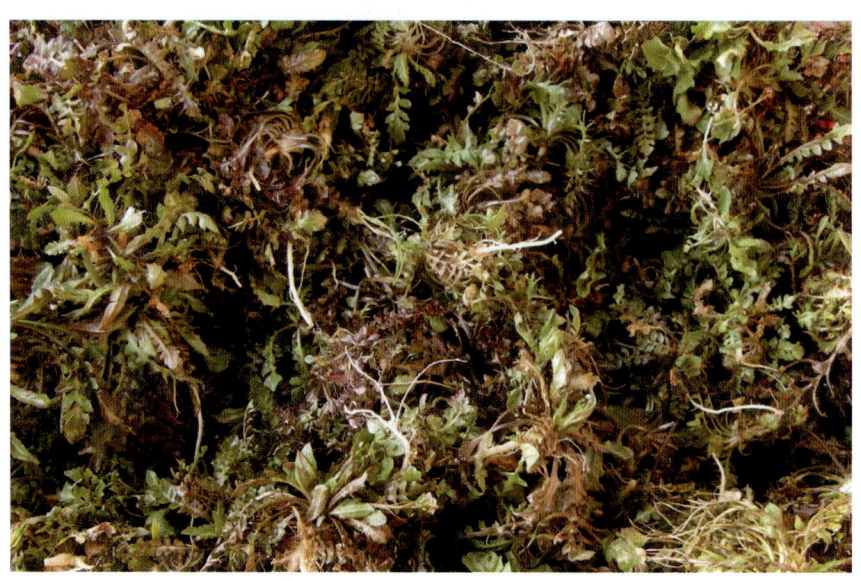

　냉이를 민가에서는 나생이·나싱이·나싱구·나숭게라고도 하며, 그 종류로는 싸리냉이·논냉이·미나리냉이·나도냉이·개갓냉이 등이 있다. 흔히 밭에서 볼 수 있는 냉이는 다닥냉이·말냉이·황새냉이며, 전국의 들이나 밭에서 이른 봄에 난다. 잎과 줄기 전체에 털이 있고, 줄기는 곧게 서며 키는 20~50cm까지 자란다. 4~5월에 흰색 꽃이 피어 여름까지 하얀 꽃무리를 이루고, 늦여름까지 줄기가 곧게 서 있다 사라진다.

　어린순과 잎은 뿌리와 더불어 이른 봄을 장식하는 대표적인 나물이다. 냉잇국은 뿌리도 함께 넣어야 참맛이 난다. 또한 데워서 우려낸 것을 잘게 썰어 나물죽을 끓여먹기도 한다. 조리해서 먹는 방법도 다양하지만 쌀뜨물을 넣은 된장국이 가장 사랑받는 음식이 아닐까 싶다. 비타민 B1과 C가 풍부하여 춘곤증을 이겨내는 데 좋은 식품이다.

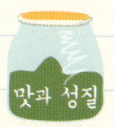
성질은 따뜻하고 맛은 달며 독성이 없다.

겨울을 이겨낸 직후인 3월이 가장 좋은 채취 시기이다. 성급한 것은 2월에도 꽃이 맺혀 있다. 그만큼 생명력이 강해서 약성도 좋다. 꽃대가 나오면 질겨서 나물로는 먹을 수 없지만, 꽃이 만개해도 효소를 담그는 데는 전혀 지장이 없다.

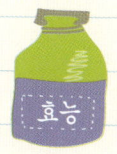
냉이에는 단백질과 칼슘이 매우 풍부하게 들어 있다. 줄기와 잎에 특히 비타민 A가 많고 무기질 함량도 매우 높다. 한 주먹 정도 요리를 해서 먹는다면 그것이 하루 필요한 양이다. 냉이는 간을 튼튼하게 하고, 눈을 밝게 하며, 출혈을 멎게 한다. 상용하면 눈병에 잘 걸리지 않는다.

한의학에서는 냉이의 뿌리를 포함한 모든 부분을 제채(薺菜)라 하여 약재로 쓰는데, 꽃이 필 때 채취하여 햇볕에 말리거나 생풀로 쓴다. 말린 것은 쓰기에 앞서서 잘게 썬다. 지라(비장)를 실하게 하며, 이뇨 · 지혈 · 해독 등의 효능이 있어 비위허약 · 당뇨병 · 소변불리 · 토혈 · 코피 · 월경과다 · 산후출혈 · 안질 등에 처방한다. 월동한 냉이의 뿌리는 인삼보다 좋은 약성이 있다.

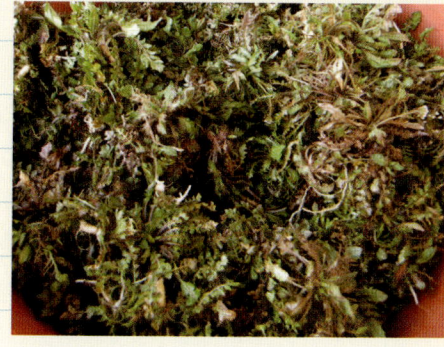

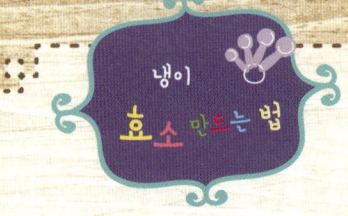

냉이 효소 만드는 법

　냉이는 전초를 발효시켜야 맛도 좋고 영양도 좋으며 약성도 좋다. 따라서 뿌리까지 채취하는 것이 좋다. 밭에서 채취할 때는 농약을 살포했는지 잘 살펴야 한다. 발효시키면 아무리 강한 독성을 지닌 산야초라도 완벽하게 법제가 되지만 농약이나 중금속은 해독이 안 되므로 주의해야 한다.

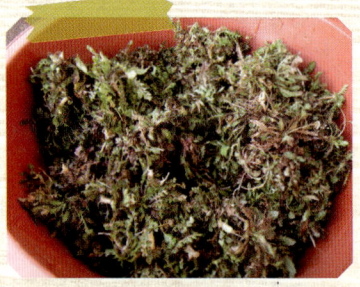

1 냉이는 전초를 발효시키기 때문에 밭이나 길가에서 채취를 할 때 약초채취용 곡괭이가 필요하다. 밑의 잎은 말라 있어 모두 떼어내야 한다. 따라서 세척이 여간 힘든 것이 아니다.

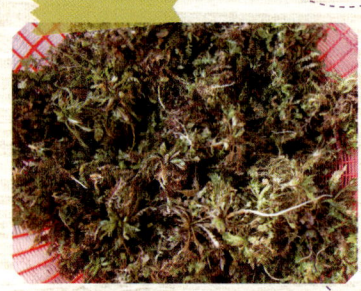

2 여러 번 잘 씻은 냉이는 소쿠리에 담아 물기가 어느 정도 빠지면 자르지 않고 바로 원당과 혼합한다.

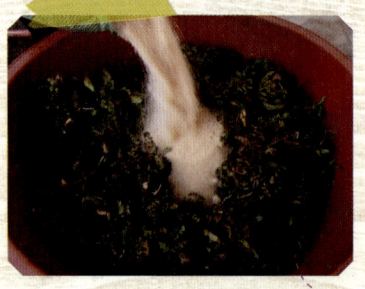

3 설탕이 많으면 효소는 모두 사멸하여 살아 있기를 기대하기 어렵게 되니, 반드시 원당 40% : 냉이 60%의 비율을 지켜야 한다.

❹
냉이와 원당이 잘 어우러지도록 골고루 주물러주어야 한다.

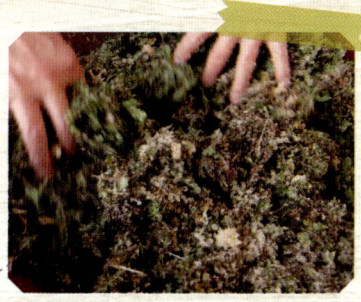

❺
냉이 속에 원당이 흡수되고 삼투압작용이 일어나기 시작하면 항아리에 담는다.

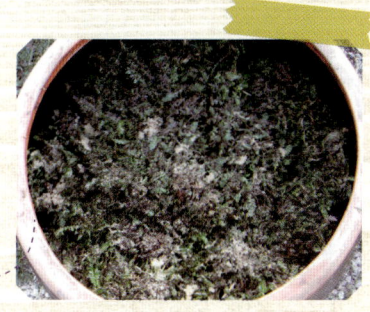

❻
3일 후부터 자주 뒤집어주어야 한다. 줄기와 잎이 여리고 활성화가 잘 일어나 20~25일 정도면 완전히 발효가 끝난다.

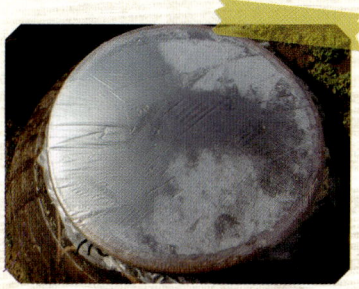

냉이 효소 참고사항

거르는 시기가 조금만 지나도 바로 죽처럼 걸쭉해지니 주의해야 한다.

마늘(쫑)
피로회복 · 면역력 증강 · 살균작용을 하는 항염 · 항암제

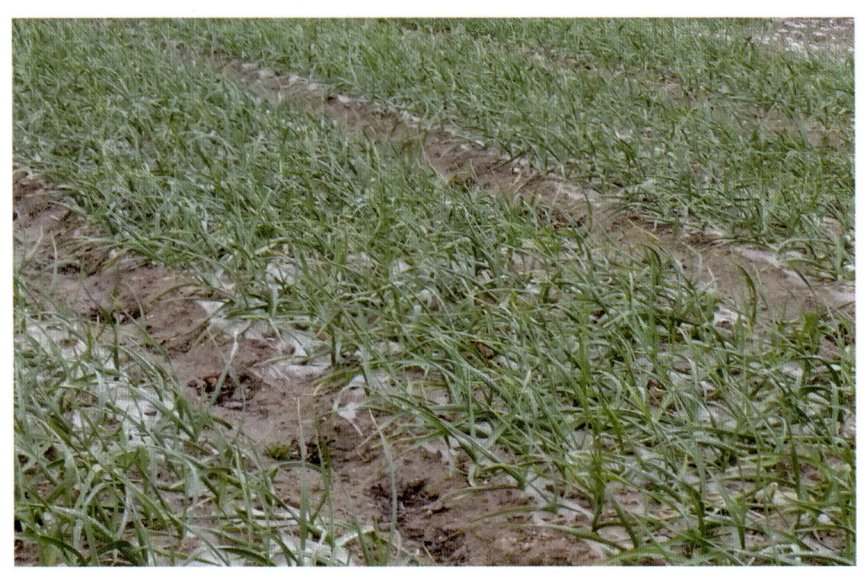

단군신화에 나오는 마늘은 중앙아시아가 원산지이며 백합과 중 가장 매운 식물이다. 우리나라를 비롯하여 중국, 일본 등 극동아시아에서 많이 재배되고 있다.

식물 중 유황 성분을 가장 많이 함유하고 있다. 마늘 좋은 것은 우리나라 사람이면 누구나 다 알고 있으며, 모든 음식에 활용하고 있다.

마늘은 강한 냄새를 제외하고는 100가지 이로움이 있다고 하여 일해백리一害百利라고 부르기도 한다. 오늘날에는 마늘의 효능이 과학적으로 밝혀져 웰빙 식품으로 인정받고 있다. 2002년 미국 『타임Time』지는 마늘을 세계 10대 건강식품으로 선정하였으며, 그 자체로 먹어도 좋고 다양한 음식의 재료로 사용해도 좋은 기능성 식품이라 예찬하였다.

옛사람들은 마늘 냄새가 악귀를 쫓는다면서도 집안에는 마늘을 심지 않았고, 또한 껍질을 태우면 가난해진다는 속설도 있어 껍질을 두엄에 사용했다.

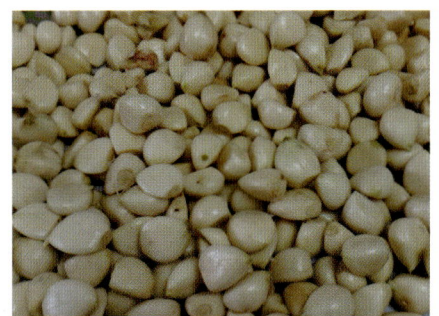

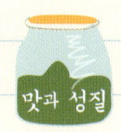
약간 단맛도 있으나 매우며, 성질은 뜨겁고 독이 있다.

마늘쫑으로 장아찌나 효소를 담그려면 5월 중순부터 쫑을 뽑아야 한다. 잘 뽑히지 않고 줄기 안에서 부러지므로, 쪽가위로 자르는 것이 좋고 일도 간편하다. 봄기운이 왕성한 5월에 마늘을 뿌리까지 뽑아 깨끗이 씻어 효소를 담근다. 마늘 알뿌리는 7월 초에서 7월 말까지 줄기가 말라 죽으면 채취한다.

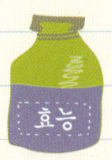
마늘의 효능은 매우 광범위하다. 자양강장의 효과가 탁월하고, 피로 회복·면역력 증강·살균작용을 하는 항염·항암제이다.
식탁에서 매끼 접하는 음식이지만 약으로 복용하기에는 냄새와 독성이 심해 거북하므로, 효과는 생마늘과 같거나 더 좋은 흑마늘을 만들어 먹는 것이 바람직하다. 마늘이 스태미나식으로 좋은 것은, 고대 이집트에서 노예들에게 마늘을 먹여 강한 체력을 만들었다는 것으로 입증이 된다.
또한 불가(佛家)에서는 먹으면 안 되는 다섯 가지 채소(오신채)가 있는데 그중 마늘이 포함된다. 마늘은 생기를 돋우고 양기를 솟게 하기 때문에 금한다고 한다. 마늘은 혈액순환을 좋게 하고 신진대사를 원활하게 하며 정력을 증강한다는 사실만으로도 대단한 음식이며 약초이다.

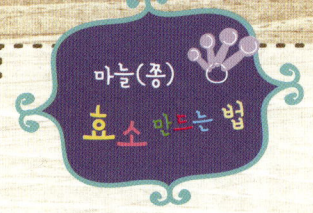

마늘(쫑) 효소 만드는 법

봄에 마늘쫑이 올라올 때 뽑아서 효소를 담그고 가을에 알뿌리를 캐어 효소를 담가 섞어서 사용하기도 하고, 한 가지씩 용도에 따라 사용하기도 한다.

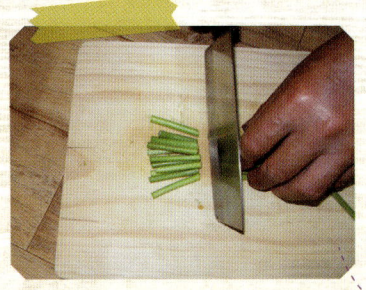

1 4~5월에 마늘쫑을 채취해 5~8cm 정도로 자른다.

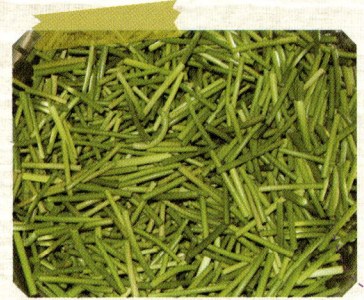

2 자른 마늘쫑은 소쿠리에 담아 물기를 뺀다.

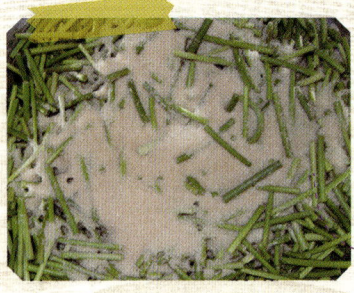

3 원당과 혼합한다. 역시 원당 40% : 마늘쫑 60%의 비율로 한다.

4

마늘을 잘 다듬어서 까야 한다.

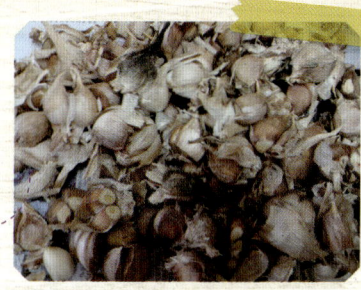

5

마늘을 잘 씻어서, 물기를 빼기 위해 소쿠리에 담아 1시간 정도 둔다.

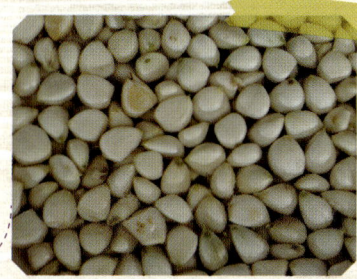

6

물기가 빠졌으면 마늘을 원당과 버무린다. 3시간 정도 그대로 둔다.

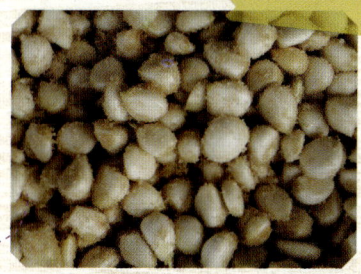

7

마늘에 원당이 모두 흡수되면 숨쉬는 항아리에 담는다. 마늘쫑은 30일, 마늘은 35~40일 정도 되면 발효가 완전히 끝나게 되니 잊지 말고 걸러야 한다.

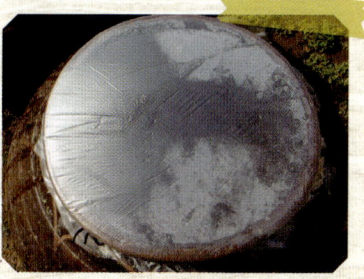

06 민들레
염증 치료에 탁월한 효능

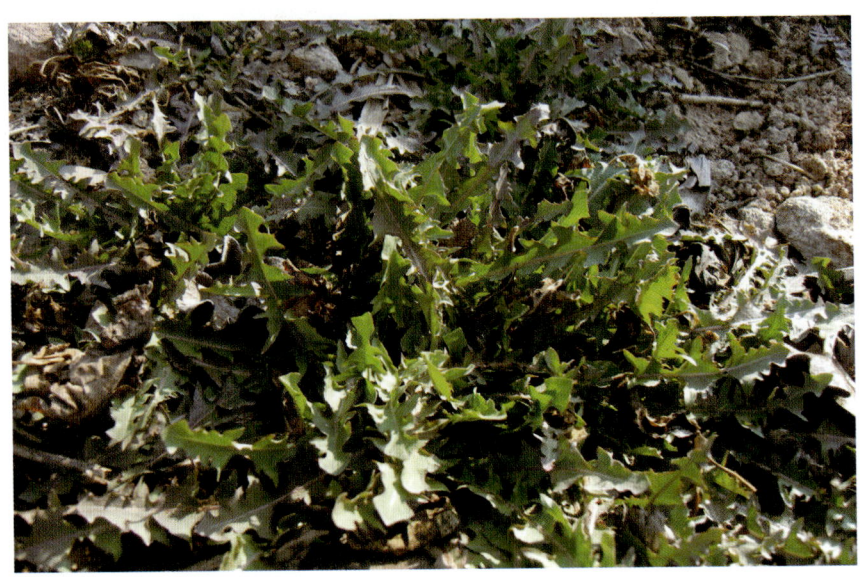

민들레는 전 세계적으로 400여 종이나 있으며, 우리나라에도 여러 종류가 있다. 대표적으로 사이민들레 · 흰민들레 · 노랑민들레 · 서양민들레로 분류하여 식용 또는 약용하고 있다. 꽃색과는 상관없이 꽃받침이 위로 올라가 있으면 토종, 꽃받침이 밑으로 처져 있으면 서양민들레이다.

민들레는 밭둑이나 길가에 많이 자라고, 줄기는 없으며, 잎이 뿌리에서 포기로 번식되어 퍼진다. 잎과 꽃대의 길이가 5~30cm까지 자라는 것도 있다. 꽃은 3~5월에 흰색 혹은 노란색으로 무리지어 피며, 서양민들레는 겨울만 빼고 봄에서 가을까지 꽃을 피우므로 번식이 가장 왕성하다. 서양민들레 몇 포기만 밭에 심으면 몇 해 안 가 온통 노란 민들레를 볼 수 있다.

민들레를 먹는 방법은 다양하다. 이른 봄에 나는 민들레를 채취하여 김치를 담가 먹거나 겉절이를 하거나 쌈을 싸서 먹기도 하고, 간이나 위장이 약한 사람들이 녹즙으로 먹기도 한다. 잎이나 줄기를 잘게 잘라서, 또는 꽃이 피기 직전의 봉오리를 채취해서 말려두고 차로 우려 마신다.

약간의 단맛이 있으나 쓴맛이 매우 강하여 거의 느끼지 못한다. 조금 찬 편이며, 간과 위의 기능을 개선한다.

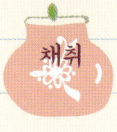
꽃대가 올라오기 직전인 3월 초에서 4월 중순까지 채취해야 한다. 꽃이 지고 나면 꽃대가 시들고 잎도 말라서 채취해도 뿌리밖에 남지 않는다. 서양민들레는 꽃을 피우고 다시 꽃대가 바로 올라와 연중 채취가 가능하지만, 토종민들레는 봄과 가을 두 번만 채취할 수 있다.

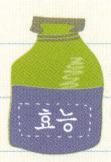
민들레의 효능은 너무도 방대하고 다양하다. 대표적으로 염증을 치료하는 데 탁월한 효능이 있어, 그것을 기준으로 삼았다. 한방에서는 꽃피기 전의 식물체를 포공영(蒲公英)이라는 약재로 쓴다. 열로 인한 종창·유방염·인후염·맹장염·복막염·급성간염·황달에 효과가 있으며, 열로 인해 소변을 못 보는 증세에도 사용한다. 민들레는 꺾으면 하얀 진액이 흘러나오는데, 그것이 위벽을 보호하고 염증을 치료하는 데 효과가 있다. 민간에서는 산모의 젖을 빨리 분비하게 하는 약재로도 사용한다.

설사가 심해 몇 날씩 계속될 때 말린 민들레와 생부추를 함께 넣고 진하게 달여 한 번에 많은 양을 먹으면 효과가 있다. 항암 및 정력에도 좋다고 하는데, 질긴 생명력만큼이나 약성도 뛰어나다.

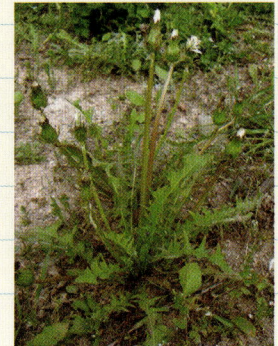

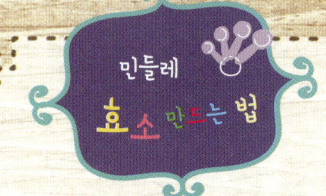

민들레 효소 만드는 법

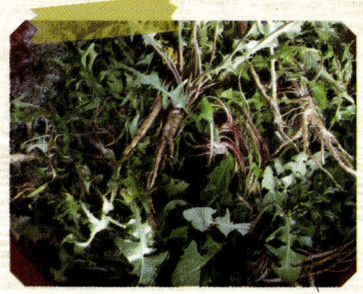

1

민들레는 뿌리까지 채취를 해야 약성이 좋다. 흐르는 물에 칫솔로 여러 번 씻어 불순물이 남아 있지 않게 한다.

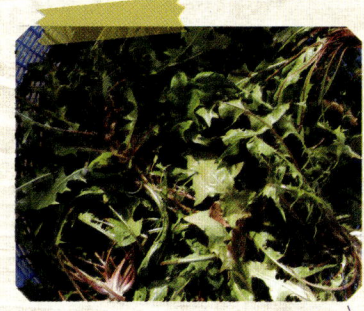

2

다른 재료와 마찬가지로 민들레도 물기가 없으면 발효가 더디거나 활성화가 일어나지 않을 수 있으니, 적당히 물기가 빠지면 된다.

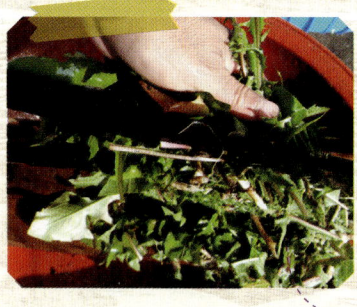

3

민들레가 어리면 자르지 않아도 되지만, 뿌리가 크고 잎이 10cm 이상이면 잘라 주어야 발효가 골고루 잘 일어나게 된다.

4

민들레도 다른 산야초와 마찬가지로 원당 40% : 민들레 60%의 비율로 혼합하여 원당이 민들레에 배어들도록 잘 저어준다.

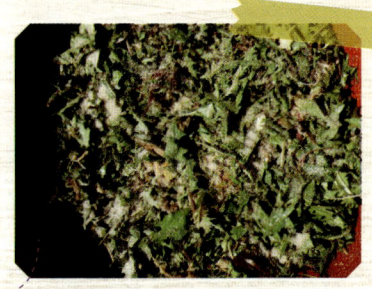

5

민들레에 원당이 어느 정도 흡수되고 삼투압작용이 일어나기 시작하면 항아리에 담는다. 민들레를 항아리에 담고 5일 후부터 뒤집어주어야 한다.

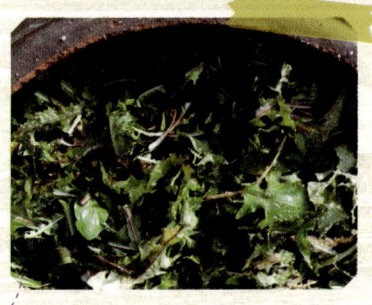

민들레의 유래

옛날에 민들레라는 이름의 여자가 살았다. 그녀에게는 결혼을 약속한 남자가 있었는데, 나라의 부름을 받고 끌려가게 되었다. 민들레는 원치 않는 부름을 거절하고 사랑과 절개를 지키기 위해 자결하고 말았다. 민들레가 자결하자 그 자리에서 이름 모를 꽃이 피어났다. 민들레가 죽은 자리에서 피어난 꽃이라 하여 민들레라 부르게 되었고, 지조와 절개를 지키기 위해 죽은 여인의 피를 먹고 자란 꽃이라 하여 '일편단심'이라는 수식어가 붙었다. 이후 민들레는 여인의 절개를 상징하는 꽃으로 불리게 되었다.

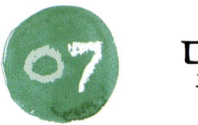

밀

심장을 보하고, 땀과 갈증을 멈추게 하는 식물

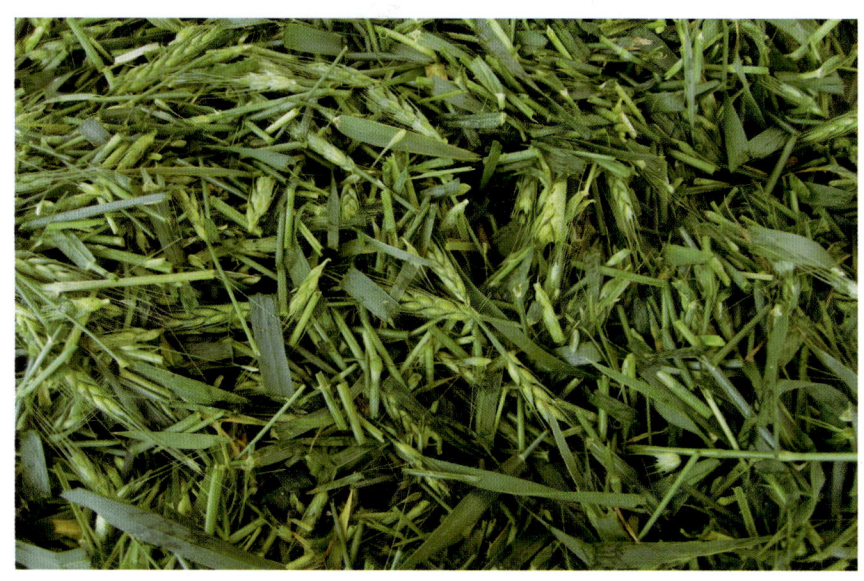

　세계 밀 재배의 대부분을 차지하고 있는 보통밀은 그 원산지가 아프가니스탄에서 카프카스에 이르는 지역, 특히 카프카스 남부인 아르메니아 지방이다.

　벼과의 한해살이풀로 높이는 1m 내외이며 소맥小麥이라고도 한다. 보리보다 뿌리가 깊어 수분과 양분의 흡수력이 강하기 때문에 가뭄이 심할 때 또는 메마른 땅에서도 열매를 맺는다. 5~6월에 꽃이 피고 7월에 열매를 맺는다.

　밀은 유럽·중국에서는 석기시대부터 재배하기 시작했고, 우리나라에서도 오랜 재배 역사를 가지고 있다. 세계 곡물 생산량에서 옥수수에 이어 2위를 차지한다. 그 낟알을 빻은 것이 밀가루인데, 그것으로 빵이나 과자나 국수 등을 만든다. 또 밀 낟알은 맥주의 원료가 되기도 한다.

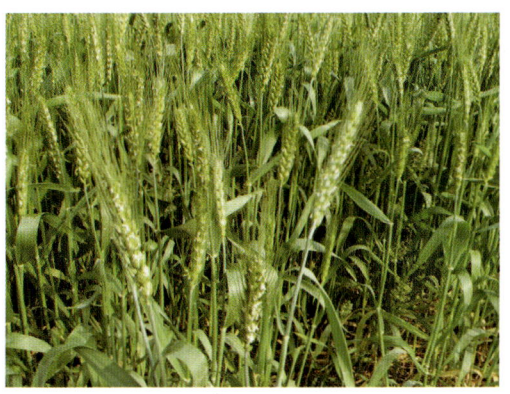

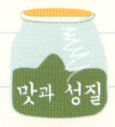
맛은 달고 차가우며 독이 없는 식물이므로, 서양에서는 주식으로 사용하고 있다. 밀의 성질은 차갑다고 하나 가공한 밀가루는 따뜻한 성질을 가지고 있다.

밀의 채취 시기는 용도에 따라 많은 차이가 있다. 효소를 담그려면 열매가 맺히기 전이 약성이 가장 좋아 6월 초에 채취해야 하며, 나물로나 국으로 먹고자 하면 겨울이 끝나는 2월에 어린순을 하나씩 잘라 식용한다.

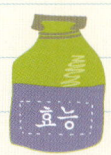
밀은 수분이나 3대 영양소인 단백질·지질·당질, 그 밖에 비타민 B_1 등을 많이 포함하고 있다. 특히 밀가루에는 쌀의 2배나 되는 단백질이 들어 있다. 또한 밀은 비장을 튼튼하게 하는 효과도 있어, 국수를 좋아하는 사람은 대부분 소화기계가 건강하다.
밀은 소화불량에 좋으며, 당뇨병·식은땀·설사·혈당치 완화·대장암의 예방·항암작용·소화액 분비 촉진작용 등을 한다.

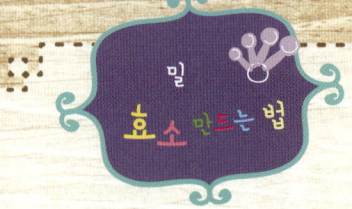

밀 효소 만드는 법

어린순일 때는 뿌리까지 채취하는 것이 좋으나, 기운이 위로 올라 꽃이 필 때는 뿌리는 채취하지 않고 줄기만 잘라 효소를 담근다.

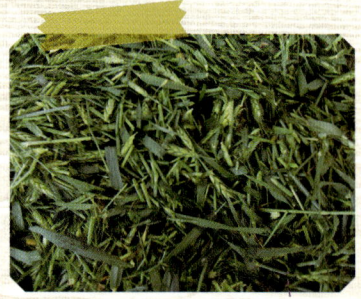

1 밀의 줄기만 채취했으므로 다른 재료보다는 깨끗하지만, 그래도 분순물이 있을 수 있으니 맑은 물로 여러 번 헹군다.

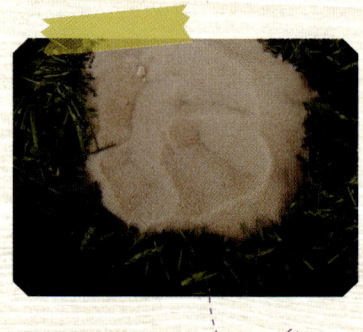

2 깨끗이 씻은 밀은 물기를 뺄 필요가 없다. 밀이 물을 머금고 있지 않으므로 바로 잘라 원당과 섞으면 된다. 다른 것과 달리 밀은 수분이 적어 원당이 녹아 들어가지 않지만, 재료와 원당의 비율은 다른 산야초와 동일하게 원당 40% : 밀 60%로 혼합한다.

밀은 원당과 혼합하여 오랜 시간이 지나도 별로 큰 변화가 없으므로 하룻밤 12시간 정도 재워둔다.

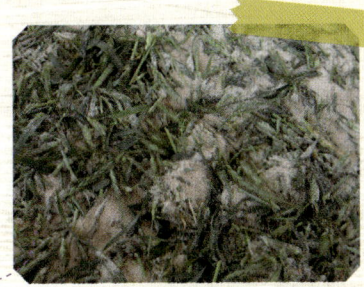

밀은 항아리에 담고 7일 후부터 뒤집기를 해준다.

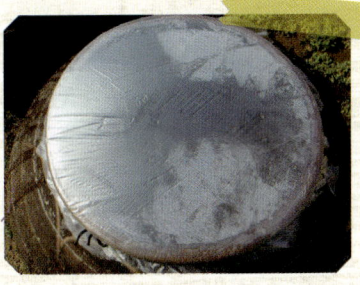

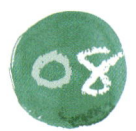

백목련

비염 · 축농증에 특효

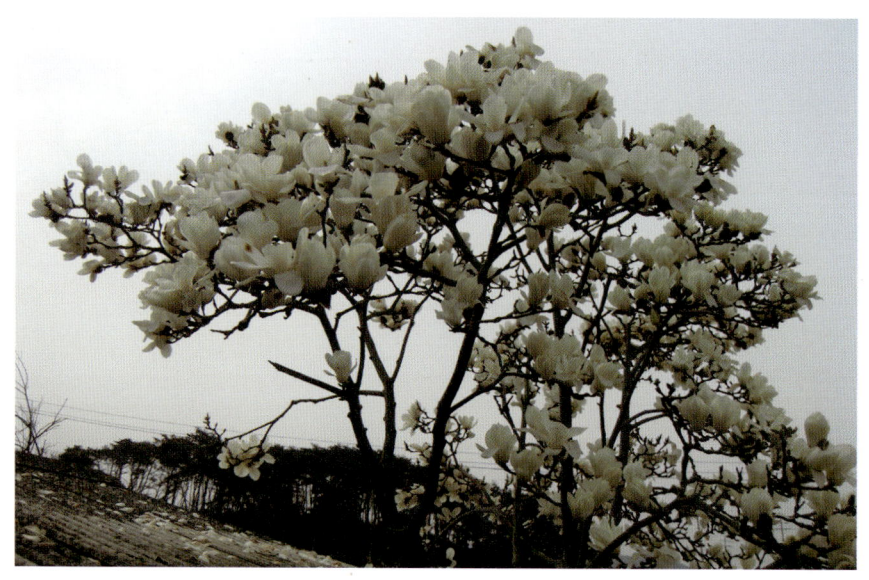

 백목련은 목련과의 관상수로 나무의 크기는 약 15m이다. 나무껍질은 잿빛을 띤 흰색이며 어린가지와 눈에 잔털이 많이 있는데, 꽃이 피어서도 털은 없어지지 않는다. 줄기는 강하고 잘 부러지며 곧게 서고 잔가지가 많다. 나무에 비해 꽃이 커서 화사한 봄을 생각하면 순백의 목련이 가장 먼저 떠오른다.
 꽃은 3월에 잎이 나오기 전에 피고 흰색이며 향기가 강하고, 밀원식물 蜜源植物로서 꿀벌들이 많이 모여든다. 3일 정도 순백의 화사함을 자랑하고 쉽게 사라지는데, 4~5일이면 꽃이 누렇게 변하며 땅에 떨어져 지저분하다.
 백목련은 해바라기와는 달리 해를 외면하고 북쪽을 바라보는 성질이 있어 북향화北向花라는 별칭을 가지고 있다. 예부터 북쪽에 있는 임금께 충절을 맹세하는 꽃이라는 속설이 있어 충절의 표지로 백목련을 그려 바치기도 했다.

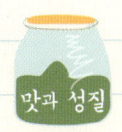
성질은 서늘하고 단맛이 나며 독이 없다.

꽃이 피기 전 봉오리를 따서 발효를 시키고 말려서 약용하기도 한다. 3월 초순경에 채취해서 불순물이나 먼지를 제거해 사용한다.

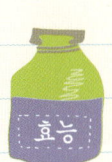
백목련의 꽃봉오리는 한방에서 신이(辛夷)라 해서 비염이나 축농증에 특효약으로 널리 사용해 왔다. 신이를 말려 달여 먹어도 되고 그 달인 물을 콧속에 넣어 입으로 뱉는 방식으로 코를 소독하기도 한다. 목련은 단방으로 사용하는 것보다는 신이 15g, 창이자 5g, 백지 20g, 유근피 10g을 1.8ℓ 물이 반으로 줄 때까지 달여 하루 3번씩 나누어 10일간 복용하면 좋은 효과를 볼 수 있다. 위의 약재를 가루내어 공복에 하루 3번 소금물과 함께 복용해도 좋다. 백목련이 없을 때는 자색목련의 꽃봉오리를 사용해도 된다.

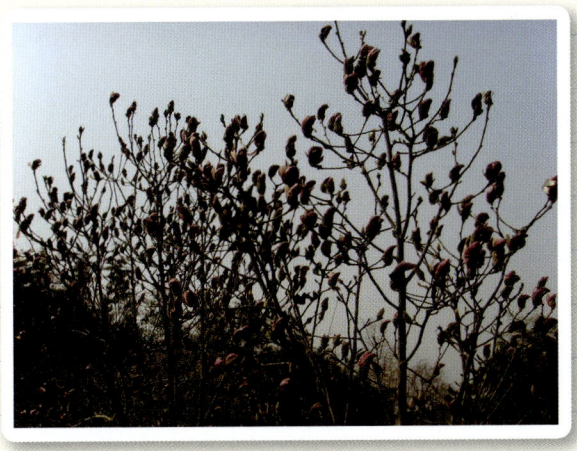

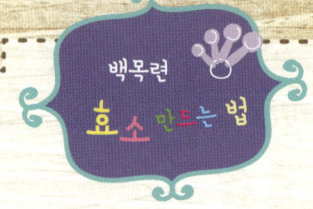

백목련 효소 만드는 법

　백목련의 꽃봉오리를 채취하기가 쉽지 않을 것이다. 꽃이 일찍 피는 데다가 4~5일이면 떨어져 버리기 때문이다.

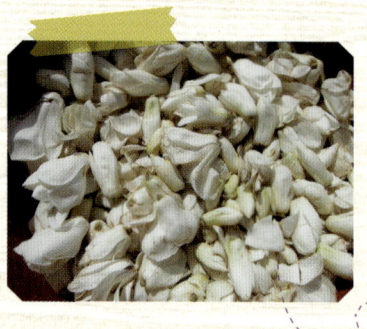

1 백목련의 꽃봉오리를 따서 꽃이 부서지지 않도록 흐르는 물에 흔들어 씻는다.

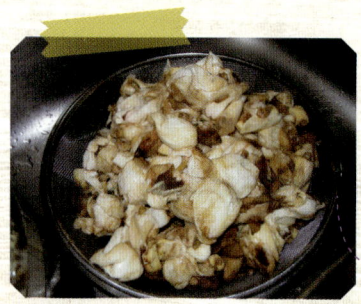

2 물기를 조금만 제거한다.

3

다른 것과 마찬가지로 원당 40% : 백목련 60%의 비율로 꽃이 풀어지지 않게 조심스럽게 혼합한다.

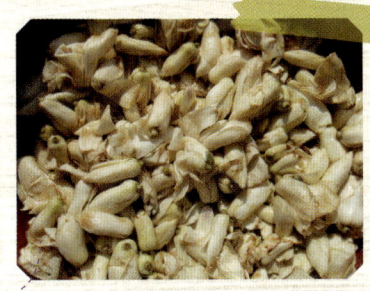

4

백목련은 항아리에 담고 2일 후부터 뒤집어주어야 하며, 그후 매일 한 번씩 저어준다.

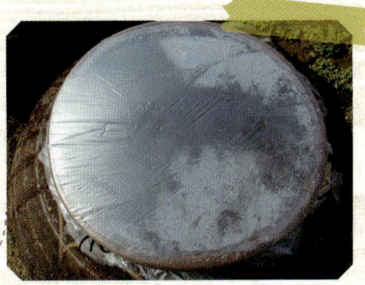

 백목련의 전설

옛날 하늘나라 왕에게 아름다운 공주가 있었다. 많은 귀공자들이 따랐으나 공주는 오직 늠름한 북쪽 바다지기 사나이만을 좋아하였다. 어느 날 몰래 궁전을 빠져나온 공주는 먼 길을 걸어 바다지기에게 갔는데, 이미 그에게는 아내가 있었다. 공주는 이루지 못할 사랑을 비관하여 그만 바다에 몸을 던지고 말았다. 이 사실을 뒤늦게 안 바다지기는 공주를 고이 묻어주었고, 자기 아내도 잠자는 약을 먹여 공주 옆에 나란히 묻었다.

그후 이 사실을 알게 된 하늘나라에서 공주는 백목련으로, 바다지기의 아내는 자목련으로 만들었다고 한다.

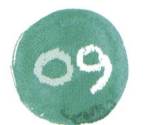

보리

콜레스테롤과 혈압을 낮추고, 당뇨병·골다공증 예방 및 치료

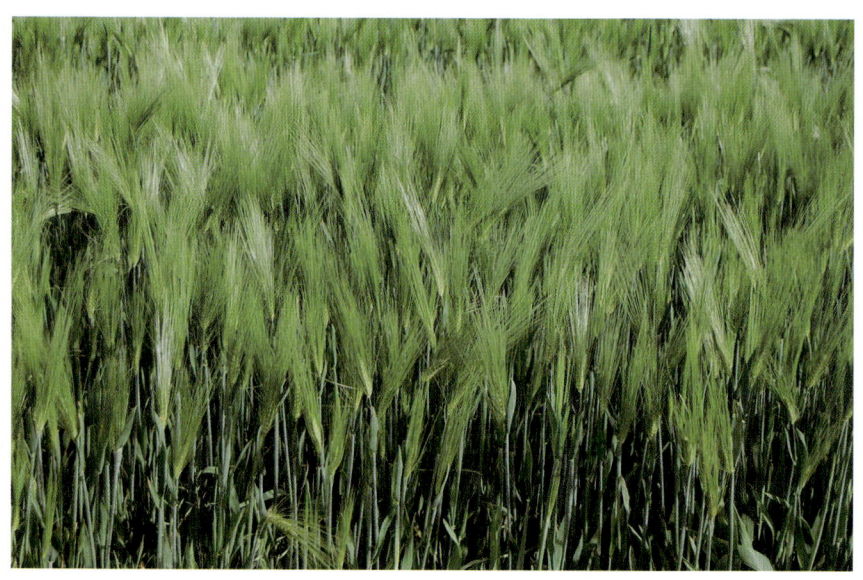

보리는 인류가 재배한 가장 오래된 작물의 하나로 알려져 있다. 높이 1m 정도로 마디가 높고 원줄기는 둥글다. 잎은 어긋나고 넓은 줄 모양의 바소꼴로 뒤로 젖혀지지 않는다.

대체로 지금부터 7천~1만 년 전에 재배가 시작되었다는 것이 학자들의 추측이다. 『삼국유사』에 고구려 시조 주몽이 부여의 박해를 피하여 남하했을 때 부여에 남은 그의 생모 유화가 비둘기 편에 보리씨를 보냈다는 기록이 있다. 따라서 우리나라는 중국에서 기원전 1세기경에 전래된 것으로 보인다.

보리는 예전에는 우리의 주식량원 중 하나였으나, 지금은 과자공장 또는 맥주공장에서 많이 소비되고 있다.

주식은 아니더라도 잡곡으로도 환영받지 못하고 부드럽지 않다는 이유로 천대받고 있는 것이 현실이다.

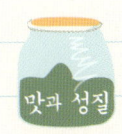
보리의 맛은 달고 성질은 차가우며 독이 없다.

찌개나 국, 나물 등으로 식용하려면 어린싹을 채취해야 하고, 보리 효소를 만들려면 보리가 줄기에서 하나씩 고개를 내밀 때 채취해야 가장 좋은 약성을 얻게 된다.

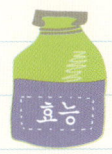
한방에서 보리는 맥아(麥芽)라고 해서 엿기름을 만들어 말려두고 사용하는데, 소화제에 감초처럼 빠지지 않는 귀한 약초이다. 보리는 차·밥·막걸리·맥주·식혜 등 그 쓰임새가 다양하지만, 지질과 탄수화물이 적어서 성장하는 어린이나 임산부들에게는 매우 좋은 식품이다. 또한 칼로리를 적게 섭취해야 하는 당뇨병 환자에게도 쌀보다는 보리가 더욱 효과적이다. 보리에는 칼륨 성분이 많아 나트륨의 배출을 통해 체내 콜레스테롤과 혈압의 수치를 낮춰주는 효과가 있으며, 다른 곡물보다 더 많은 칼슘 성분으로 골다공증을 예방하고 치료하는 데 도움이 되기도 한다.

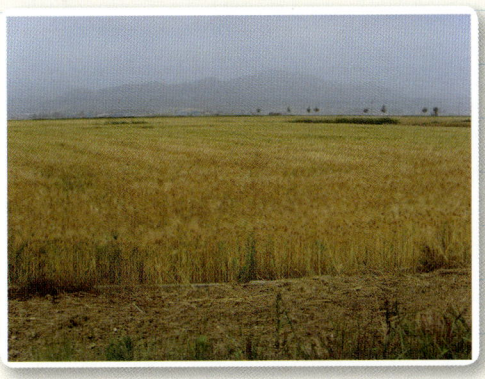

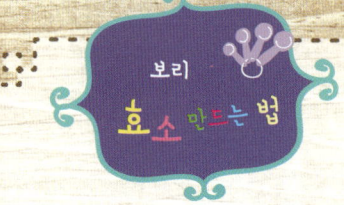

보리 효소 만드는 법

꽃이 피기 전에 채취해야 약성이 좋으므로 보리의 줄기와 잎만 발효시킨다.

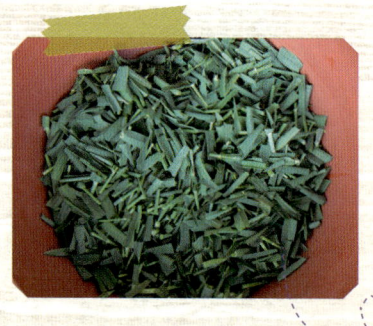

1 보리의 줄기와 잎을 채취해서 불순물이나 먼지가 있을지 모르니 흐르는 물에 씻는다.

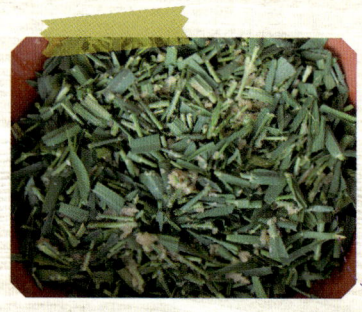

2 보리는 물기를 따로 뺄 필요 없이 바로 자르면 된다.

5~8cm 내외로 자른 보리를 원당과 혼합하여 하룻밤 재워둔다.

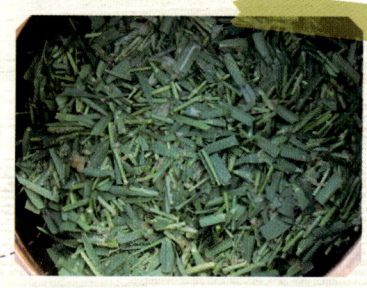

보리는 숨쉬는 항아리에 담고 비닐로 입구를 막는다.

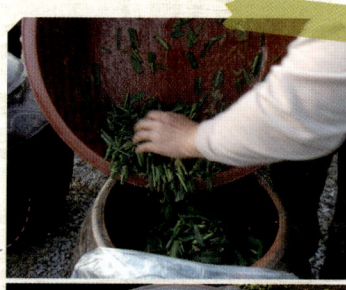

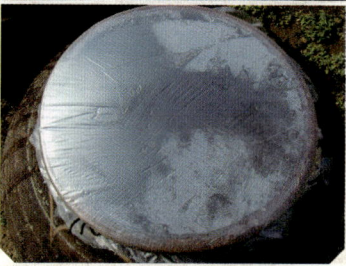

시금치

변비 · 빈혈 예방 · 눈 건강에 좋다

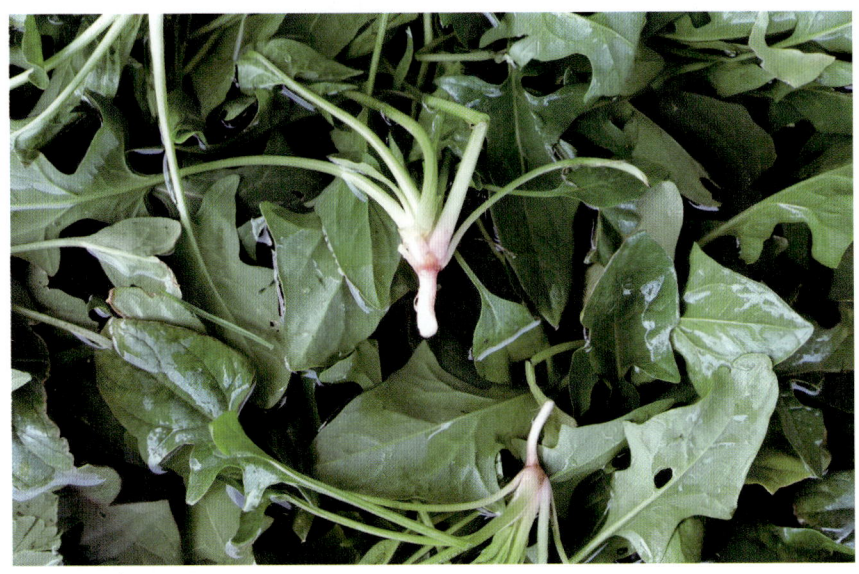

시금치 하면 어릴 적에 자주 보던 만화영화 〈뽀빠이〉가 생각난다. 주인공 뽀빠이는 위기에 처하면 시금치를 먹고 엄청난 괴력을 발휘했었다. 다량의 철분과 각종 비타민과 미네랄 등 영양소가 풍부하게 들어 있어, 성장기 어린이나 임산부에게 더욱 좋은 알칼리성 식품이다.

시금치는 명아주과에 속하는 한해살이 또는 두해살이풀이다. 뿌리는 붉은색을 띠며, 혹독한 겨울이 지나고 이른 봄에 먹으면 단맛이 강하다. 겨울에 눈 속에서도 파랗게 봄을 기다리며 몸에 영양을 축적하였다가 봄에 우리의 밥상에 영양덩이가 되어 올라오는 것이다.

시금치에는 담석을 유발한다는 수산이 들어 있어 걱정하는 사람이 있으나, 담석이 생길 정도면 시금치로만 배부르게 한 달간 먹어야 문제가 되는 것이지 일상에 음식으로 조리해서 먹는 양은 과다하지 않으므로 전혀 문제가 되지 않는다.

시금치는 즙을 내어 마시기도 하고, 데쳐서 나물을 무쳐먹거나 된장을 풀어 된장국을 끓여먹는다. 시금치를 데칠 때는 소금을 약간 넣고 뚜껑을 열어놓아야 하는데, 엽록소가 파괴되지 않고 색을 살릴 수 있기 때문이다. 또 살짝만 데쳐야 한다. 너무 오래 삶으면 시금치에 들어 있는 비타민 C 등 영양소가 파괴된다.

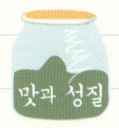
성질은 아주 차가우며 맛은 달고 쓰며 독이 없는 식물이다.

월동을 하며 겨우내 지기(地氣)를 받아 영양소가 듬뿍 든 이른 봄에 채취해서 나물이나 된장국을 끓여먹기도 하고, 효소를 담가 철분이나 비타민을 보충해도 좋다.

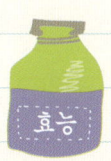
시금치에는 비타민 종류가 고루 함유되어 있으며, 그중 비타민 A는 채소 중 가장 많이 들어 있다. 사포닌과 섬유질이 많아 변비에 효과가 있으며, 철분과 엽산이 풍부해 빈혈 예방에 좋고, 눈 건강에도 효과적이다.

음주 후 자주 주체(酒滯)가 있거나 숙취에 시달리는 사람에게 시금치는 주독을 제거하고 피부를 윤기 있게 하며 혈중 콜레스테롤을 낮추는 효과도 있다.

엽산 등의 항산화비타민은 활성산소의 축적을 억제해 뇌의 노화를 막으며, 요산을 분리해서 배설하는 작용 덕분에 류머티즘이나 통풍 치료에 도움이 된다.

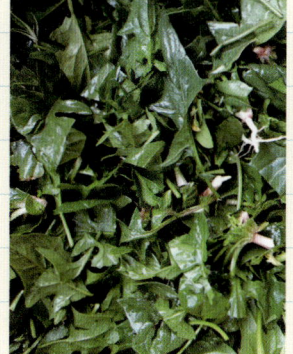

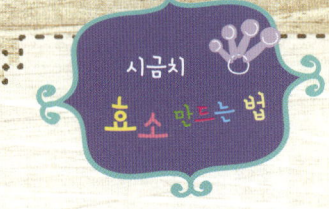

시금치 효소 만드는 법

봄에 심은 시금치를 여름에 채취해서 식용하기도 하지만, 혹독한 겨울을 이겨내며 영양소를 가득 머금은 봄 시금치가 최고이다.

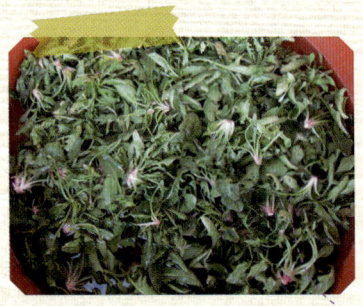

1 이른 봄에 시금치를 채취해 잘 씻는다.

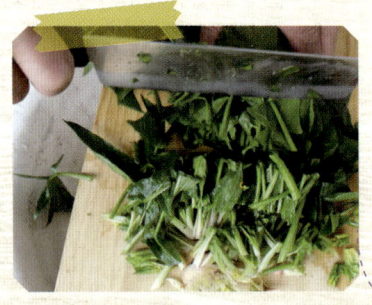

2 시금치의 물기를 빼고 5~8cm 정도가 되게 자른다.

3

시금치를 원당과 혼합하여 3~4시간 정도 두어야 한다.

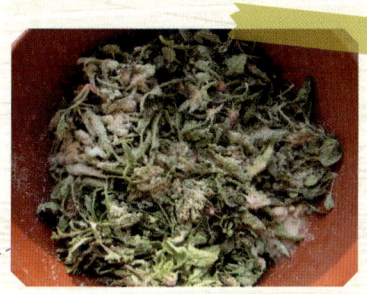

4

시금치에 원당이 완전히 흡수되면 숨쉬는 항아리에 담는다.

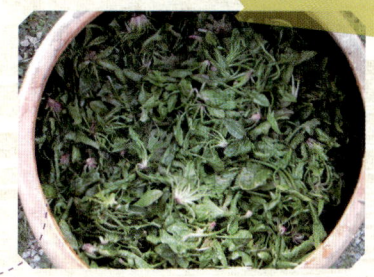

5

초파리나 잡벌레가 들어가지 못하도록 비닐로 잘 밀봉해야 한다.

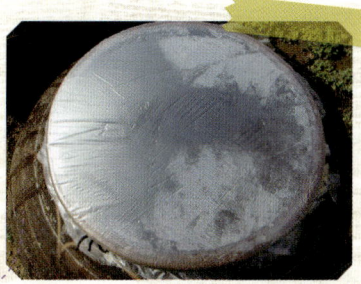

11 쑥

여성에게 최고의 명약·보약

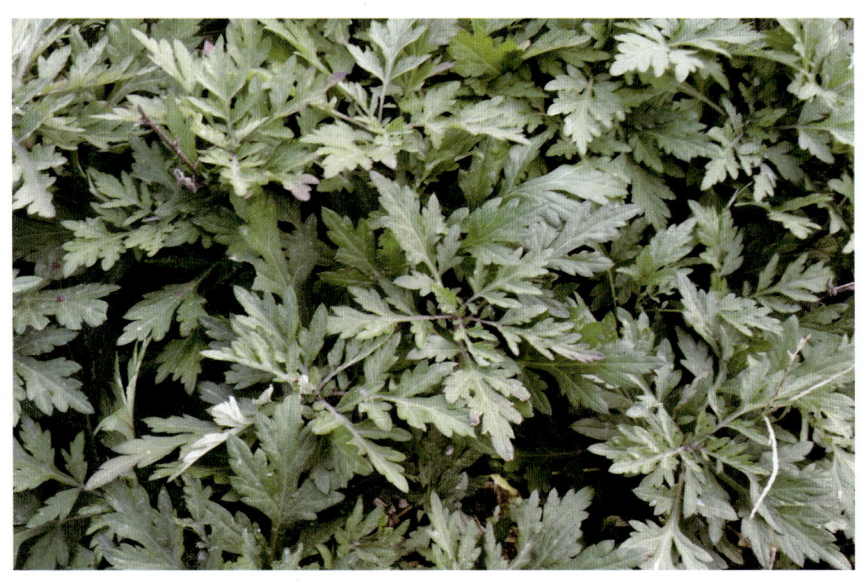

 쑥은 억새밭과 그늘진 곳만 아니면 어디서고 잘 자라지만 양지바른 묵은 밭이나 밭둑에 많이 자생하며, 키는 60~150cm까지 자란다. 꽃은 8~9월에 붉은 자주색이나 흰색으로 피는데, 열매는 10월에 익으며 종자로 번식하기도 하고 삽목이나 포기나누기 등으로 생명력을 이어간다.

 민가에서는 쑥이 거의 안 쓰이는 곳이 없을 정도로 다양하게 쓰인다. 즉, 벌통의 꿀을 뜨기 위해서 쑥 연기를 피우고, 지금은 추억이 되어 버린 모깃불을 집집마다 마당에 놓았다. 또 쑥과 백출(삽주)을 같은 양으로 말려 태우기 좋게 잘게 부수어, 장롱이나 서랍을 다 열어놓고 불을 피운 후 한나절이 지나서 환기시키면, 방안에 잡냄새도 없어지고 잡벌레들이 모두 사라져 병균이 없는 건강한 한 해를 보내게 된다.

쑥의 독특한 향인 시네올^{cineol}이라는 성분은 면역력을 높여주고, 위액분비를 촉진시켜 소화를 돕고, 무기질과 비타민이 풍부하다. 특히 비타민 A는 쑥국 한 그릇만 먹어도 하루 섭취량으로 충분하다.

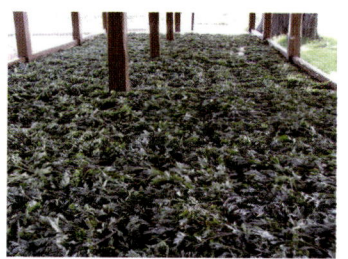

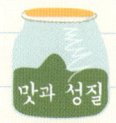
쑥의 맛은 쓰고 성질은 따뜻하며 독이 없어 식용이나 약용으로 사용한다.

나물이나 떡, 또는 국을 끓여먹으려면 어린순이나 어린잎을 따야 하고, 쑥뜸을 뜨려면 단오(음력 5월 5일) 즈음에 채취해서 응달건조하여 3년 정도 묵혀서 쓴다. 효소를 담그는 재료는 두 가지로 채취해야 한다. 온 가족이 함께 차처럼 먹으려면 단오 즈음에 뿌리까지 채취하고, 치료나 병증에 쓰려면 꽃이 필 무렵인 8월에 채취한다.

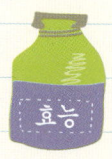
쑥은 지혈작용이 강해서 칼에 베거나 낫이나 기타 연장에 다쳐서 피가 날 때 연한 쑥을 찧어 30분 정도 붙여두면 피가 멎는다. 코피가 나서 줄줄 흐를 때도 쑥으로 코를 막으면 피가 멈추는 효과가 있다. 여성들에게는 가장 으뜸이 되는 보약으로 여겨, 생리불순이나 생리량이 적거나 자궁출혈이 있거나 자궁이 찬 사람에게 달여서 먹였다. 또한 의초(醫草)로 불리며 손발이 차가운 사람, 속이 냉한 사람 등 쑥뜸으로 혈액순환을 좋게 하는 데도 썼다.
아랫배가 차가운 증상에 쑥과 당귀를 같은 양으로 달여 7일 정도 먹으면 배가 따뜻해지고 요통이 사라진다. 산후가 아니더라도 온몸이 아프고 사지가 저리고 마비될 때, 쑥잎과 뽕잎, 솔잎을 방바닥에 깔고 그 위에 누워 1시간 정도 땀을 내면 몸이 가벼워지고 병이 씻은 듯이 낫는다. 또 기가 막혀 통하지 않거나 만성위염으로 고생하는 사람에게도 좋다.

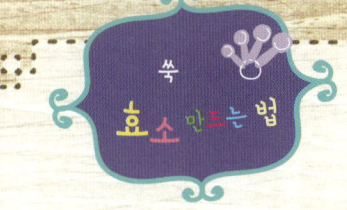

쑥 효소 만드는 법

종류는 다양하지만 모든 쑥이 다 좋으며, 특히 효소를 담가 발효시켜 먹으면 쑥에 풍부한 영양소나 비타민이 고스란히 흡수되어 여성에게 최고의 보약이요 명약이 될 것이다.

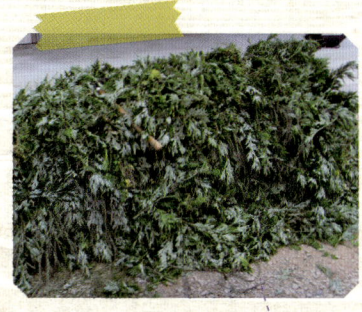

1 잡티나 불순물이 달라붙지 않도록 꼼꼼하게 손질한다.

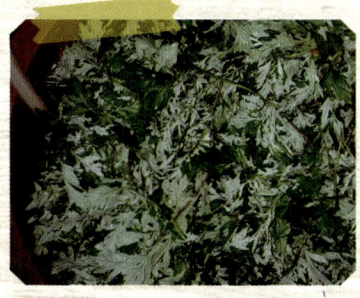

2 쑥은 여러 번 씻어도 잎 뒷면에 하얀 가루가 남아 먼지가 있는 것처럼 느껴지므로 깨끗이 씻는다.

3
소쿠리에 담아 1시간 정도 물기를 뺀다. 너무 말라도 활성화가 일어나지 않으므로 적당한 물기가 있어야 좋다.

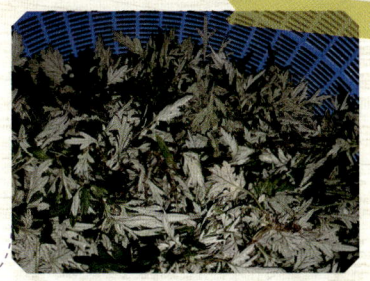

4
원당과 버무려 1시간 정도 두었다가 항아리에 담는다. 역시 비율은 원당 40% : 쑥 60%이다.

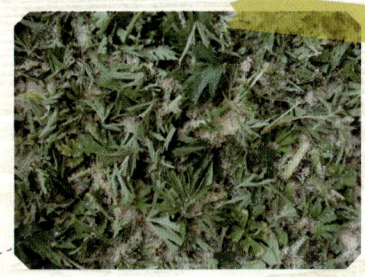

5
쑥과 원당을 정량 혼합한 재료의 항아리 위에는 원당을 덮을 필요가 없다.

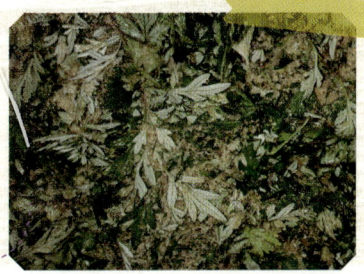

6
항아리 입구를 비닐로 밀봉한다. 쑥은 항아리에 담고 5일 후부터 뒤집어주어야 하며, 3일에 한 번씩 맛을 보아야 한다. 줄기의 수분이 모두 빠져나온 듯하면 걸러야 한다.

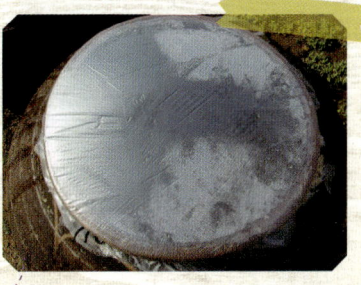

아까시나무꽃

임산부의 부종, 천식성 기관지염을 비롯한
각종 염증에 효과적

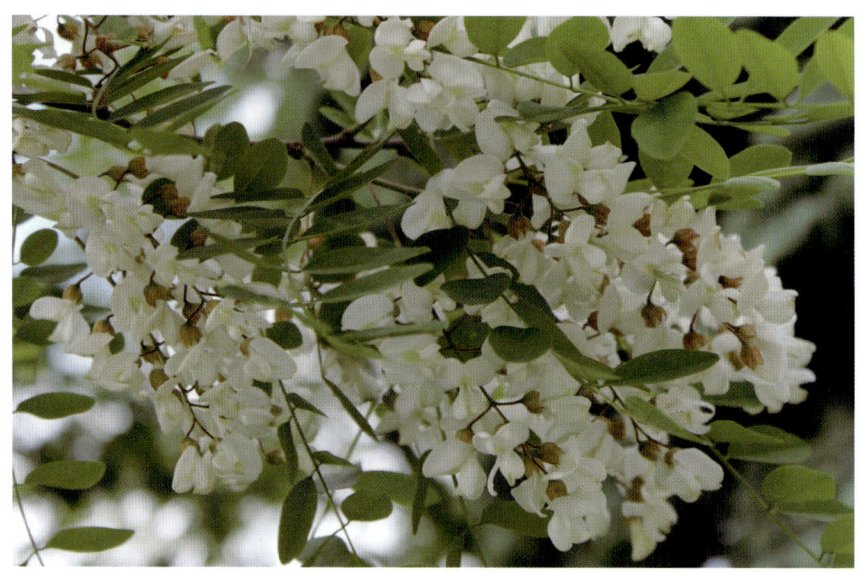

아까시나무는 콩과에 속하는 낙엽교목이며, 원산지는 북아메리카이다. 어린 줄기나 가지에 바늘과 같이 억세고 독성이 있는 가시가 무수히 달려 있다. 지표면 가까이 뿌리가 퍼지면서 땅 위로 노출된 부분에서는 새 줄기를 낸다.

잎은 어긋나며 부드러운 편이다. 꽃은 4월 말에서 5월 중순까지 새 가지 끝부분에서 피고, 흰색이며 향기가 강하다.

우리나라에는 유채 · 밤나무 · 자운영 · 복숭아나무 · 배나무 · 메밀 · 헛개나무 등 밀원식물이 많이 있으나, 아까시나무처럼 많은 꿀을 제공하지는 못하고 있다.

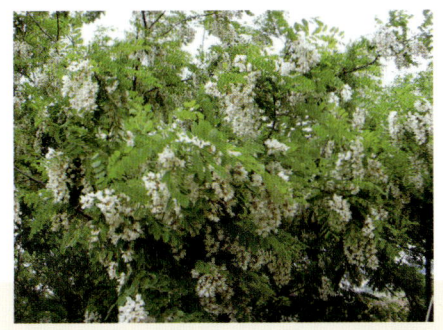

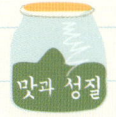
맛은 달고 쓰며 성질은 서늘하고 꽃은 독이 없다. 그러나 줄기나 잎에는 독이 있으므로 주의해야 한다.

아까시나무꽃은 4월 중순 처음 핀 꽃을 따서 부각이나 음식으로 활용한다. 효소의 재료도 이때가 지나면 수분이 모두 날아가 효소액이 별로 나오지 않으므로 처음 꽃이 필 때 채취해야 한다.

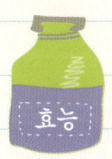
아까시나무꽃차나 꽃즙을 먹으면 부기가 가라앉고 부종도 예방된다. 아카세틴(acacetin)이라는 성분이 소염·이뇨·이담작용을 하기 때문이다. 또한 임산부의 부종, 천식성 기관지염을 비롯한 각종 염증에 효과가 있고, 가래를 삭여준다.

아까시나무 꿀 속에는 혈관 속 노폐물과 콜레스테롤 제거 및 심장을 강화하는 성분이 들어 있다. 또한 신진대사 작용을 돕고 강력한 살균효과가 있어 설사나 이질에 먹으면 좋고, 입안에 염증이 생기거나 헐었을 때 입술에 바르거나 머금고 있으면 치료되는 효과가 있다.

그외 엽산·비타민류·철·미네랄이 많이 함유되어 있어 고혈압과 빈혈에도 좋고, 피로회복·숙취해소에도 탁월한 효과를 발휘하며, 위장을 편하게 하고 변비에도 좋다.

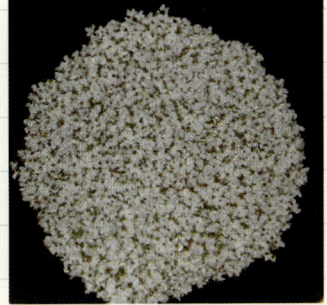

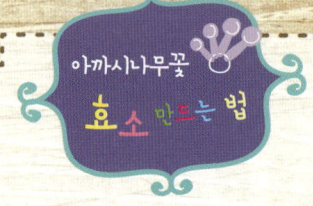

아까시나무꽃 효소 만드는 법

아까시나무꽃은 향기가 좋아 인기가 있다. 효소를 담가도 약보다는 차처럼 온 가족이 즐겨 마실 수 있다.

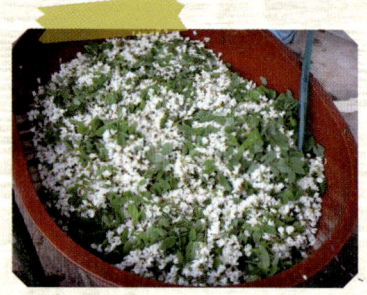

1 아까시나무꽃을 딸 때 잎사귀도 섞여 들어오게 되는데, 향과 맛이 달라지므로 모두 골라내야 한다.

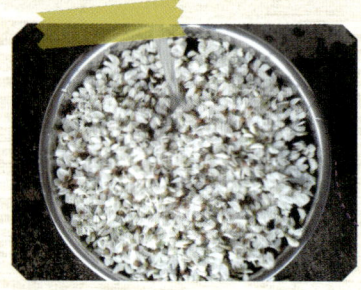

2 아까시나무꽃만 흐르는 물에 세척을 한다.

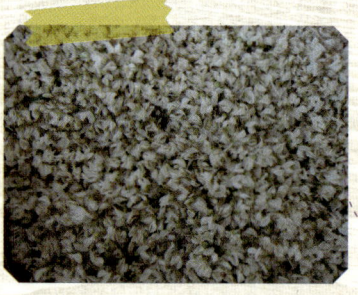

3 1시간 정도 물기를 뺀다.

④ 아까시나무꽃과 원당을 원당 40% : 아까시나무꽃 60%의 비율로 섞는다.

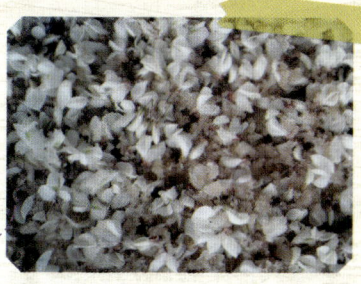

⑤ 아까시나무꽃은 연하여 물러지므로 바로 숨쉬는 항아리에 담아야 한다.

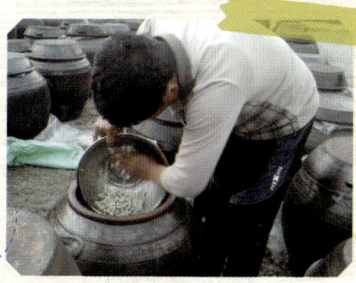

⑥ 아까시나무꽃을 항아리에 담은 후 아까시나무꽃 위에 원당 한 홉 정도를 덮어준다.

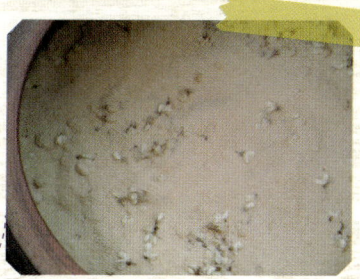

아까시나무꽃 효소 참고사항

3일 후부터 이틀에 한 번꼴로 재료를 뒤집어준다. 일주일이면 수분이 모두 빠져나오므로 효소를 담근 지 7일 만에 걸러야 한다.

익모초

월경불순 · 월경통 · 혈액순환 등에 좋은 '어머니 약'

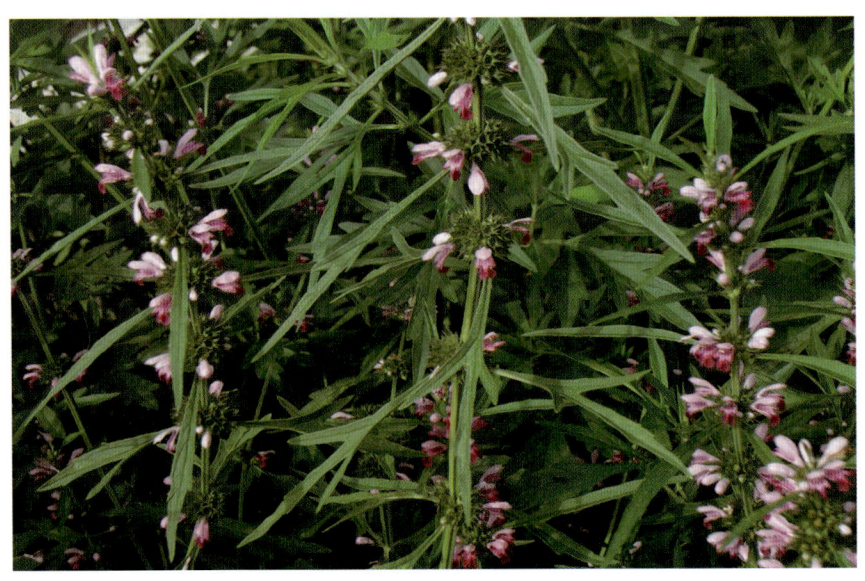

　익모초는 두해살이풀로 늦여름에서 가을까지 싹을 틔워 어느 정도 자라다가, 월동을 하고 이듬해 봄부터 왕성하게 성장하는데 2m까지 자란다. 줄기는 사각이며, 꽃은 키에 비해서 아주 작은 홍자색으로 6~7월에 핀다.

　특별히 어떤 흙을 가리지도 않고 많은 거름을 요구하지도 않는다. 밭둑이나 공터 주변에 몇 포기 있으면 자연스레 씨앗이 떨어져 자라기 시작한다. 첫해에 싹을 틔워 월동하기 전까지는 마주난 잎이 붙어 있다가, 점점 자라면서 잎이 갈라진다.

　나중에는 꽃대에 달린 잎이 완전히 피침형을 이룬다. 하지가 지나면 씨앗을 모두 떨어뜨리고 스스로 말라 죽는다.

익모초는 전초와 씨앗이 모두 알차고 꽉 차 있어서 충울芫蔚이라고 불렸으며, 그후 여성 질환에 좋고 눈을 밝게 하며 정기를 충만하게 하기 때문에 익모益母 또는 익명益明이라는 이름이 생겼다. 줄기가 마처럼 각이 져 있어 야천마野天麻라고 불리기도 한다.

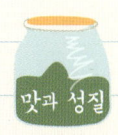
맛은 매우 쓰고 약간 매우며 성질은 차갑고 독이 없다.

온 가족이 함께 음용할 목적이 아니라면, 꽃이 필 무렵인 6월이 채취하기 가장 적합한 시기이다. 말려두고 사용해도 되고 효소를 담가 잘 발효시켜 꾸준히 복용해도 좋다.

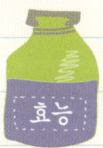
익모초는 '어머니 약'이라는 말이 있듯이 부인병에 가장 좋은 약성을 내는 식물이다.
심장·간장·신장·비장의 경락에 작용하고, 어혈을 풀어주고, 혈액순환을 좋게 하고, 월경불순·월경통·혈뇨 등에 좋다.
손발이 늘 차가운 사람은 익모초에 녹용이나 인삼, 생강 등과 같이 몸을 덥혀주는 약재를 같이 넣어 복용해야 한다.

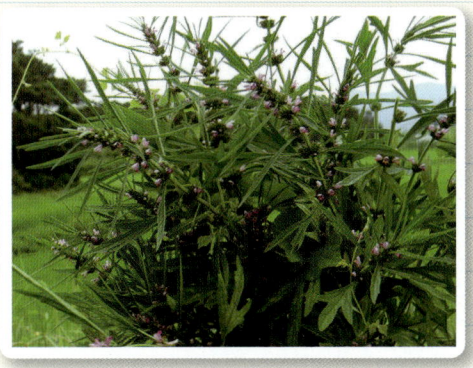

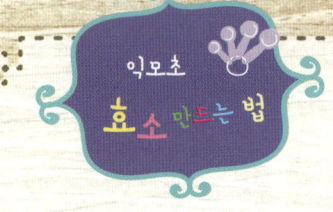

익모초 효소 만드는 법

　익모초는 여자에게 좋은 약으로, 성약(聖藥)이라 할 수 있는 흔하지만 귀한 약초이다. 효소를 담그면 쓴맛도 없어지고 차가운 기운도 없어져 명약이 탄생한다.

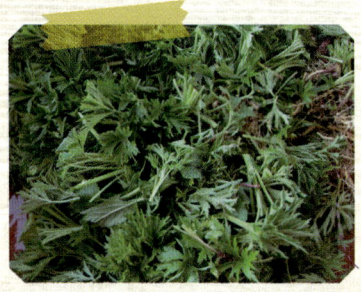

1 논이나 밭둑이 아닌 빈 공터나 산 밑에서 채취를 한다. 어린것은 뿌리까지 쓴다.

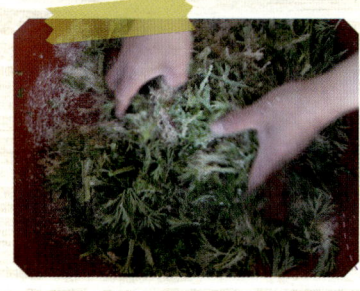

2 키가 작은 익모초라도 줄기가 있기 때문에 잘게 잘라야 한다. 원당과 익모초를 버무린다.

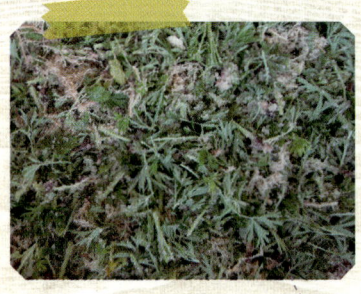

3 익모초는 아주 쓴 풀이라서 원당을 좀더 넣으면 어떨까 문의하기도 하는데, 다른 산야초와 동일하게 원당 40% : 익모초 60%의 비율로 혼합한다.

2시간 동안 재워두었다가, 원당이 익모초에 스며들었다 생각되면 숨쉬는 항아리에 담는다.

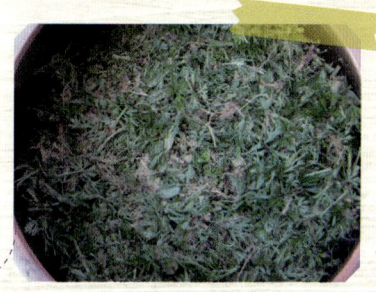

5일 후부터 항아리 밑에 있는 것과 위에 있는 것을 뒤섞어주고, 3일 간격으로 뒤집는다. 익모초는 50~60일 정도면 완전히 발효가 끝나므로 걸러야 한다.

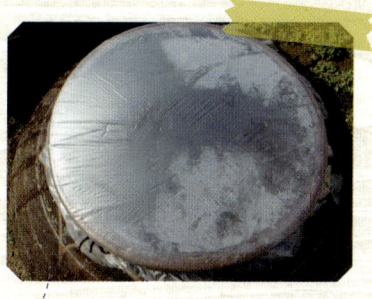

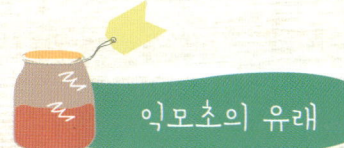

익모초의 유래

옛날 어느 마을에 가난한 모자가 살았다. 어머니는 소년을 낳고 십수 년 동안 계속 배가 아팠지만, 형편이 어려워 약을 계속 먹을 수가 없었다. 의원에게 사정을 이야기하고 약재를 알아낸 소년이 직접 캐어 달여 드리니, 어머니의 건강이 회복되었다. 그래서 '어머니를 이롭게 한 풀'이라는 뜻에서 '유익하다[益]'와 '어머니[母]'를 합해 '익모초(益母草)'라 이름지었다고 한다.

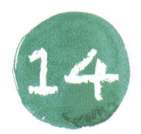

자리공

강력한 항균 · 이뇨 · 거담작용

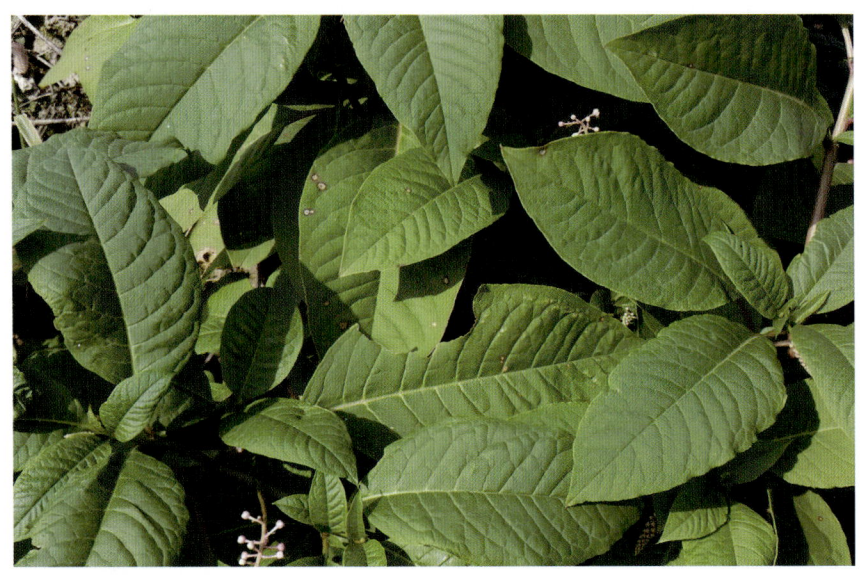

　자리공의 줄기는 곧게 서서 1~2m 높이로 자라며, 굵고 많은 가지를 쳐서 마치 작은 나무를 연상케 한다. 잎은 계란꼴 또는 타원꼴로 매우 넓고 크며, 양쪽 끝이 뾰족하고 가장자리는 밋밋하다. 꽃은 5~6월에 피고 흰색이며, 꽃이삭은 잎과 마주나고 길이 15cm 되는 것도 있다.

　여러해살이풀로 뿌리덩이가 무같이 굵고, 긴 것은 1m가 훌쩍 넘는다. 독성이 강한 식물로 자주색 열매는 밑으로 처져 있고, 즙액이 많으며, 살갗이나 옷에 묻으면 지워지지 않고 오래도록 남아 있다.

　지역에 따라 부르는 이름도 다양하다. 장녹 · 당륙 · 자리갱이 · 다미 · 장류 · 상륙이라고도 한다. 중국이 원산지이며, 산 아래 공터나 집 근처에 새들이 자주 날아와 앉는 곳에서 많이 자란다. 새들이 자리공 열매를 먹고 배변을 하면 어김없이 발아되어 자라기 때문이다. 장뇌삼의 번식과 같다.

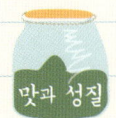
『신농본초경』에는 '맛은 맵고 성질은 평하다'고 기록되어 있고, 『본초강목』에는 '맛은 쓰고 성질이 차다'고 기록되어 있으며, 『명의별록』에는 '맛은 시고 독이 있다'라고 기록되어 있다.

어린순을 채취해서 나물로 무쳐먹기도 하고 쌀뜨물에 삶아서 말려두고 묵나물로 만들어 먹기도 한다. 효소를 담글 때에도 강한 독성 때문에 어린 자리공을 채취해서 발효시켜야 한다.

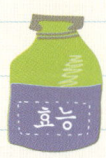
자리공은 대변과 소변을 잘 나오게 하므로 복수(腹水)나 삼출성 복막염 · 각기 · 부종 등에 사용한다. 강력한 항균 · 거담작용을 하며, 인후의 통증이나 종기에도 쓴다. 가장 큰 효과를 기대할 수 있는 것은 이뇨작용이 아닐까 싶다.

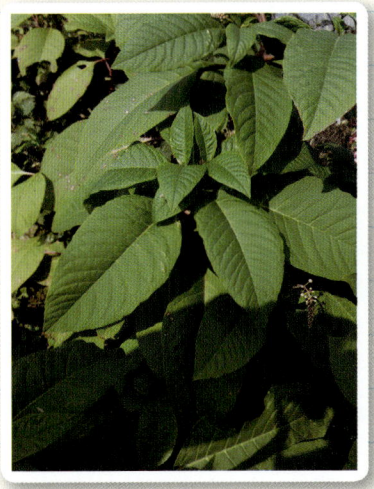

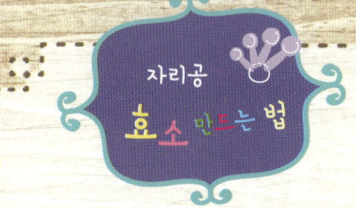

자리공 효소 만드는 법

자리공은 자라면서 더욱 독성이 강해지기 때문에 효소는 어린 것으로 담가야 한다. 뿌리는 작아도 독성이 있기 때문에 줄기와 잎만 채취한다.

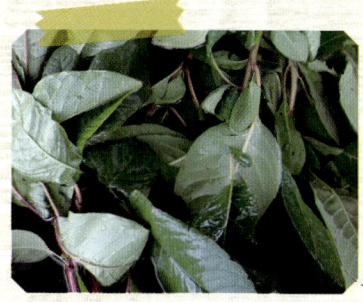

1 자리공을 잘 씻어 소쿠리에 담아 물기를 뺀다. 자리공은 수분이 많은 식물이라서 어느 정도 물기를 빼도 활성화가 잘된다.

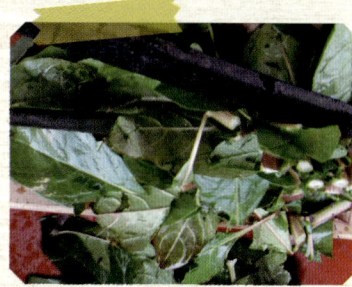

2 발효가 골고루 잘되도록 5~8cm 정도의 크기로 동일하게 자른다.

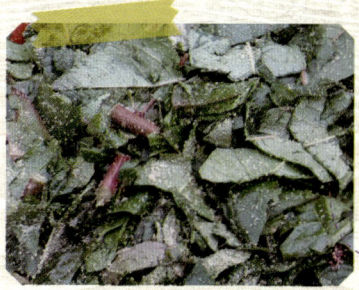

3 자리공도 다른 산야초와 마찬가지 원당 40% : 자리공 60%의 비율로 혼합한다.

④
원당이 다 녹아 자리공에 흡수되면 숨쉬는 항아리에 담는다.

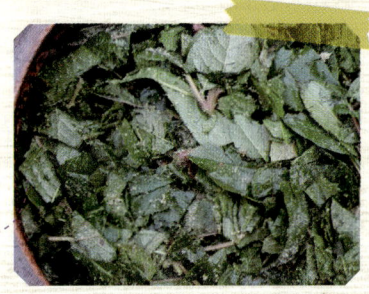

⑤
숨쉬는 항아리는 고무줄로 꽁꽁 동여매어도 비닐이 한낮엔 조금 위로 부풀어올랐다가 밤이 되면 내려가기를 반복하며 발효된다. 자리공은 30~35일 정도면 완전히 발효가 끝나 걸러야 한다.

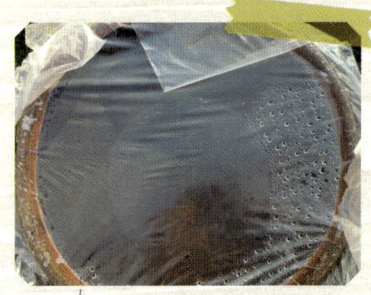

자리공 효소 참고사항

발효를 하면 아무리 독성이 강한 식물도 법제(法製)되어 몸에 해가 되지 않고 약이 되지만, 단방보다는 여러 가지 효소들과 혼합하여 먹는 것이 좋다. 배합시 다른 효소보다 양을 좀 더 적게 한다.

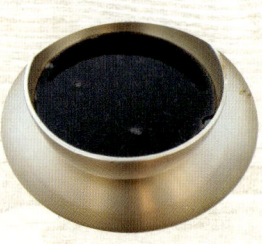

죽순

좋은 보혈제, 고혈압·동맥경화의 예방 및 치료

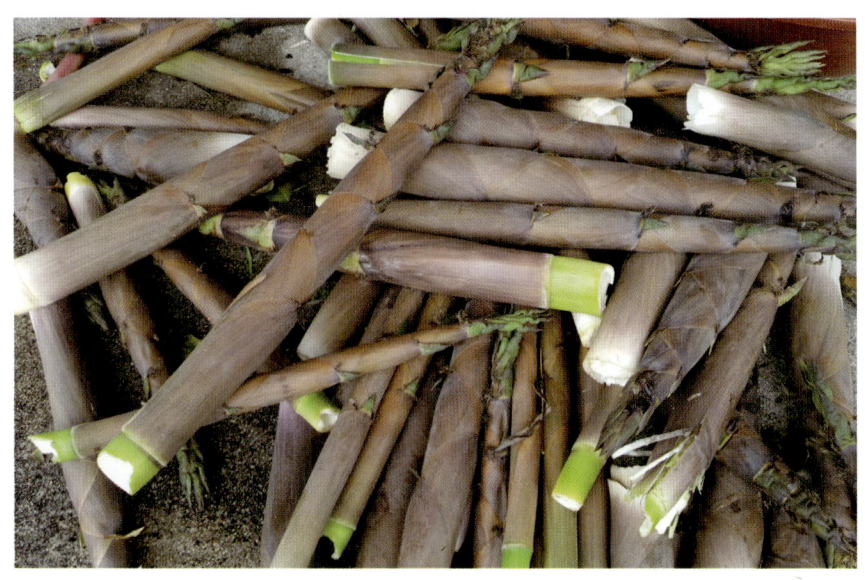

죽순竹筍은 대나무밑 땅속줄기에서 돋아나는 어리고 연한 싹으로, 열흘(순)이면 대나무로 자라기 때문에 서두르지 않으면 못 먹게 된다고 하여 붙여진 이름이다.

찬영贊寧의 『죽보竹譜』에는 '죽순 요리는 잘하면 사람에 이로우나 잘못하면 오히려 해를 끼치는 일이 있다. 죽순을 캘 때는 바람이 없는 날을 택하고, 캐낸 죽순은 햇빛을 못 보게 하는 것이 좋고, 죽피竹皮를 붙인 그대로 물에 넣어 오래오래 삶는 것이 좋다. 또 죽순은 소갈消渴에 좋고 눈을 맑게 하고 열기를 없앤다고 하며, 각기脚氣에도 효험이 있다'고 하였다.

죽순이 흉작인 해는 벼농사도 흉작이고 죽순이 잘 나오면 풍년이 든다고 하여 풍흉豊凶을 점치기도 했다. 일본에서는 새로 나온 대나무가 모주母株보다 키가 작으면 그해는 큰바람이 불고 묵은 대보다 크게 자라면 바람이 없을 것이라고 점치기도 했다.

 죽순은 채취해서 바로 가공 처리하지 않으면 유독물질이 나오므로 빨리 조리해야 한다. 먼저 겉껍질을 벗기고 깨끗이 씻은 뒤 냄비에 쌀뜨물을 부어 삶아 용도에 맞게 썰어서 쓴다.

맛은 달고 성질은 차가우며 독이 없다.

대나무마다 죽순이 올라오는 시기가 조금씩 다르지만, 이르면 3월에 나오는 것도 있다. 왕대라고 하는 대나무는 4월 중순이 되어서야 나오는데, 가장 먼저 나온 어린 죽순을 무쳐먹거나 삶아서 잘게 잘라 냉동 보관하여 연중 먹기도 한다. 효소를 담글 때는 약간 큰 것도 괜찮지만, 많은 수분이 나오므로 어린 죽순을 재료로 쓰는 것이 좋다.

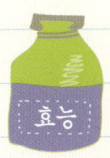
죽순은 예부터 보혈제로 알려진 식품으로 단백질을 비롯하여 비타민 B·C, 섬유소 등 각종 영양소를 많이 함유하고 있다. 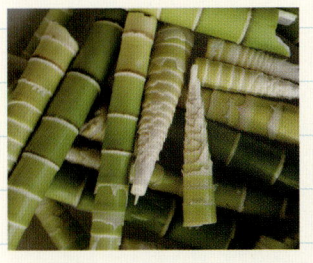피를 생성하고 맑게 하는 효능이 있으며, 특히 생리 기능에 좋다. 칼륨이 많아 몸의 노폐물 및 불필요한 수분을 빨리 내보내는 신진대사 작용을 함으로써 혈액순환에 도움이 된다. 즉, 장(腸)의 연동을 촉진시켜 변비를 해소하고, 이뇨작용으로 소변 배출을 도와 신장을 강화한다. 몸에 열이 있고 혈압이 높은 사람에게 좋으며, 동맥경화를 예방하고 치료해 준다. 천연유황 성분을 많이 가지고 있어 잘만 활용하면 보약이 아닐 수 없다.

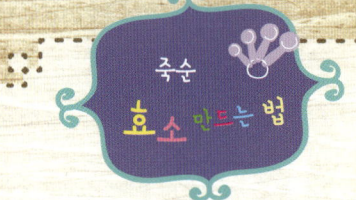

죽순 효소 만드는 법

죽순은 곰팡이가 잘 피는 식물이므로 자주 관리를 해야 한다. 조금만 늑장을 부리거나 게으름을 피우면 어느새 흰곰팡이가 항아리 가득이다.

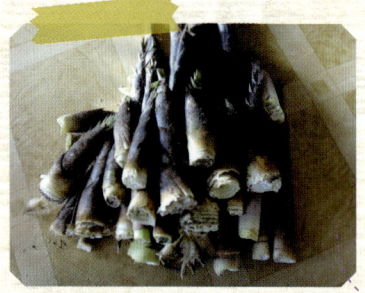

1 죽순이 너무 크면 영양분과 수분을 모두 빼앗기고 액이 나오지 않게 되니 작은 것을 채취한다.

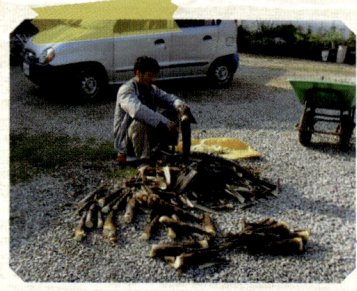

2 껍질을 벗기지 않으면 효소가 탁해지므로 힘이 들더라도 모두 벗겨야 한다.

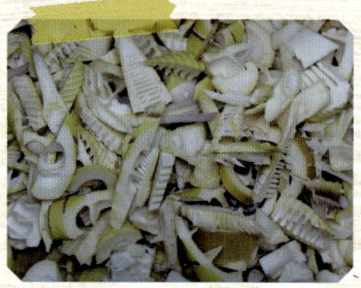

3 죽순은 골고루 발효가 되도록 일정한 크기로 잘라주어야 한다.

④ 자른 죽순을 흐르는 물에 씻은 다음, 소쿠리에 담아 30분 정도 물기를 뺀다.

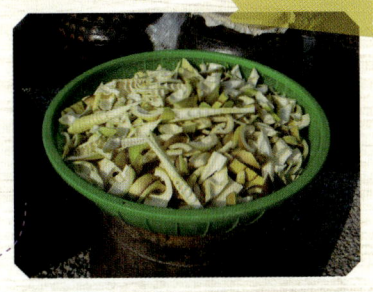

⑤ 깨끗하게 소독된 숨쉬는 항아리에 죽순을 담고 맨 위에 원당을 덮는다.

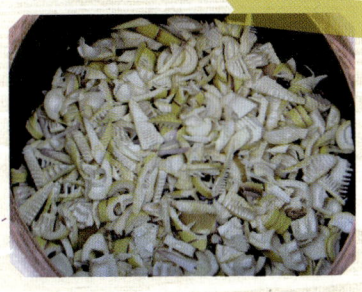

⑥ 죽순은 항아리에 담고 3일 후부터 뒤집어주어야 하며, 매일 한 번씩 재료를 뒤집는다. 10~15일이면 발효가 끝난다.

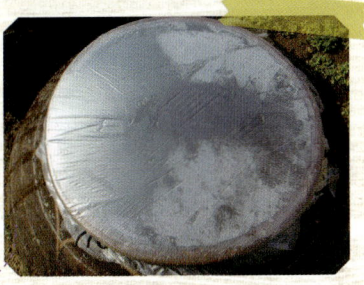

죽순 효소 참고사항

죽순은 매우 차가운 성질의 식품이다. 따라서 몸이 더운 사람에게는 보약이지만 차가운 사람에게는 좋지 않으니, 전문가와 상의하여 사용해야 한다.

지칭개

열을 내리고, 독기를 없애고, 뭉친 것을 풀어준다

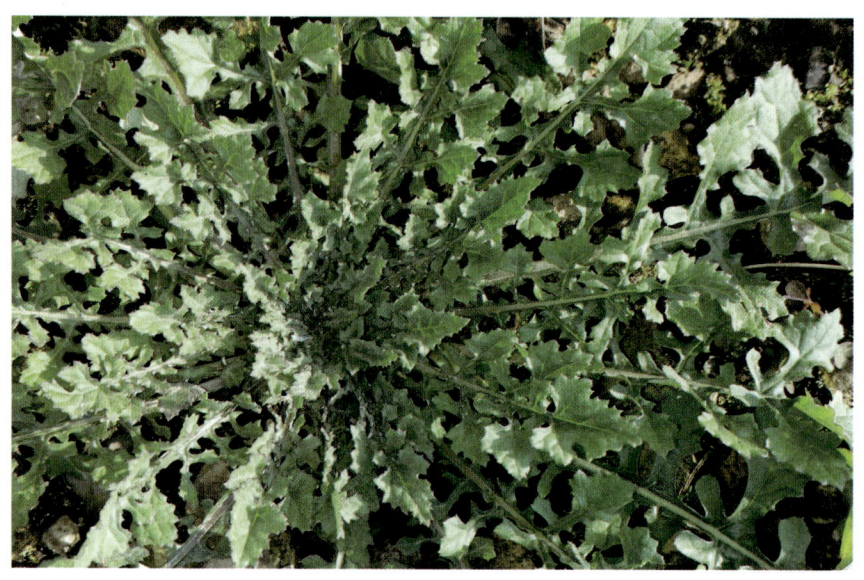

　지칭개는 중부지방 이남지역에서 자라는 두해살이풀이다. 뿌리뱅이처럼 길가나 밭 가장자리, 묵은밭이나 들판에서 쉽게 볼 수 있는 잡초이며, 생김새가 꼭 큰 냉이처럼 생겼다. 어렸을 때는 구분이 가지만, 꽃이 필 때는 방가지똥·엉겅퀴·조뱅이·뻐꾹채와 비슷하여 초보자는 혼동하기도 한다. 가을에 발아되어 작은 잎들이 납작 엎드려 겨울을 이겨내고 봄에 왕성하게 자란다.
　세계적으로는 중국·일본·인디아(인도)·동남아시아·오스트레일리아 등지에 분포한다. 줄기는 곧추서며, 높이는 60~90cm이다. 가지가 갈라지고 거미줄 같은 흰 털이 있다. 꽃은 5~9월에 붉은 보라색 또는 분홍색으로 줄기나 가지 끝에 머리모양꽃차례로 핀다.

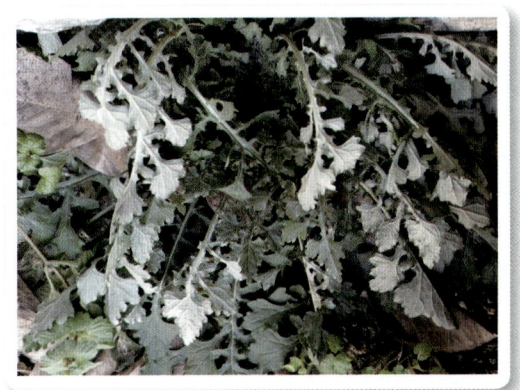

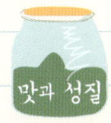
맛은 맵고 쓰며 성질은 차가워 몸에 열이 있는 사람에게 좋으며, 독이 없는 식물이다.

나물로 먹거나 국을 끓여먹을 때, 또는 효소를 담글 때는 이른 봄 꽃대가 올라오기 전에 채취해야 수분이 남아 있게 된다. 그러나 약용할 때는 여름에 꽃이 피기 전에 채취해서 사용해야 좋다.

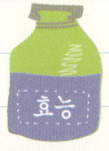
상처난 곳에 짓찧어 붙이고 으깨어 바르는 풀이라 하여 '짓찡개'라 하다가 지칭개가 되었다. 월동을 한 식물들은 대부분 차갑지만, 지칭개도 성질이 차가워서 열을 내리고 독기를 없애고 뭉친 것을 풀어주는 효과가 있다. 외상으로 출혈이나 골절상을 입었을 때, 지칭개 잎과 뿌리를 짓찧어 붙여 소염제 및 소독제로 사용한다. 치루(痔漏)에는 달인 물로 환부를 세척하거나 환부를 담그고 앉아 있다가 씻으면 된다.

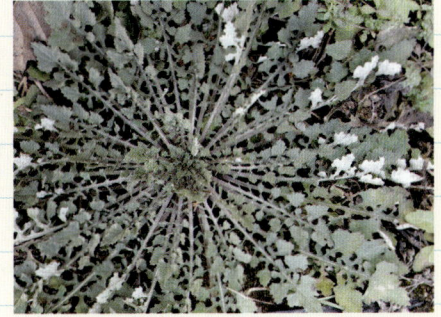

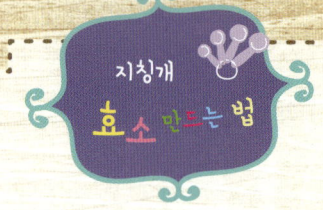

지칭개 효소 만드는 법

지칭개는 수분이 적어 효소액이 많이 나오지 않으므로 뿌리 윗부분까지 채취한다. 지칭개는 지천으로 널려 있으나 자동차의 왕래가 없는 산길이나 묵은밭에서 채취한다.

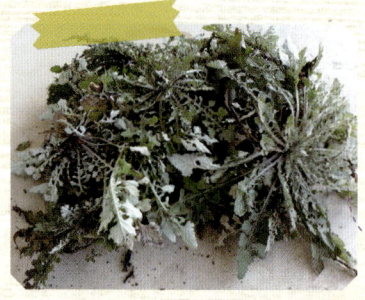

1 이른 봄 꽃대가 올라오기 전에 채취해서 불순물을 깨끗이 제거한다.

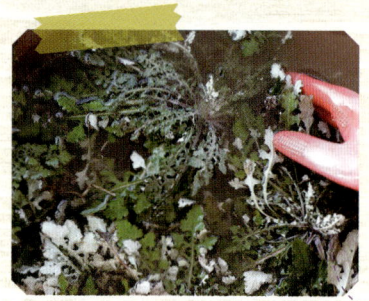

2 잎사귀 사이에 흙이나 기타 이물질이 많이 있어 여러 번 씻어야 한다. 특히 뿌리 부분은 자르고 씻는다.

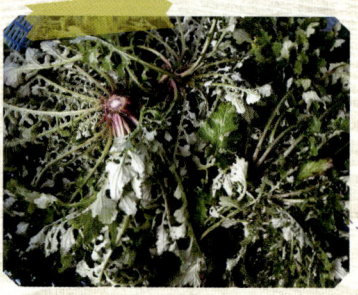

3 깨끗이 씻은 지칭개를 소쿠리에 담아 적당히 물기를 뺀다.

4

크기가 일정하도록 5~8cm 정도 되게 작두나 칼로 자른 후 다른 산야초와 마찬가지로 원당 40% : 지칭개 60%의 비율로 혼합하여 2시간 정도 재워둔다.

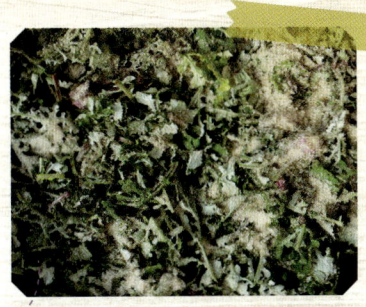

5

지칭개에 원당이 스며들면 항아리에 담는다. 지칭개는 수분이 많지 않으므로 시럽을 재료의 5% 정도 부어준다. 시럽은 끓이면 안 되고 잘 녹여서 사용한다.

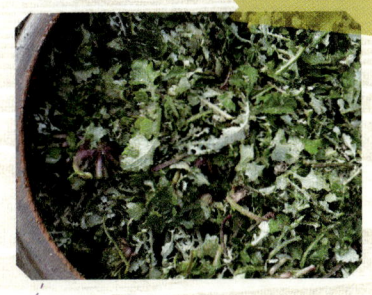

6

벌레나 초파리가 들어가지 못하도록 비닐로 덮고 고무줄로 잘 묶어 밀봉을 해야 한다. 봄엔 5일 후부터 항아리 밑바닥에 있는 지칭개와 위에 있는 지칭개를 뒤섞어주어야 한다.

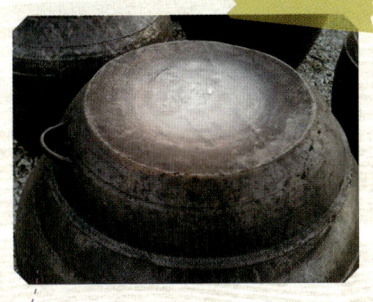

지칭개 효소 참고사항

이른 봄이면 30~35일 정도, 한여름이면 25일이면 지칭개를 걸러야 한다. 단, 햇빛이 잘 드는 외부에서 발효시켰을 경우를 가정한 것이다.

 # 한련초

천연염료·탈모제, 남성의 발기부전·조루,
여성의 생리불순·자궁염·냉증 등에 좋다

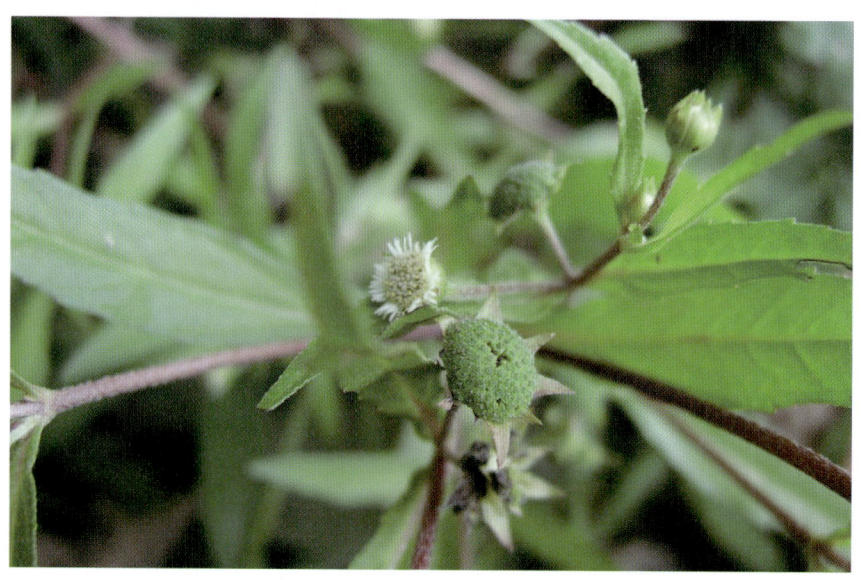

　한련초는 국화과에 속하는 한해살이풀로 주로 논둑이나 습지에서 자란다. 우리나라 중부 이남에서 자생하고, 전 세계 열대 및 온대에 널리 분포되어 있다. 키는 30~80cm이고, 곧게 자라다가 옆으로 누우며 많은 가지를 치고 흰 털이 있다.

　잎은 마주나며 피침형이고 가장자리에 톱니가 있다. 꽃은 6월부터 10월까지 계속해서 피는데, 한쪽 가지에서는 씨앗이 영글어 땅에 떨어지면서 꽃을 피운다.

　한련초를 꺾으면 처음엔 하얀색 액이 나오다가 1분도 되지 않아 검은색으로 변하고, 손에 묻으면 오랜 시간이 지나서야 점차 약해질 정도로 강력한 염료제이다. 옷에 물을 들일 때, 또는 머리에 한련초를 찧어 삶은 물을 사용하거나 생으로 찧어 검은 물이 나오면 그 물로 염색을 했다는 기록이 있다.

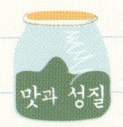
맛은 시고 달며 성질은 차고 독이 없다. 성질이 평하다고 하기도 하나 몸이 찬 사람, 설사를 자주 하는 사람은 부작용이 따르므로 차다는 말이 맞다.

어린순이나 잎을 나물로 먹을 때는 4월에 채취하지만, 효소를 담글 때는 검은 진액이 많이 나오는 6~9월이 적기이다.

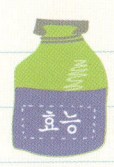
한련초는 요즘 인기가 하늘을 찌르고 있는데, 탈모와 정력에 좋다고 알려지면서부터이다. 비수리와 더불어 천연 비아그라로 불리는 한련초는, 남성에게는 양기를 불어넣어 발기부전·조루에 효과적이며 여성에게는 자궁염·생리불순·생리통·냉증 등에 좋다. 또한 신장을 튼튼하게 하여 요통 증상을 완화하고 배뇨에 도움을 준다.
한련초를 달이거나 생즙으로 꾸준히 복용하면 뼈와 근육이 강건해지고, 잇몸이 튼튼해진다. 약해진 잇몸에서 자주 피가 나는 것을 예방하고 심한 입냄새를 없애는 효과도 있다.
그리고 머리가 희어지는 것을 막고 검은 머리가 잘 나도록 도와주는 효과가 있어서 하수오나 어성초·검은콩·검은깨를 같이 사용하면 효과가 배가된다.

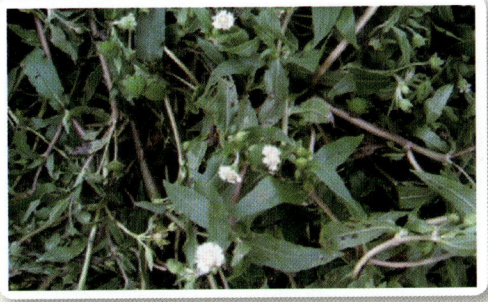

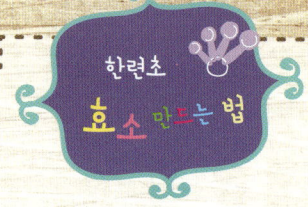

효소도 생즙처럼 검은색인데 맛이 아주 좋다.

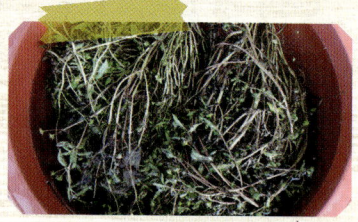

1 한련초는 뿌리까지 채취해서 효소를 담근다. 뿌리에 흙이 많이 묻어 있어 여러 번 씻어야 한다.

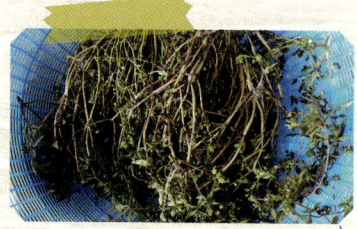

2 봄에 잎의 세력이 좋을 때 채취했으니 물기를 충분히 빼준다.

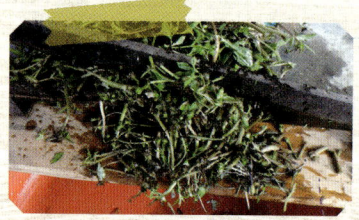

3 물기가 빠지고 나면 활성화가 잘 이루어지도록 5~8cm 정도 되게 잘라준다.

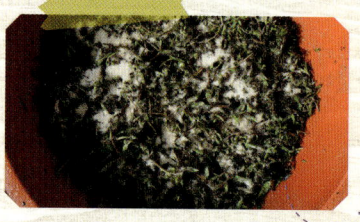

4 한련초와 원당을 혼합한 후 한련초 속에 원당이 흡수되도록 충분히 시간을 둔다.

5 한련초와 원당이 어우러져 하나가 되면 발효가 잘되도록 숨쉬는 항아리에 담는다.

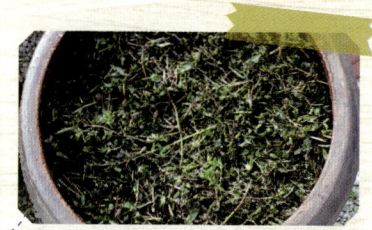

6 비닐로 항아리 입구를 잘 밀봉한다. 한련초는 5일 후부터 뒤집어주어야 하며, 보통 35~40일 정도면 발효가 끝나므로 30일 전후가 거르는 데 가장 적기이다.

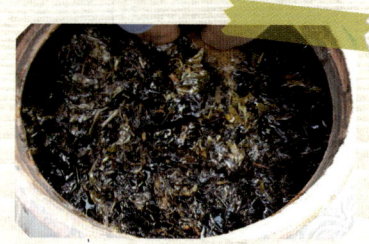

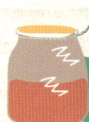 한련초 효소 참고사항

아래 사진은 발효가 끝난 한련초의 원액인데, 짙은 검은색이다. 광목에 걸러 3년에 한 번씩 3번 옮겨 담았으므로 항아리 밑에 부유물이 없어 깨끗한 상태이다.

일반인들이 건강식으로 먹을 때는 물 5 : 효소 1 정도 희석하는 것이 가장 먹기에도 편하고 좋다. 염색을 할 때는 원액으로 하고 1시간 후에 머리를 감으면 된다.

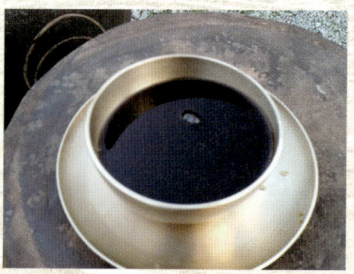

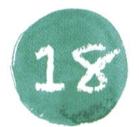
환삼덩굴

해수 · 천식 · 고혈압의 명약

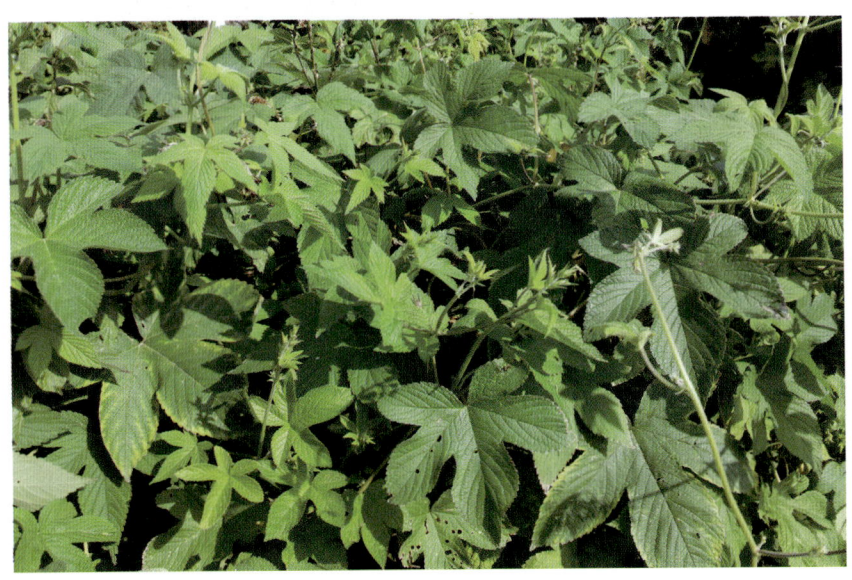

　들이나 밭에 흔히 자라는 초본성 덩굴식물이다. 원줄기와 잎자루에 잔가시가 있어 채취하거나 잡초 제거작업을 할 때 조심해서 다루어야 한다. 잎은 마주달리고 손바닥 모양으로 5~7개로 갈라지며 가장자리에 톱니가 있다. 잎의 양쪽 면에 거친 털이 있고 꽃은 7~9월에 피며 암수딴그루이다. 수꽃은 위를 향해 있고 암꽃은 잎사귀 밑에 숨어 잎을 들추어보지 않으면 꽃이 있는지도 알 수가 없다.

　토양이 좋고 습한 곳에서는 덩굴이 10m나 자라는데, 잎자루 사이마다 가지가 뻗어나와 환삼덩굴이 덮은 자리는 아무리 강한 잡초도 죽음을 면치 못한다. 생명력이 강한 아까시나무도 환삼덩굴이 휘감으면 결국엔 죽고 만다.

어린순을 삶아 나물로 무쳐먹거나 튀김을 해서 먹거나 된장찌개에 넣어 먹기도 한다.

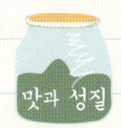
맛은 달고 약간 매운 듯 쓰고 성질은 차가우며 독이 없다.

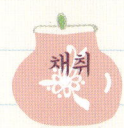
약용하려면 여름에 꽃이 필 무렵이 좋으며, 건강식으로 온 가족이 먹으려면 봄에 어린잎이나 줄기를 채취한다.

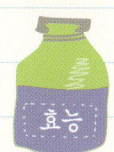
환삼덩굴은 부작용 없이 혈압을 낮추는 데 탁월한 효과가 있다. 줄기와 잎을 달여 먹거나 오동자 크기의 환을 지어 50알 정도씩 식후 하루 3회 복용하면 좋다.
염증을 삭이고 기침을 멈추게 하므로 노인성 해수나 천식에 특히 좋으며, 소변이 쌀뜨물이나 우유처럼 하얗게 나오거나 탁한 누런색으로 나오는 사람에게도 효과가 있다.
한의학에서는 환삼덩굴을 율초라 하여 화를 다스리는 명약으로 취급하고 있다. 『본초강목』의 환삼덩굴에 관한 기록을 보면 '삼초(三焦)를 윤활하게 하고 소화기계를 좋게 하며 오장을 보익(補益)한다'고 되어 있으며, '뱃속에 있는 갖가지 벌레를 죽이며 온역(瘟疫)을 다스린다'고 적혀 있으며, '신경을 안정시켜 불면증도 치료하고 몸속에 쌓인 노폐물을 배출하는 역할을 한다'고 되어 있다.

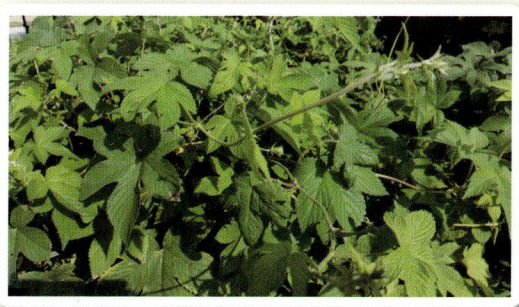

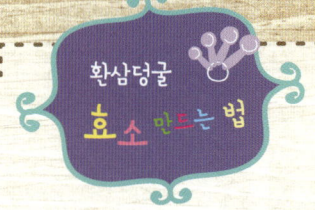

환삼덩굴 효소 만드는 법

환삼덩굴은 줄기나 잎에 잔가시가 있어, 옷에 달라붙거나 살갗에 긁히면 상처가 나기도 하고 피가 나기도 하므로 채취할 때 주의해야 한다.

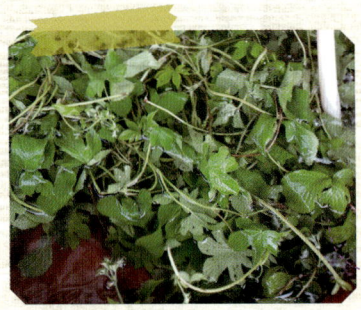

1 세척할 때는 반드시 고무장갑을 끼고 작업을 해야 한다. 그렇지 않으면 살갗이 상처투성이가 된다.

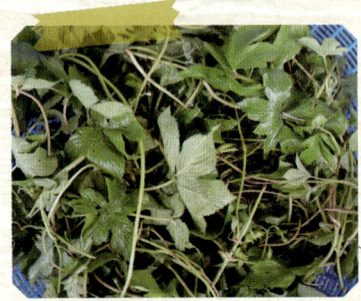

2 깨끗이 씻은 환삼덩굴은 물기가 빠지도록 소쿠리에 담아 20분간 둔다.

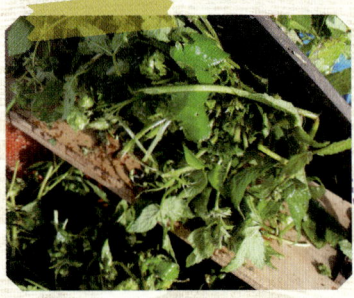

3 물기를 뺀 환삼덩굴은 5~8cm 정도 크기로 자른다.

4

원당 40% : 환삼덩굴 60%의 비율로 혼합한다.

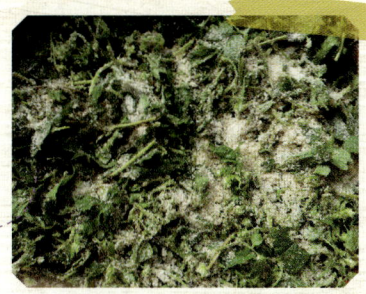

5

원당과 혼합된 환삼덩굴을 숨쉬는 항아리에 골고루 눌러 담는다. 비닐로 항아리 입구를 잘 밀봉한다.

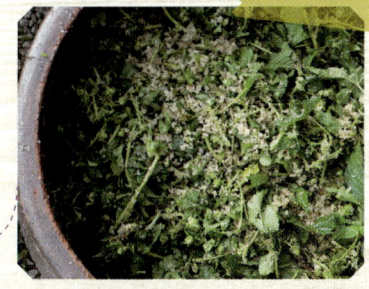

6

환삼덩굴은 5일 후부터 뒤집어주어야 하며, 보통 26~30일 정도면 발효가 끝나므로 30일 전후가 거르는 데 가장 적기이다.

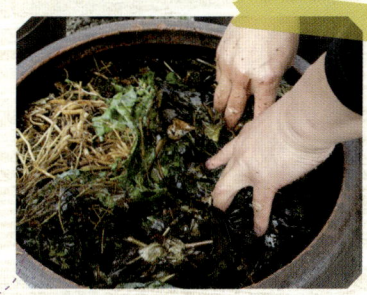

환삼덩굴 효소 참고사항

환삼덩굴은 알레르기를 유발하는 식물이므로 채취나 복용에 주의해야 한다. 알레르기가 있는 사람은 채취할 때 긴 옷을 입어야 하며 피부에 직접 닿지 않게 해야 한다.

제3장

살아있는
효소 만들기

여름

감잎

비타민 A 및 C의 보고, 항산화 작용과 면역력 강화로 환절기 감기예방

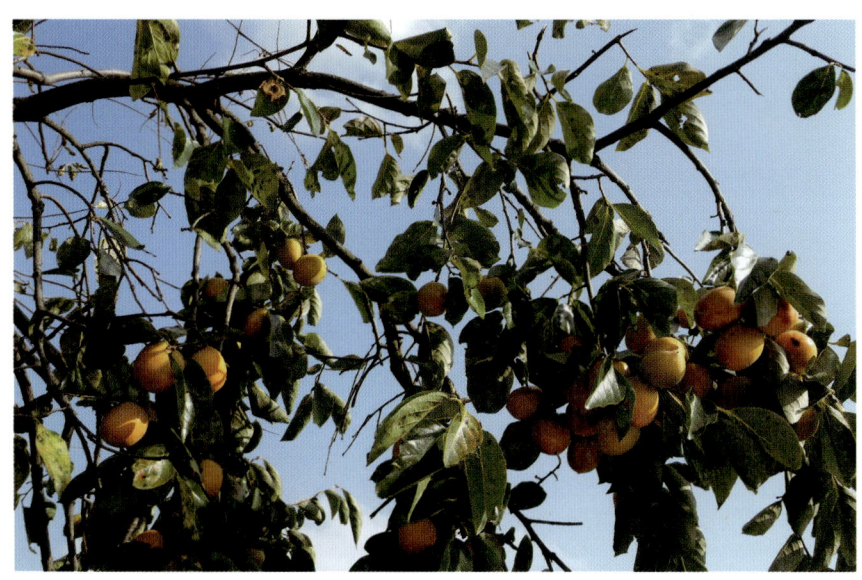

 감나무는 과수 가운데 가장 오랜 역사를 가지고 있다. 나무 심재心材는 까맣고, 잎은 푸르며, 꽃은 노랗고, 열매는 붉으며, 말린 곶감에서는 흰빛의 가루가 나오므로 5색을 모두 갖춘 나무라 하여 예찬하기도 한다.

 『약용본초』에서 '감나무는 잎이 넓어서 글씨 연습을 하기에 좋으므로 문文이 있고, 나무가 단단하여 화살촉 재료가 되기 때문에 무武가 있으며, 열매의 겉과 속이 똑같이 붉어서 표리가 동일하므로 충忠이 있고, 노인이 치아가 없어도 홍시를 먹을 수 있어서 효孝가 있으며, 서리가 내리는 늦가을까지 열매가 가지에 달려 있으므로 절節이 있어서 문무충절효文武忠節孝의 5절을 갖춘 나무'라고 하였다.

감잎차 만드는 방법은 다음과 같다. 감잎은 5~6월 새순이 날 때 쓰는 것이 좋은데, 고욤나무나 돌감나무의 잎이 더욱 효과적이다. 감잎은 잘게 잘라 채반에 3일 정도 말린 뒤, 찜통이나 시루에 넣고 수증기로 2분쯤 쪄서 30초쯤 식혔다가, 다시 1분간 쪄서 그늘에 말리면 감잎차가 된다. 그 향과 맛이 어느 고급차와도 비교가 되지 않는다. 60~70도 물에 감잎을 적당히 넣고 10~20분쯤 우려내어 마신다.

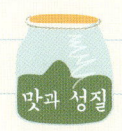
맛은 달고 떫으며 성질은 차고 독이 없다.

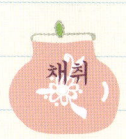
감잎을 차로 만들어 먹을 때는 4~5월이 가장 좋고, 부각으로 만들거나 효소를 담그려면 기운이 왕성한 8~9월에 채취해서 사용하는 것이 약성도 좋고 수분도 많다.

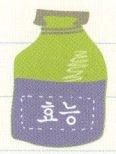
감은 수분이 83% 정도로 다른 과일에 비해 적지만 당분이 14% 이상으로 높은 편이다. 대부분 포도당과 과당이어서 소화흡수가 잘된다. 옛날부터 알코올 산화 진행이 빠르다고 해서 과음한 다음날은 감을 많이 먹었다.
감에는 비타민 A와 비타민 C가 많이 함유되어 있어 항산화 작용과 면역력을 강화시키므로 환절기 감기예방에 좋다.
감나무에 기대기만 해도 건강해진다는 옛말이 있듯 감은 물론 잎까지 몸에 좋다. 특히 감잎에는 비타민 C가 과육보다 10~20배 더 들어 있다. 암 예방에도 탁월한 효과가 있는 것으로 알려져 있고, 그 밖에 비타민 A · 엽록소 등이 많이 함유되어 있다. 어린 감잎차는 비타민 섭취뿐 아니라 고혈압의 예방과 치료에도 효과가 있다. 우려낸 물로 목욕을 하면 피부미용에도 좋다. 최근 발표된 연구 자료에 따르면, 감잎으로부터 추출한 타닌이 주름개선에 효과적이라는 보고가 있다.

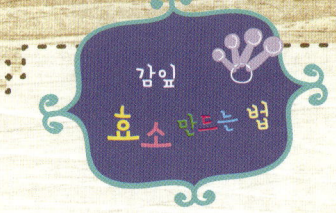

감잎 효소 만드는 법

감잎은 향과 맛이 좋고 영양도 풍부하여 가장 좋은 차로 여겨지지만, 고욤감의 잎이 더욱 향기롭다.

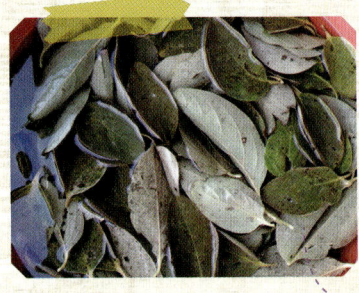

1 어린 감잎을 채취해야 하는데 옆의 사진은 수분이 날아간 상태이다. 수분이 충분하고 기운이 왕성할 때 채취하는 것이 좋다.

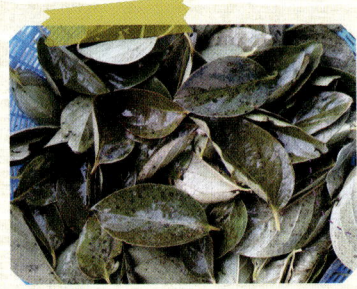

2 감잎을 씻어 소쿠리에 담아 물기를 뺀다.

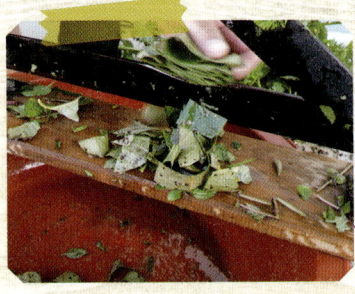

3 감잎을 5~8cm 정도 잘라 활성화가 잘 일어날 수 있도록 한다.

4

자른 감잎에 다른 산야초와 같이 원당을 혼합한다.

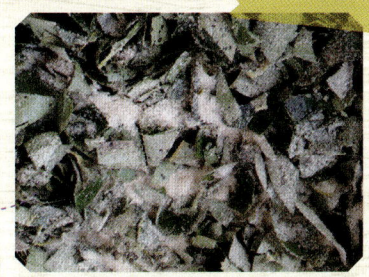

5

원당이 녹으며 감잎에 흡수되고 나면 숨 쉬는 항아리에 담아 위에 살짝 원당을 다시 뿌려준다.

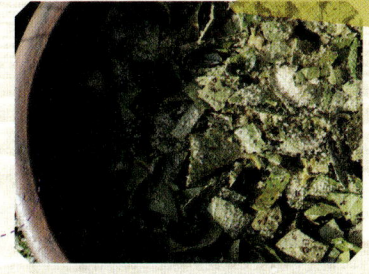

6

항아리 입구를 비닐로 덮고 고무줄로 잘 묶어 밀봉해야 한다. 감잎은 30~35일 정도면 완전히 발효가 끝나므로 그때 걸러야 한다.

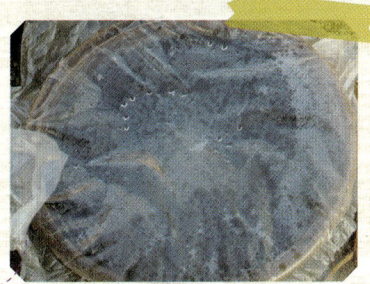

감 효소 참고사항

감을 지나치게 많이 먹으면 결석이나 변비를 유발할 수 있고, 철분의 흡수를 방해할 가능성이 있어 빈혈이 있거나 저혈압인 사람은 주의하는 것이 좋다. 위가 차거나 담(痰)이 많은 경우는 많이 먹지 않는 것이 좋다.

개똥쑥

**강력한 항암제이며, 간 재생, 스트레스 해소,
피로회복에 좋은 약초**

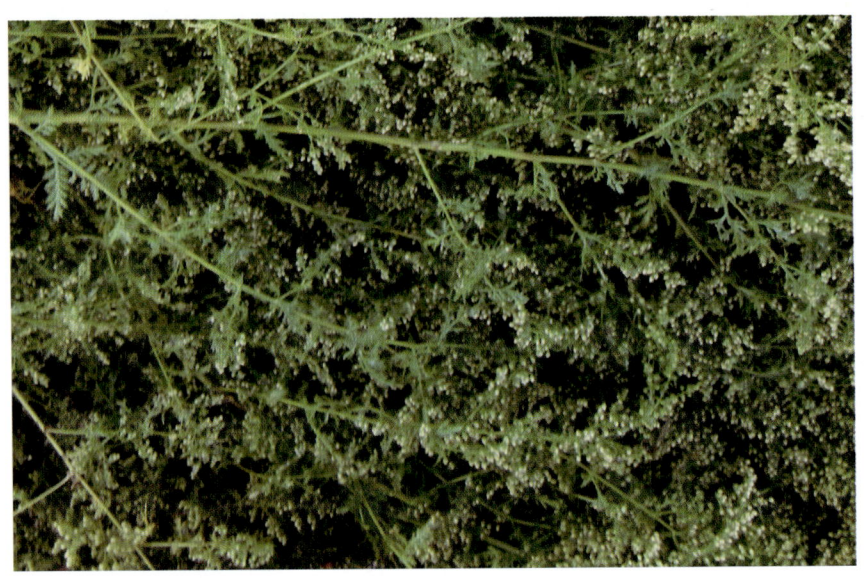

　국화과의 한해살이풀로서 잔잎쑥·개땅쑥이라고도 한다. 길가나 빈터, 강가에서 더러 자라기도 하지만, 지금은 자생은 거의 멸종되다시피 했으며 재배하는 것이 많다. 키는 80~150cm 정도 되며, 풀 전체에 털이 없고 특이한 냄새가 나서 싫어하는 사람도 있으나 대부분은 향을 좋아한다.

　줄기는 녹색으로 가지가 많이 갈라진다. 잎은 어긋나고, 2~3회 가늘게 깃꼴로 깊게 갈라진다. 잎 가운데가 빗살모양으로 되어 있고 위쪽 잎이 작다. 꽃은 6~9월에 녹황색으로 피며, 작은 두상화가 이삭처럼 달려서 전체가 원추꽃차례를 이루어 꽃핀 모습이 아름답다. 가을이면 열매가 땅에 떨어져, 늦가을에 개똥쑥 아래를 보면 빽빽이 새싹이 나 있다. 양지바른 곳에서는 이 싹이 월동하여 봄에 바로 왕성하게 크기도 하지만, 혹독한 추위를 견디지 못하고 얼어서 죽는 개똥쑥이 대부분이다.

비슷한 것으로는 인진쑥이 있다. 처음에 형태나 모습을 잘 모르는 사람들이 인진쑥을 개똥쑥이라고 해서 많이 판매했다. 인진쑥에 비해 개똥쑥은 잎이 가늘고 부드러우니 잘 구분해야 한다.

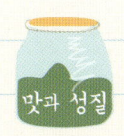
맛은 맵고 쓰며 성질은 차갑고 독이 없다.

어린잎을 달여 먹거나 효소를 담가 건강식으로 먹을 때는 5~6월에 채취하는 것이 좋고, 약으로 쓰려면 7~8월에 꽃이 피려고 영양분을 다 끌어올렸을 때가 가장 약성이 좋아 이때 채취를 해서 발효시켜야 한다. 개똥쑥에 독이 있다고 하는 사람도 있지만, 발효를 시키면 완전히 법제가 되기 때문에 독성이 사라진다.

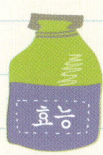
개똥쑥 하면 우선 항암제가 떠오른다. 다른 약초에 비해 무려 1,200배가 들어 있다니 얼마나 대단한가. 그런데 그렇게 방송마다 경쟁하듯이 극찬을 하더니, 어느 날부턴가 개똥쑥에 독이 있어 먹으면 안 되는 식품이고 인체에 치명적이라고 보도했다. 개똥쑥을 먹고 좋아진 사례자들의 사진까지 보여주며 자세하게 설명하여 일반인도 누구나 인식하게 되었을 때 극약처럼 매도해, 지금은 개똥쑥의 인기가 시들해졌다.

그러나 개똥쑥은 철과 함께 아르테미신이라는 성분을 함께 흡수하게 함으로써 암세포를 죽인다고 알려져 있다.

또한 개똥쑥은 간에 좋고, 숙취해소에도 뛰어나며, 누적된 스트레스와 피로회복에 큰 효능이 있다고 한다. 그 밖에 피부미용에도 좋으며, 면역력을 길러주어 몸에 병균이 침범하더라도 감기에 걸리지 않는다.

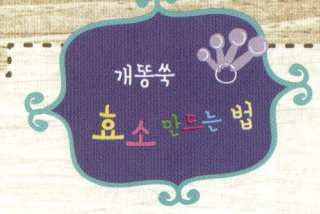

개똥쑥 효소 만드는 법

　개똥쑥은 약성도 좋지만 향이 좋아 방향제로 사용하는 사람도 있다. 꽃필 때 가장 향기가 좋아 그때 채취하는 것이 바람직하다.

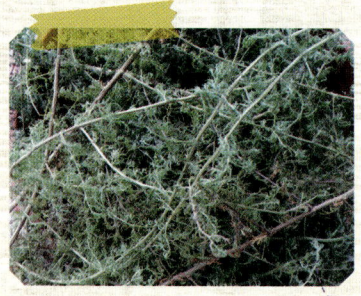

1 개똥쑥의 윗줄기와 잎만 채취한다. 뿌리와 아랫부분 및 옆으로 뻗은 몇 가닥의 줄기를 남겨두면 가을에 다시 채취할 수 있다.

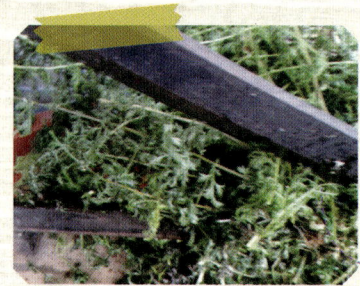

2 채취한 개똥쑥을 5~8cm 정도 되게 잘라 발효가 골고루 일어나게 한다.

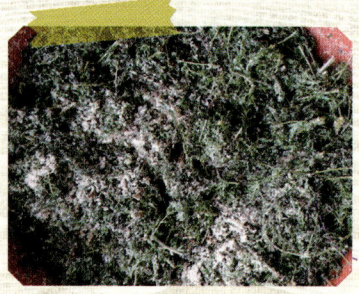

3 잘게 자른 개똥쑥과 원당을 원당 30% : 개똥쑥 70%의 비율로 혼합한다.

4

3시간 정도 지나면 원당이 모두 녹아 보이지 않게 된다.

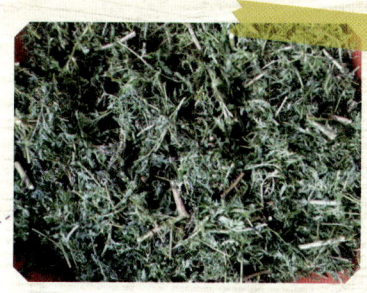

5

잘 혼합된 개똥쑥을 숨쉬는 항아리에 담는다. 위에 부족한 10%의 원당을 뿌려준다.

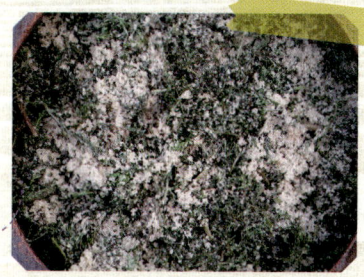

6

개똥쑥을 담은 항아리 입구를 비닐로 밀봉한다.

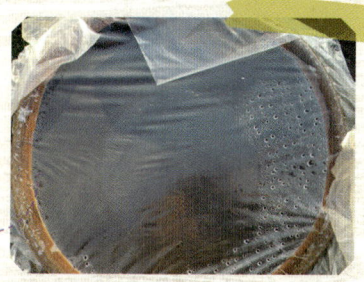

7

개똥쑥은 보통 30~35일 정도 되면 발효가 끝나므로 30일 전후가 거르는 데 가장 적기이다.

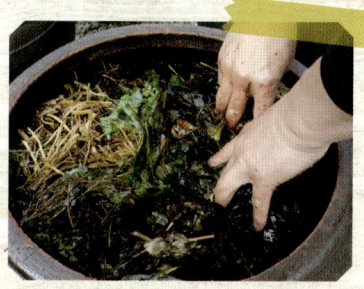

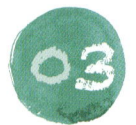

개망초

해열·해독 및 소화불량·장염·설사에 효과적인 약초

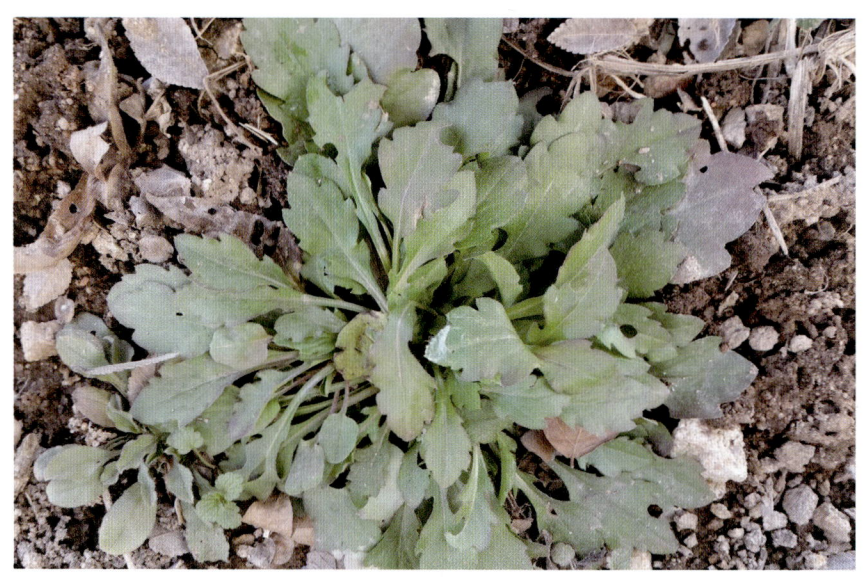

    개망초는 원래 북아메리카가 원산지인 귀화식물인데, 전국 각지 공터나 풀밭이나 길가에서 흔히 볼 수 있는 풀이 되었다. 두해살이풀로 근생엽根生葉의 상태로 겨울을 나고 이듬해 초여름에 꽃을 피운 다음 말라 죽는다.

    줄기는 꼿꼿하게 서서 50~60cm 안팎의 크기로 자라며, 위쪽에서 가지를 치고 온몸에 잔털이 있다. 5~6월까지 지름 2cm 정도 되는 작은 흰 꽃이 가지 끝에 뭉쳐 피며, 꽃의 중심부는 노란빛이다. 그래서 유치원 아이들에게 물으면 한결같이 계란꽃이라고 대답한다.

    어린잎은 연하고 부드럽기 때문에 초여름까지 새순을 뜯어 살짝 데쳐서 나물로 먹거나 국을 끓여먹기도 한다.

개망초 튀김도 바삭거리며 맛이 좋지만 부각이 술안주에도 좋고 인기 메뉴이다.

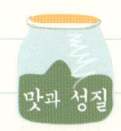 아무 맛이 없이 싱거우며, 성질은 평하고 독이 없는 식물이다.

 국이나 나물로 먹으려면 월동이 끝난 이른 봄에 채취해서 먹어야 하며, 효소를 담그려면 꽃대가 위로 올라오며 잎의 기운이 왕성한 4월이 가장 좋다.

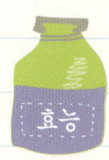 개망초는 잡초라 여겨 뽑아내기 일쑤고 연일 제초제를 퍼부어 대는 흔한 풀이지만, 약성은 대단하다. 오한이 나며 몸에 열이 날 때 해열제보다 더 빨리 열을 내리고, 해독작용을 한다. 그 외에 소화불량, 장염이나 설사에도 효과가 있으며, 말라리아 치료제로도 쓰인다.

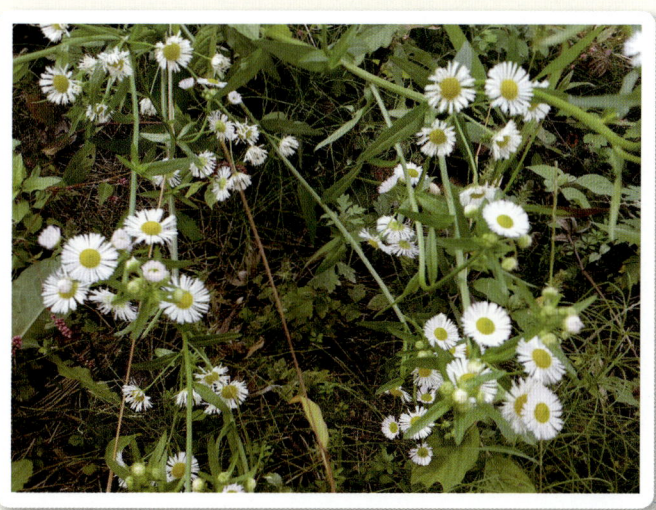

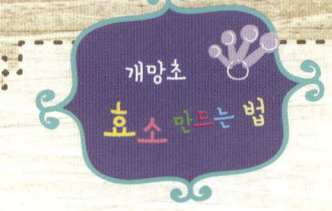

개망초 효소 만드는 법

개망초는 꽃이 피면 수분이 모두 영양소로 소비된다. 따라서 수분이 남아 있을 때인 여름이 다가가기 전에 채취해서 효소를 담근다.

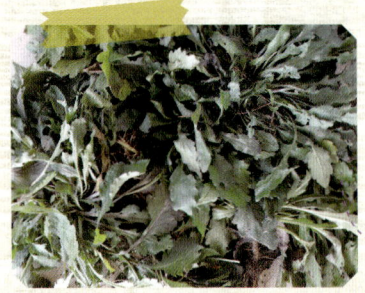

1 개망초는 어린것을 골라 꽃이 피기 전에 채취한다.

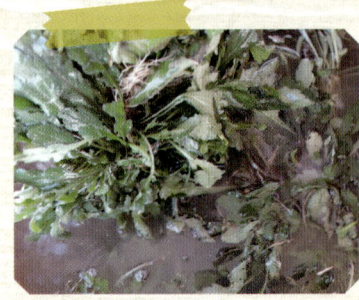

2 뿌리에 묻은 흙은 잘 털어지지 않으므로 여러 번 흐르는 물에 세척해야 한다.

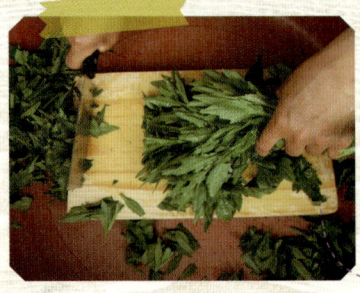

3 세척된 개망초는 소쿠리에 담아 30분간 물기를 빼고, 5~8cm 정도의 크기로 자른다.

4

자른 개망초와 원당을 혼합한다.

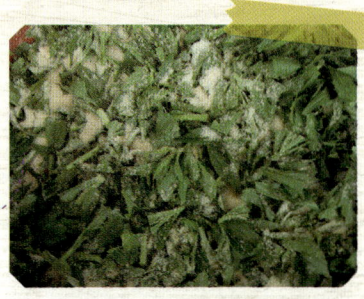

5

2~3시간이 지난 뒤 숨쉬는 항아리에 잘 다독여 담는다.

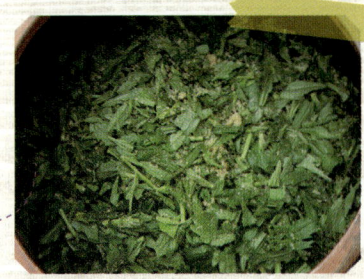

6

항아리에 원당과 버무린 개망초를 넣고 비닐을 덮어 고무줄로 잘 묶는다.

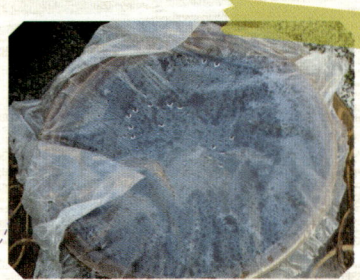

7

5일 후부터 항아리 밑바닥에 있는 개망초와 위에 있는 개망초를 뒤섞어주어야 한다. 이른 봄에 담갔다면 25~30일 정도, 한여름에 담갔다면 20일이면 완전히 발효가 끝난다.

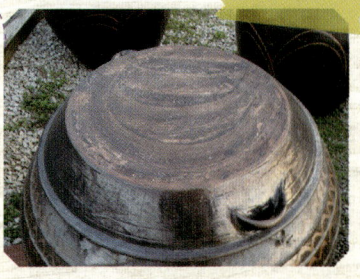

결명자

간에 쌓인 열을 내려 피로회복 및 안구 피로회복에 효과

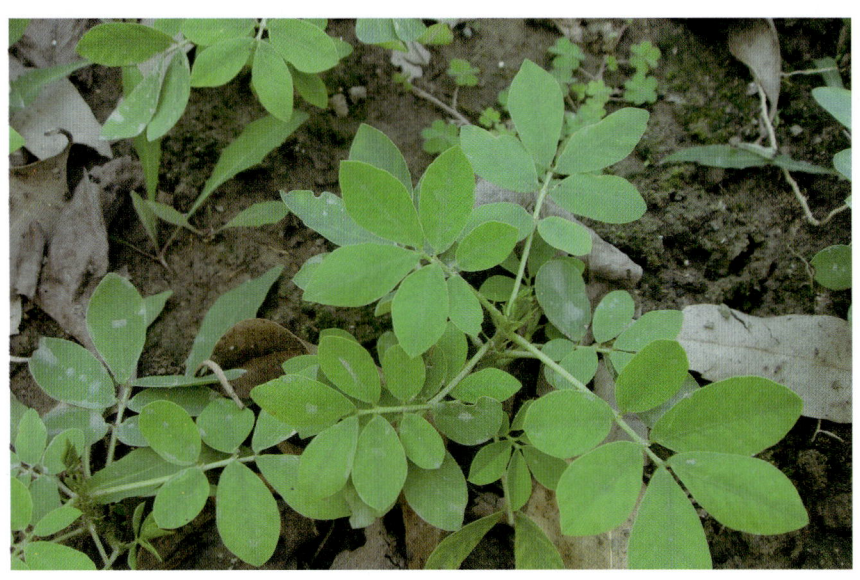

 북아메리카가 원산지이며 콩과에 속하는 한해살이풀 결명차의 종자를 결명자라 한다. 결명자는 키가 1~1.5m 정도 되는데, 가지의 윗부분으로 잔가지가 왕성하게 자라 한 포기가 한 아름이나 되는 것도 있다. 7~8월에 잎의 겨드랑이에서 작고 노란 꽃이 피고, 꽃이 진 뒤에 약 10~13cm 정도 되는 활모양의 꼬투리가 열린다. 꼬투리 속에 윤기가 나는 종자가 한 줄로 들어 있는데, 이것을 결명자라고 한다.
 가을에 열매가 적당히 익으면 베어다가 바짝 말려 두드리면 씨앗이 꼬투리에서 잘 빠져나온다. 보리차처럼 끓이면 우러난 색이 불그스레하고 맛도 좋아 많은 가정에서 식수로 사용한다.
 손발이나 몸이 차가운 사람은 부작용이 있을 수 있는데, 그런 때는 생강과 함께 약간 검게 볶아서 끓여먹는 것이 좋다. 생강이 없으면 결명자만 볶아도 된다.

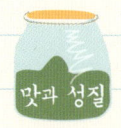
맛은 달고 약간 쓰며, 성질은 서늘하고 독이 없다.

차로 끓여먹으려면 10월에 열매가 모두 익었을 때 채취해야 하고, 효소를 담그려면 6~7월경 잎의 세력이 왕성하고 꽃이 필 무렵이 좋다.

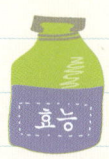
결명자란 '눈을 밝게 해주는 씨앗'이란 뜻으로, 특이한 냄새와 맛이 있다. 간에 열이 있어 눈이 충혈되고 붓는 증상에 좋다. 간의 열을 없애는 결명자는 간에 직·간접으로 연결된 눈병에 많이 사용한다. 또한 열이 대장에 쌓여 생기는 변비에 효과가 있으며, 몸에 열이 많아 혈압이 높을 때나 동맥경화 예방에 좋다.

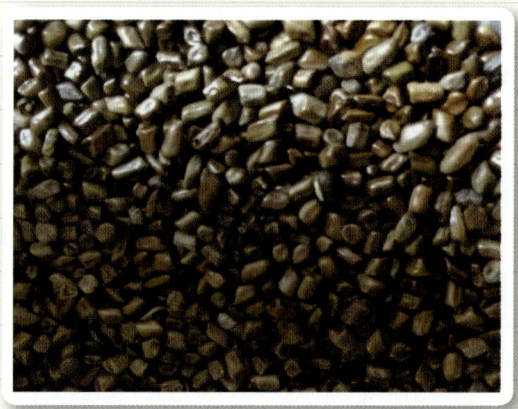

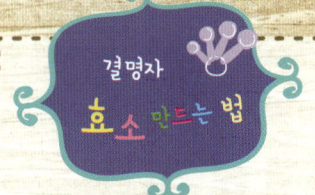
결명자 효소 만드는 법

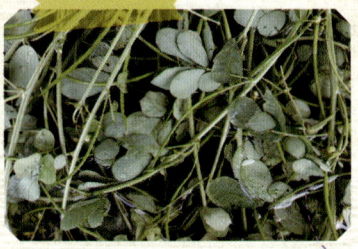

1 결명자를 줄기만 채취해서 흐르는 물에 씻는다.

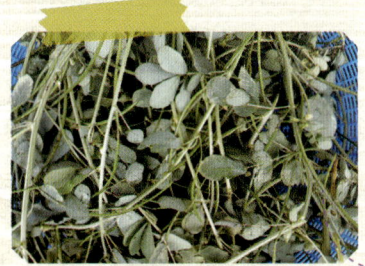

2 물기를 빼기 위해 소쿠리에 담아 1시간 정도 기다린다.

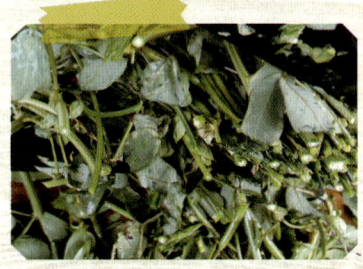

3 발효가 잘 일어날 수 있도록 줄기와 잎을 5~8cm 정도로 자른다.

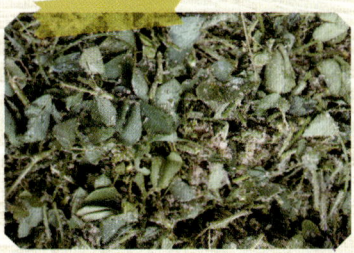

4 결명자를 원당과 버무린다. 2시간 정도 시간이 흐르면 원당이 녹으며 결명자 줄기와 잎에 흡수된다.

5

원당이 결명자에 흡수되어 보이지 않게 되면 숨쉬는 항아리에 담는다.

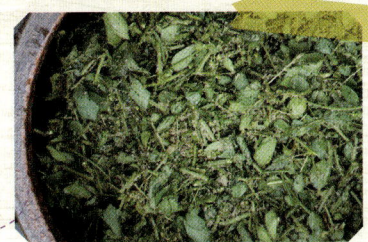

6

초파리나 벌레가 들어가지 못하도록 비닐로 잘 밀봉해야 한다.

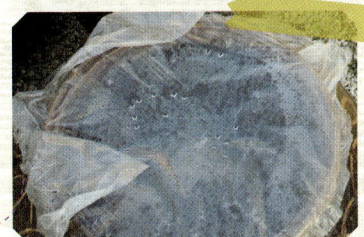

7

결명자는 5일 후부터 뒤집어주어야 한다. 결명자는 보통 26~30일 정도면 발효가 끝나므로 30일 전후가 거르는 데 가장 적기이다.

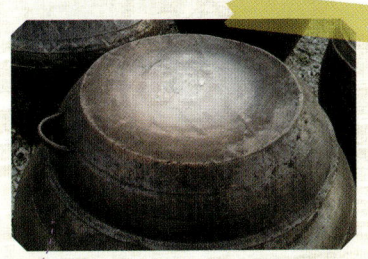

8

옆의 사진은 다 발효된 결명자의 원액인데, 효소의 맛도 좋지만 색깔도 아름답다.

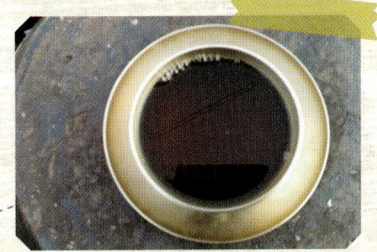

결명자 효소 참고사항

몸이 차가운 소음인에게는 독이 될 수도 있는 식품이다. 저혈압 환자는 음용을 금하고, 마자인(삼씨)과 함께 쓰면 안 된다.

 # 까마중

위암 · 폐암 · 직장암 · 자궁암 · 난소암 등 각종 암 치료제

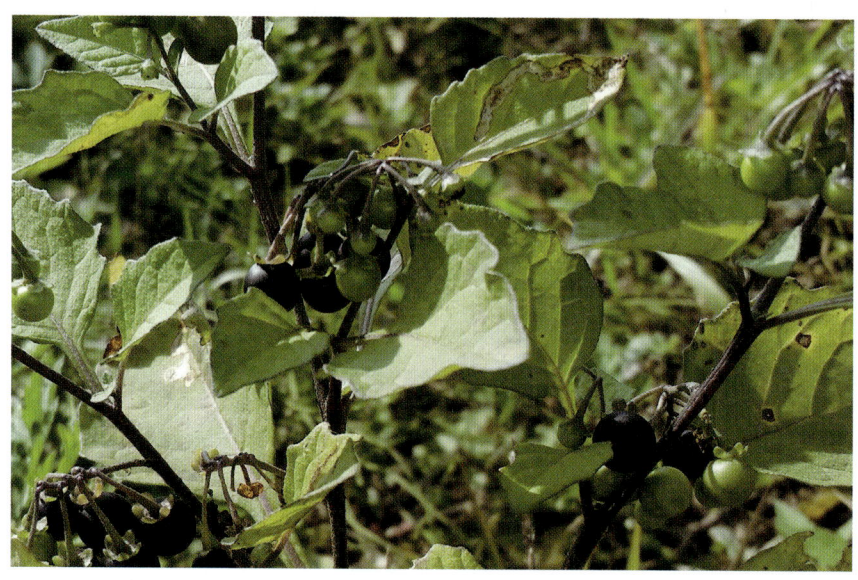

 까마중은 가지과에 딸린 한해살이풀이다. 잎은 타원꼴로 어긋나게 붙으며 무딘 톱니가 물결치듯 배열되어 있다. 키는 30~100cm까지 자라며, 5~9월까지 조그맣고 하얀 꽃 3~8송이가 뭉쳐서 피고 10~11월에 콩알만한 열매가 까맣게 익는다. 열매가 떫으면서도 단맛이 있다. 익지 않은 것을 먹으면 배가 아프고 설사를 유발하니 주의해야 한다.
 까마중은 까맣게 익은 열매가 중의 머리를 닮았다고 해서 붙여진 이름이며, 정식 명칭은 용규龍葵이다. 용규의 열매 말린 것을 용규자라고 하는데, 한방에서 많이 쓰인다.

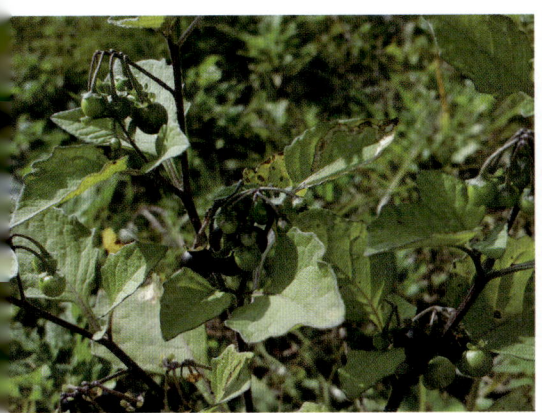
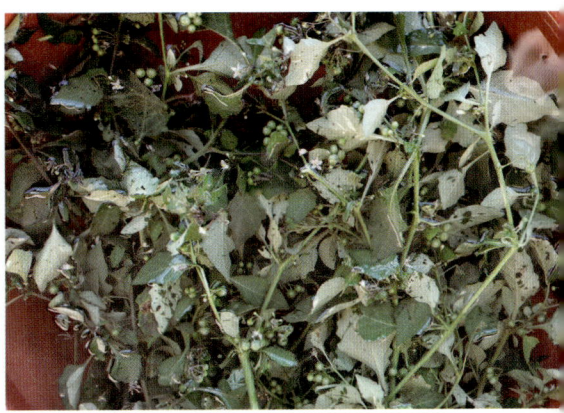

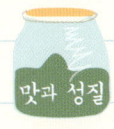
맛은 쓰고 성질은 차가우며 독이 조금 있다.

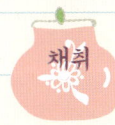
꽃이 필 무렵이 가장 좋은 약성을 내므로 7~8월에 채취해서 효소를 담그는 것이 좋다.

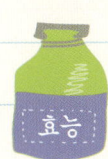
까마중은 각종 암을 비롯하여, 상처·치질·종기·습진·가래·설사·신장결석·두통·관절염·통풍 등에 효과가 좋은 민간약이지만, 독성이 강하여 반드시 전문가와 상의한 다음에 써야 한다.
한방에서는 여름에서 가을에 걸쳐 풀 전체를 캐서 말린 것을 만성 기관지염·신장염·황달·종기·암 등에 처방한다. 민간에서는 생풀을 짓찧어 상처난 곳에 붙이거나, 달여서 환부를 닦아낸다.
까마중은 민간에서 암 치료약으로 흔히 쓰는데, 위암·폐암·직장암 등에 잘 알려진 처방으로는 까마중 말린 것 30g에 뱀딸기 말린 것 15g을 물 1ℓ에 넣고 반으로 줄면 하루 세 번 나누어 마신다. 또 까마중 30g, 속썩은풀 60g, 지치 15g을 달여서 먹으면 난소암·자궁암 등에 좋다고 알려져 있다.

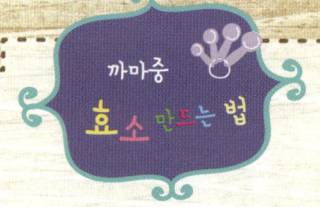

까마중 효소 만드는 법

까마중이 좋다고 하지만 익지 않은 파란 열매에는 독이 있으니 주의해서 사용해야 한다.

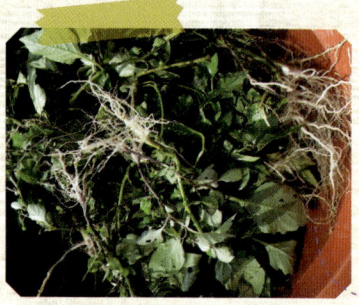

1 까마중의 어린순을 뿌리까지 채취한다. 뿌리에 이물질이 남아 있지 않도록 여러 번 씻어야 한다.

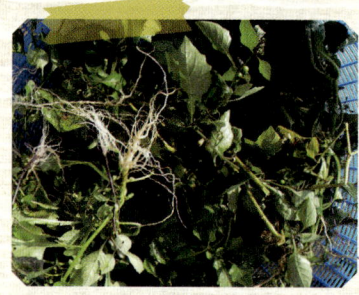

2 깨끗이 씻은 까마중의 물기를 빼기 위해 소쿠리에 담아 2시간 정도 둔다.

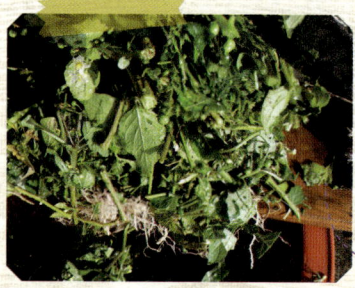

3 발효가 잘되도록 5~8cm 정도의 크기로 잘라준다.

4

까마중과 원당을 버무린 후 2시간 정도 있어야 한다. 원당과 까마중은 원당 40% : 까마중 60%의 비율로 혼합한다.

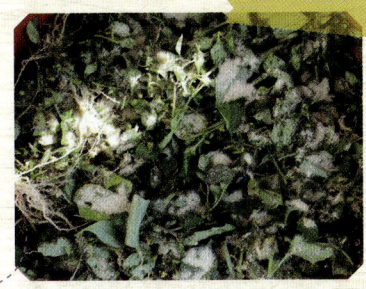

5

원당이 녹아 잘 혼합된 까마중을 숨쉬는 항아리에 담는다.

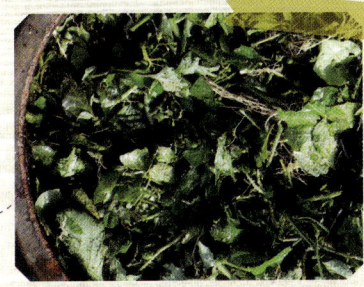

6

초파리나 벌레가 들어가지 못하도록 항아리 입구를 비닐로 잘 밀봉해야 한다.

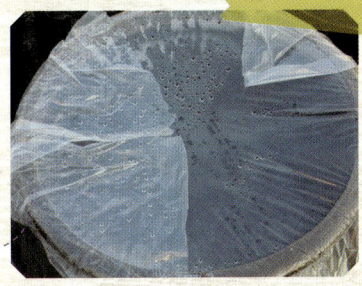

7

5일 후부터 뒤집어주어야 한다. 까마중은 보통 26~30일 정도면 발효가 끝나므로 30일 전후가 거르기에 가장 적기이다. 한여름에는 30일 이전에 걸러야 한다.

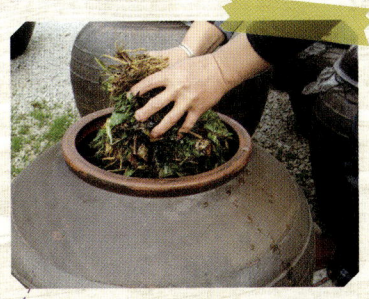

꼭두서니

신장·요로·방광의 결석에 효과적이고,
지혈 및 자양강장 작용

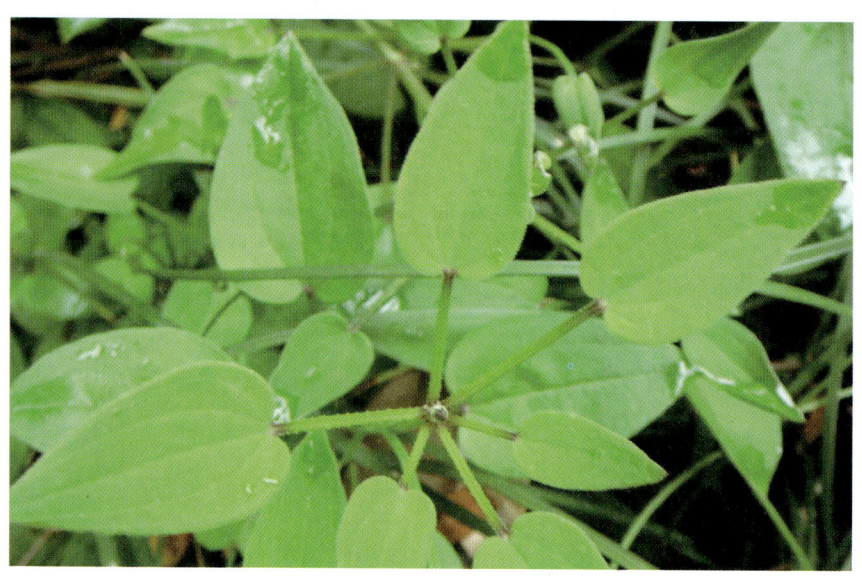

 꼭두서니과의 여러해살이 덩굴식물로 우리나라 각처에서 자란다. 담장을 타고 오르거나 밭둑 주위의 큰 나무를 타고 오르며, 오래 묵은 꼭두서니는 밑에서 잔가지가 많이 나와 반경 5m 정도를 무더기로 점령하기도 한다.
 키는 약 1~3m 정도이고, 잎은 심장형으로 줄기를 따라 4개씩 돌아가며 달리고 가장자리에는 잔가시가 많이 붙어 있다. 꽃은 7~9월에 연한 황색으로 피고 원줄기 끝에 작은 꽃들이 많이 달린다. 10월경 둥글고 검은 열매가 익는다.
 줄기에는 작은 가시들이 많이 달려 있어 잘 달라붙는 습성이 있으며, 예전부터 쪽과 함께 염료식물로 많이 이용되어 왔다. 지금도 귀한 천연

염료에는 꼭두서니 뿌리가 꼭 들어가야 한다.

꼭두서니 뿌리를 채취해서 약으로 사용하는데, 붉을수록 약성이 뛰어나다.

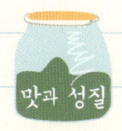
맛은 달고 성질은 차며 독이 없다.

염료로 사용하거나 약으로 쓰려면 늦가을인 11월에 채취해야 하고, 효소를 담그려면 잎과 뿌리를 같이 써야 하니 세력이 가장 왕성한 7~8월에 채취한다.

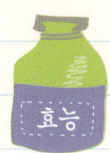
평소 소변을 오랫동안 참는 사람이나 다양한 식습관으로 인해서 생기는 요로결석·신장결석·방광결석 등을 녹여서 배출하기도 하고, 소변이나 대변으로 빠지게 하는 효과가 있다. 꼭두서니를 자주 먹으면 뿌리에 함유되어 있는 타베이트린산 성분이 인산칼슘·인산마그네슘을 용해시켜 결석이 생기지 않게 한다.

꼭두서니는 혈액이 응고되는 시간을 단축해서 지혈작용이 강하다. 코피가 멈추지 않고 혈변이나 토혈 등이 있을 때 활용하면 매우 효과적이다.

또한 자양강장 작용을 하는데, 오래 먹으면 뼈의 색이 붉게 변한다. 꼭두서니를 한 달간 먹이면 닭의 뼈가 붉게 변한다. 이 닭을 황기와 인삼을 넣어 푹 고아 먹으면 강장과 강정의 효과가 있다.

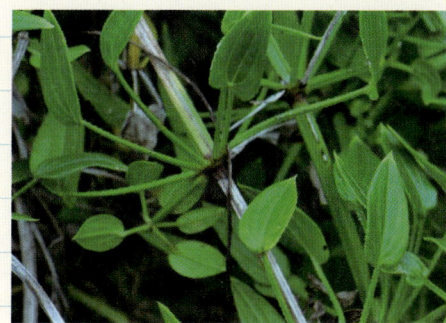

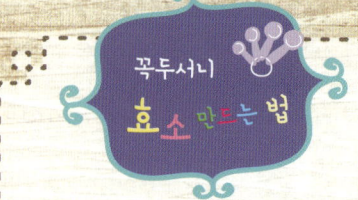

꼭두서니 효소 만드는 법

꼭두서니는 약간의 독성이 있는 잔가시가 있어 살갗에 닿지 않게 조심해서 채취해야 한다.

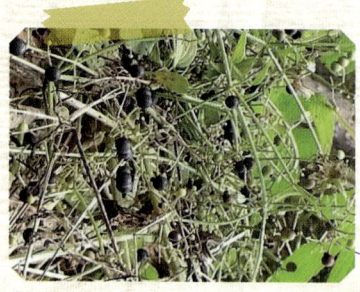

1 장갑을 끼고 꼭두서니를 조심스럽게 채취해서 흐르는 물에 씻어 물기를 뺀다.

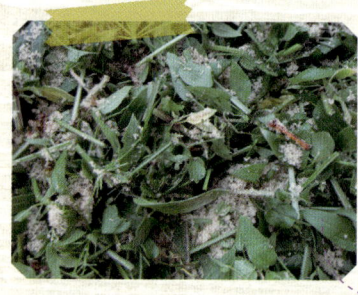

2 꼭두서니를 잘게 잘라 다른 산야초와 마찬가지로 원당과 혼합하여 1시간 정도 둔다. 원당이 녹으며 꼭두서니에 흡수된다.

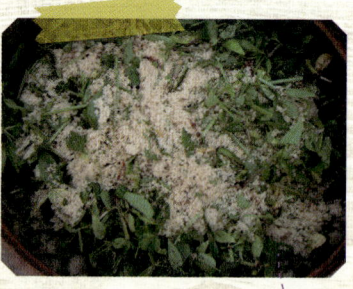

3 꼭두서니를 숨쉬는 항아리에 담고 5%의 시럽을 만들어 부어준다. 꼭두서니에는 수분이 있으나 뿌리 부분은 액이 나오지 않아 소량의 시럽을 넣어주어야 한다.

4
비닐로 항아리 입구를 잘 밀봉해야 한다.

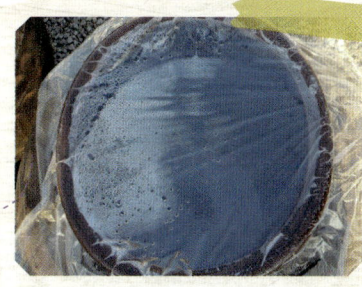

5
꼭두서니는 4일 후부터 뒤집어주어야 한다. 꼭두서니는 보통 22~25일 정도 되면 발효가 다 되므로 25일 안에 걸러야 한다.

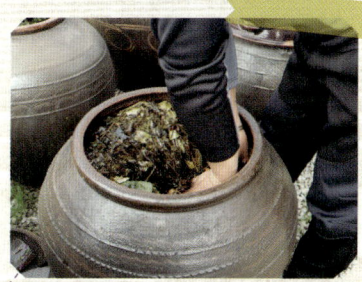

6
효소를 걸러 액만 따로 항아리에 보관해야 하는데, 맛을 보아 약간 시큼하면 내용량의 1% 정도 되는 원당을 위에 살짝 뿌려주어야 한다. 하지만 이미 시큼해져서 초산발효가 되고 있다면, 10%의 원당을 넣고 저어주어야 한다.

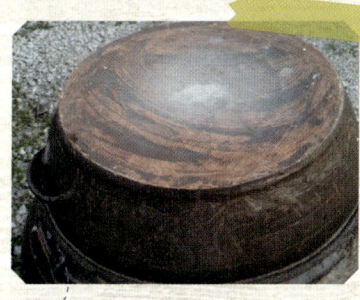

7
옆의 사진은 다 발효된 꼭두서니 원액인데, 한약 맛이 난다. 붉은 뿌리 때문인지 검은색에 가깝다.

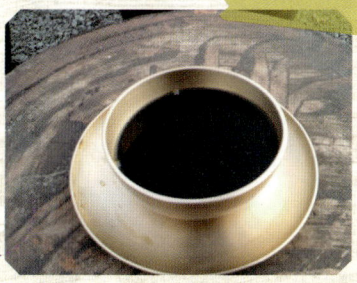

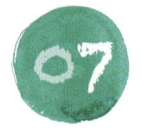 # 녹차

다이어트 및 활성산소 제거, 피를 맑게 하여 혈액질환 예방

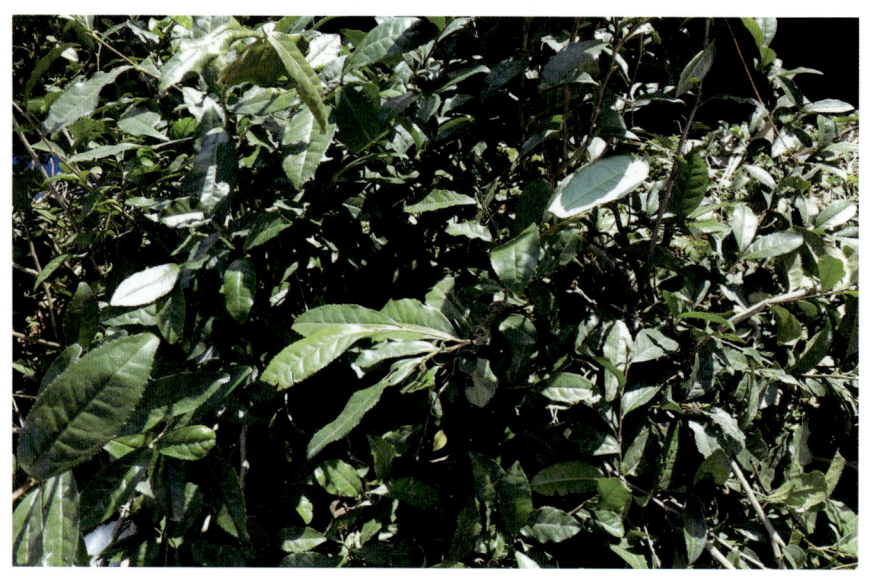

녹차는 발효시키지 않은 차나무과의 차나무 잎을 사용해서 만든 차를 가리킨다. 차나무의 원산지는 티베트와 중국 쓰촨성 경계 산악지대이며, 키는 4~8m이다. 한해살이 가지는 갈색이고 잔털이 있으며, 두해살이 가지는 회갈색으로 잔털이 없다. 꽃은 양성으로 10~12월까지 피고 흰색으로 잎겨드랑이나 가지의 끝부분에 달린다. 열매는 11~12월에 다갈색으로 익으며 둥근 모양에 모가 났다.

녹차를 처음으로 생산하기 시작한 곳은 중국과 인도이다. 그후 일본, 수마트라 등 아시아 각 지역으로 전파되었으며, 오늘날에는 중국에 이어 일본이 녹차 생산국으로 자리잡고 있다.

차는 제조과정에서의 발효 여부에 따라 녹차·홍차·우롱차로 나누며, 어떤 차든 차나무의 잎을 원료로 한다. 새로 돋은 가지에서 딴 어린 잎을 차 제조용으로 사용하며, 대개 5월·7월·8월 세 차례에 걸쳐 잎을 따는데, 5월에 딴 것이 가장 좋은 차가 된다. 예전에는 차잎을 가마솥에 덖어 멍석에다 손으로 비벼 말리기를 7~11번까지 하기도 했다.

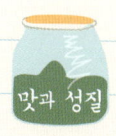
맛은 쓰며 성질은 차고 독이 없다.

4~5월에 처음 찻잎을 채취하여 발효차로 사용하거나 덖어서 녹차나 홍차나 우롱차로 만들고, 6월에 다시 위로 올라온 차나무의 잔가지를 잘라주며 잎과 함께 효소를 담근다.

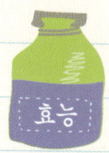
녹차는 지방을 분해하고 지방이 쌓이는 것을 방지하기 때문에 다이어트에 많은 도움이 된다. 살을 빼기 위해 고강도의 운동을 하게 되면 체내에 활성산소가 축적되면서 세포는 산화적 스트레스 상태에 놓인다. 이때 녹차를 섭취하면 체내의 항산화 시스템이 활성화되어 활성산소를 제거하는 효과가 있고, 노화를 막아주기 때문에 탄력있는 피부를 만드는 데 많은 도움이 된다.
또 녹차는 피를 맑게 하고 혈액순환을 좋게 하기 때문에, 혈관질환을 예방하고 개선하는 효과가 있다.

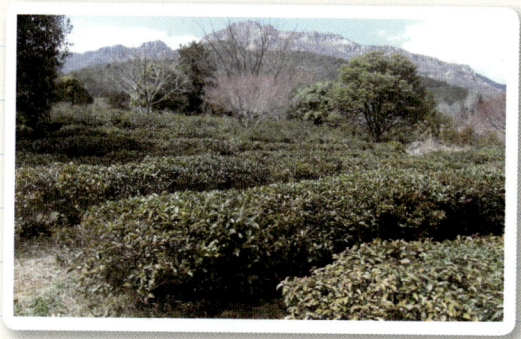

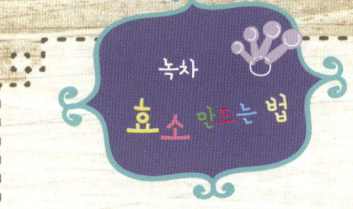

녹차 효소 만드는 법

녹차의 어린잎은 효소를 담그게 되면 바로 물러지므로, 약간 성장했을 때 웃순을 잘라 발효를 시킨다.

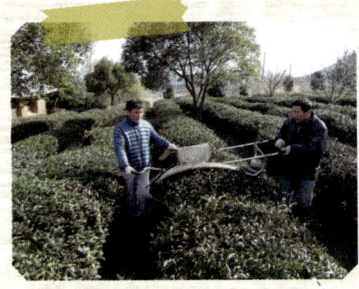

1

옆의 사진은 녹차의 웃순을 자르는 모습이다. 바람에 의해 보자기 속으로 녹차의 잘려진 순들이 들어가게 된다.

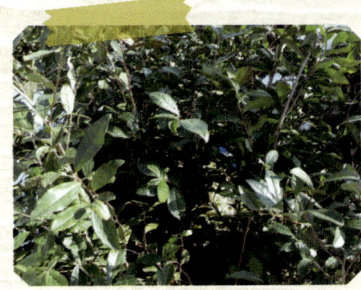

2

녹차의 큰 순을 다시 자른다.

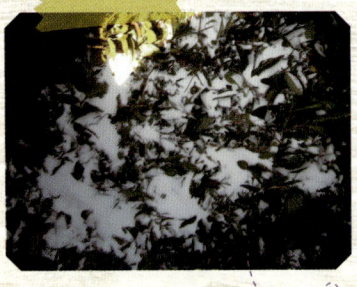

3

녹차와 원당을 혼합해, 원당이 녹으며 녹차에 흡수되도록 유도한다. 녹차는 수분이 없어서 오랜 시간을 두어도 원당과 잘 혼합되지 않는다.

4

녹차 효소를 담글 때는 시럽을 꼭 부어주어야 한다. 그러지 않으면 삼투압작용이 안 일어나, 전체적으로 곰팡이가 피어 검은색으로 변한다. 시럽은 재료의 10% 정도를 녹여서 붓는다.

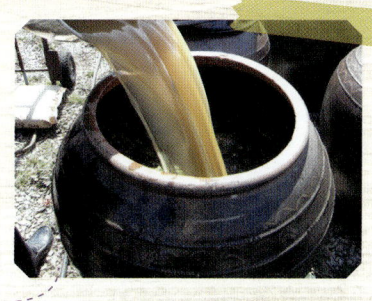

5

항아리 맨 위에 원당을 살짝 덮어주고 비닐로 잘 막는다. 녹차는 10일 후부터 뒤집어주어야 한다. 녹차는 보통 40~50일 정도면 발효가 다 되므로, 50일 전후가 거르는 데 가장 적기이다.

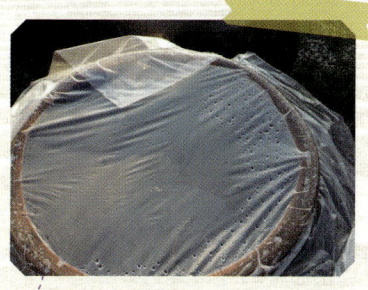

6

옆의 사진은 다 발효된 녹차 원액이다. 향도 좋고 맛도 있지만 색깔도 아름답다.

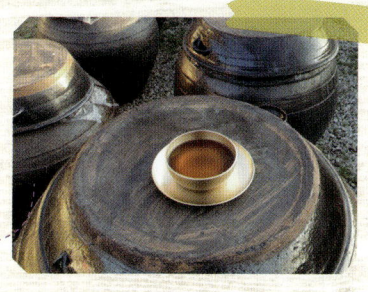

녹차 효소 참고사항

녹차 안에는 카페인 성분이 들어 있다. 따라서 카페인에 예민한 사람은 피하고, 손발이나 몸이 차가운 사람은 볶은 차를 소량 복용하는 등 주의해야 한다. 그러나 효소는 법제가 완벽하게 이루어져 누가 먹어도 부작용이 없다.

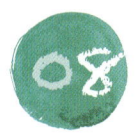
들깻잎

식탁 위의 명약, 위암 예방에 좋은 채소

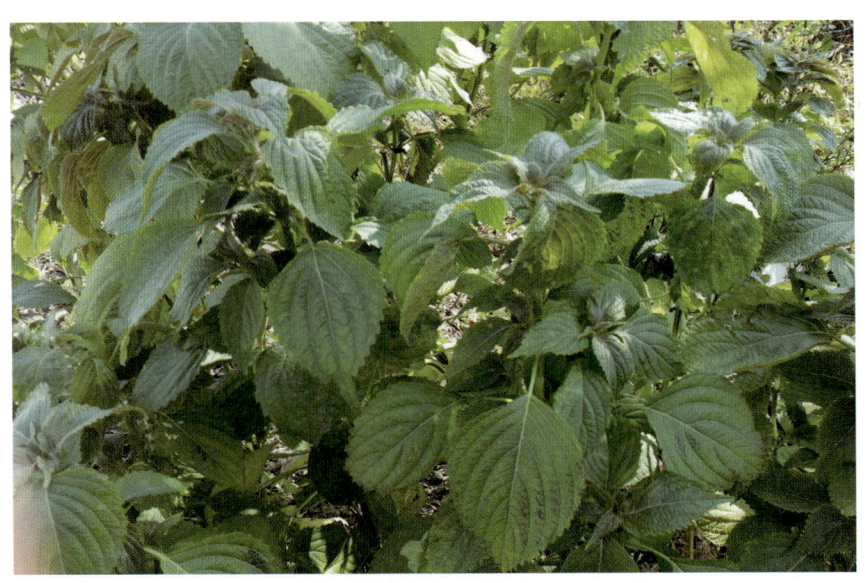

    들깨는 꿀풀과에 속하는 한해살이풀로 원산지는 인도와 중국으로 추정된다. 우리나라에서는 옛날부터 전국적으로 재배된 것으로 보인다. 들깨는 기름을 짜내기 위하여 재배되는 작물인데, 생육하는 동안에 잎을 수확하여 식용으로 하는 것이 바로 깻잎이다.

    3~5월 사이에 파종하여 7~8월에 꽃이 피고, 키는 60~100cm이다. 줄기는 네모지고 곧게 서며, 열매는 9~10월에 갈색으로 영글어 열매집을 터뜨리며 번식한다. 근래에는 비닐하우스에서 재배하여 겨울에도 식탁에서 볼 수 있는 식품이다.

    깻잎은 철분이 시금치의 2배 이상 들어 있고, 칼슘 등의 무기질과 비타민 A 및 비타민 C가 풍부하게 함유되어 있는 등 영양가가 높다. 특히 육류의 누린내와 생선의 비린내를 없애기 위하여 쌈으로 많이 먹기 때문에 상추와 함께 쌈의 대명사로 불리며, 독특한 향이 입맛을 돋우어 깻잎김치를 담가 먹기도 한다.

깻잎은 환경오염이 심해지면 반점이 생긴다고 한다. 탄광에서 카나리아를 이용해서 탄산가스가 있나 없나 확인하는 것처럼 깻잎은 환경오염의 정도에 민감하게 반응하는 식물이라고 한다.

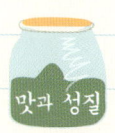
약간 매운맛이 있으며 성질은 따뜻하고 독이 없다

들깨를 수확하려면 10월에 베어서 말려 멍석을 깔고 그 위에서 털어야 하지만, 잎으로 장아찌나 김치를 담그거나 쌈으로 먹거나 효소를 담그려면 기운이 왕성하고 약성이 좋은 8월에 채취해야 한다.

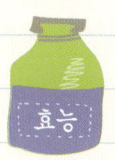
『본초강목』에서는 깻잎이 위장을 튼튼하게 해준다고 했고, 『동의보감』에도 속을 고르게 하는 효과가 있다고 쓰여 있다.
깻잎은 채소류 중 철분이 시금치보다도 많이 들어 있다. 또한 깻잎은 비타민 C도 다량 함유하고 있어 식탁 위의 명약이라고 할 정도로 훌륭한 식품이다.
또한 깻잎은 암 예방 효과가 가장 좋은 채소 중 하나로 알려져 있다. 실제로 위암 세포의 성장을 97% 억제하는 것으로 나타나, 위암 예방을 위해서는 깻잎을 꾸준히 먹는 것이 중요하다. 이때는 소금에 절이거나 장아찌보다는 생으로 먹는 것이 좋다. 절인 음식이 위암을 유발하는 중요 인자 중 하나이기 때문이다.

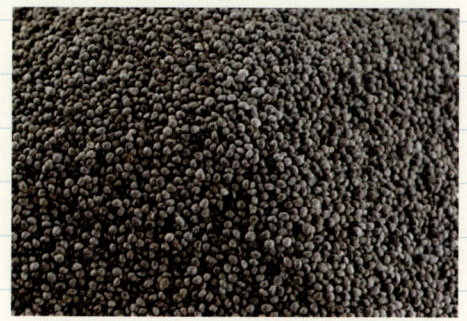

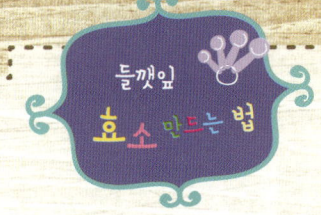

들깻잎 효소 만드는 법

들깻잎은 향도 좋지만 현대인에게 필요한 비타민이 풍부한 좋은 식품이다.

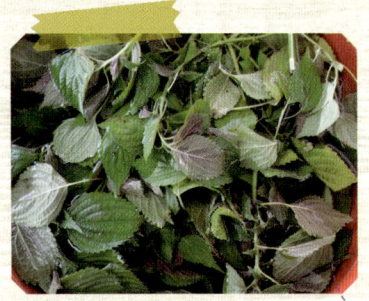

1 들깻잎꽃이 피기 전에 채취해야 수분이 있어 좋은 효소 원액을 얻을 수 있다. 줄기와 잎을 같이 채취해서 깨끗이 손질한다.

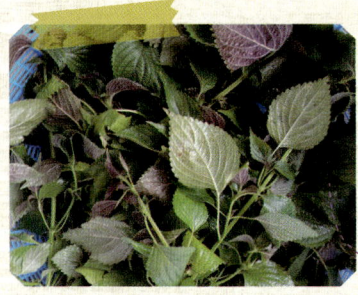

2 물기가 적당히 빠지도록 1시간 정도 소쿠리에 담아둔다.

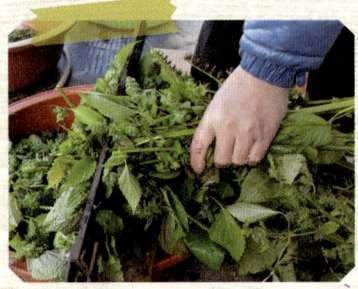

3 물기가 빠진 들깻잎은 활성화가 고루 일어날 수 있도록 5~8cm 정도의 크기로 자른다.

4

적당하게 자른 들깻잎을 원당과 버무린다. 들깻잎은 무르기 때문에 30분 정도만 있으면 된다.

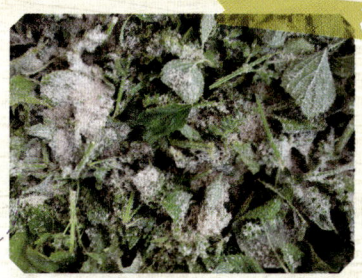

5

원당이 녹아 대체로 융화가 되면 숨쉬는 항아리에 고루 펴서 담는다. 들깻잎은 수분이 많으므로 시럽을 넣지 않는다.

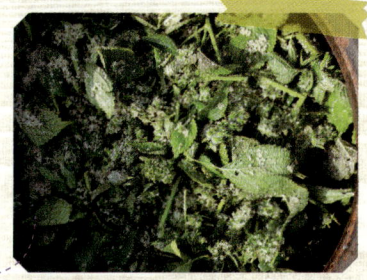

6

원당과 혼합된 들깻잎이 들어 있는 항아리 입구를 비닐로 막는다. 3일 후부터 뒤집어주어야 한다. 햇볕과 바람에 따라 다소 차이는 있으나, 들깻잎은 보통 15~22일 정도 되면 발효가 끝나므로 20일 전후가 거르는 데 가장 적기이다.

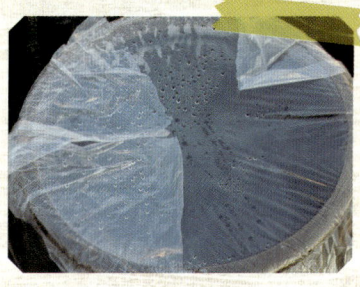

들깻잎 효소 참고사항

깻잎과 궁합이 맞지 않는 식품은 거의 없지만, 기름에 볶거나 튀겨 음식을 만들 때 당근과 오이 등과 같이 넣어 요리하는 것은 좋지 않다.

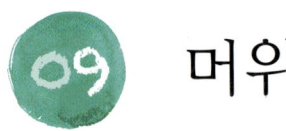 # 머위

폐기능 증진, 천식 완화, 골다공증 예방

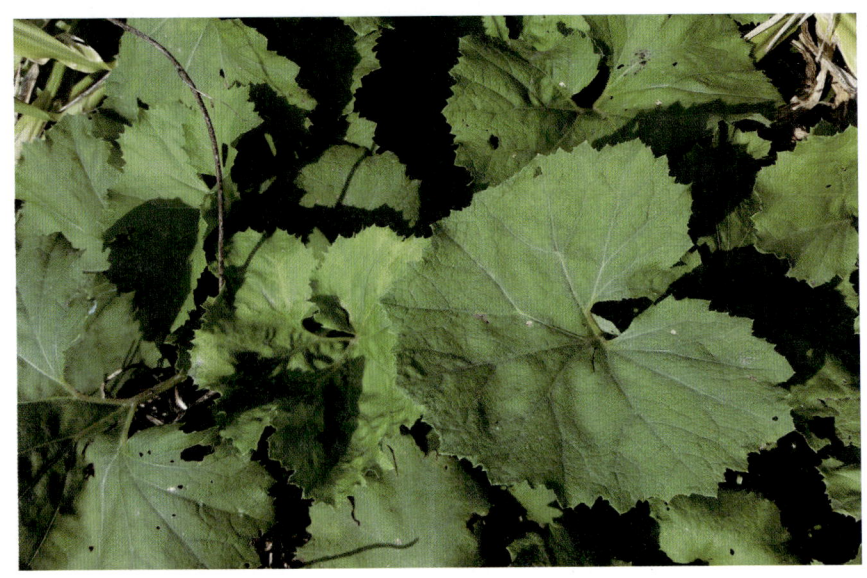

　머위의 원산지는 불분명하며, 오랜 역사를 가지고 있는 자생식물이다. 한국, 일본 등에 분포한다. 암꽃과 수꽃이 각기 다른 포기에서 피는 여러해살이풀로 다소 습기가 있는 산자락이나 밭둑에서 잘 자라고, 굵은 땅속줄기가 옆으로 뻗으며 끝에서 잎이 나와 번식한다.

　이른 봄인 2~3월 잎보다 먼저 꽃줄기가 자라고 꽃이삭은 커다란 포로 싸여 있다. 암꽃은 백색, 수꽃은 황백색이고 모두 관모冠毛가 있다. 잎은 둥근 모양으로 길이가 60cm나 되는 굵은 잎자루를 가지고 있다. 열매는 수과瘦果로 원통형이며 약용으로 쓴다.

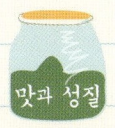
맛은 맵고 쓰며, 성질은 따뜻하고 독이 없다.

머위로 장아찌를 담글 때는 3월, 머위대의 껍질을 벗겨 김치를 담그거나 들깨탕을 해서 먹을 때는 한여름인 7~8월에 채취해야 한다. 효소를 담글 때도 마찬가지로 약성이 한껏 올라온 여름에 채취한다.

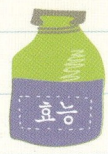
머위는 폐기능을 증진하여 폐에 생기는 폐결핵·폐기종 등의 질병을 예방하거나 치료하는 데 효과가 있다. 머위를 달여 꾸준히 마시면, 천식 증상이 완화되고 기침이 멎고 가래가 삭는다고 한다. 또한 머위의 뿌리를 생으로 달이거나 말려서 달여 복용하면 편두통에 좋다.

그 밖에 머위는 칼슘을 비롯해 비타민 A 및 비타민 B 성분이 풍부해서 골다공증을 예방하거나 증상을 완화시키며, 섬유소가 풍부하여 변비 해소에 좋고 숙변에도 효과적이다.

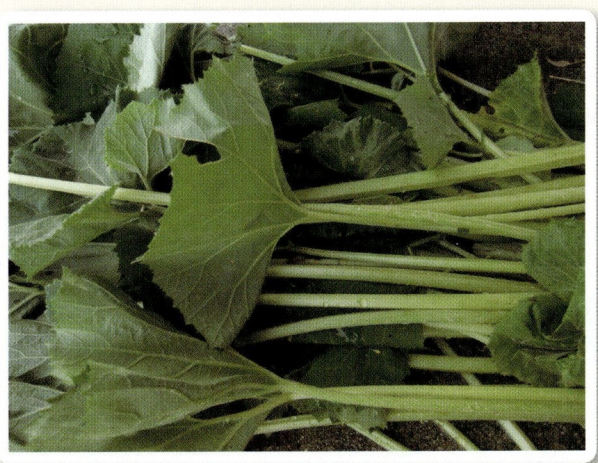

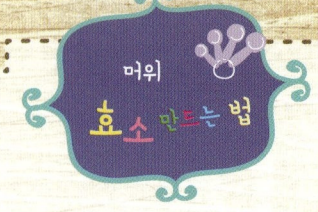

머위 효소 만드는 법

머위는 효소를 거른 뒤 장아찌를 담그게 되면 참으로 독특하고 특별한 맛을 경험하게 된다. 약간의 쓴맛과 향기로움이 밥을 거부하는 아이들과 기력없는 어른들의 입맛을 당기게 하는 마력이 있다. 머위가 너무 어리면 수분이 적게 나오므로, 한여름에 기운이 왕성하고 수분이 많이 나올 때 채취해서 효소를 담그는 것이 좋다.

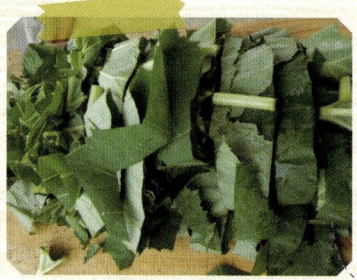

1
머위는 줄기와 잎을 따로 담그는 것이 좋으나, 같이 담가도 자주 저어주고 적기에 거르기만 잘하면 괜찮다.

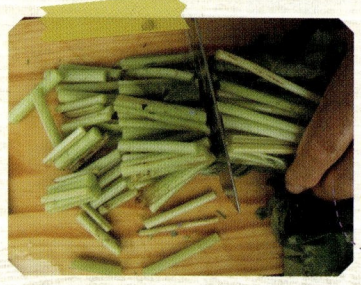

2
머위의 줄기도 이와 같이 적당한 크기로 잘라 골고루 발효가 되도록 한다.

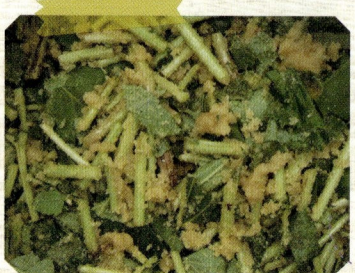

3
원당과 머위를 혼합하여 30분쯤 두면 되는데, 적절한 비율은 원당 40% : 머위 60% 정도 되게 한다.

❹
원당이 적당히 녹으며 활성화가 일어나기 시작하면, 숨쉬는 항아리에 골고루 펴서 담는다. 머위는 수분이 많아 시럽을 넣지 않는다.

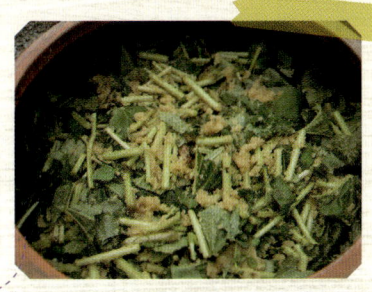

❺
사진처럼 초파리나 벌레가 들어가지 못하도록 비닐로 잘 밀봉해야 한다. 이렇게 밀봉된 항아리가 숨을 쉬지 않게 된다면, 항아리 안에서 머위가 발효되며 가스가 발생해 비닐이 벗겨져 벌레 때문에 못 먹고 버리게 된다. 숨쉬는 항아리는 고무줄로 꽁꽁 동여매어도 비닐이 한낮엔 조금 위로 부풀어 올랐다가 밤이 되면 내려가기를 반복하며 발효가 잘되며 살아 있는 효소를 얻을 수 있다.

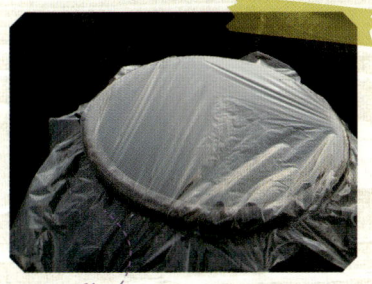

❻
머위는 3일 후부터 뒤집어준다. 머위는 보통 22~26일 정도 되면 발효가 끝이 나므로 25일 전후가 거르는 데 가장 적기이다.

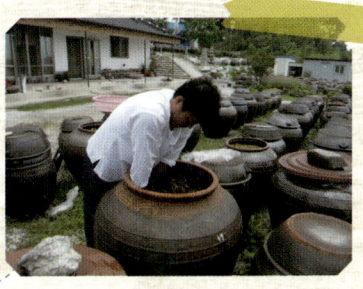

10 명아주

콜레스테롤 강하, 장 소독, 여성들의 생리불순 및 자궁 출혈에 좋다

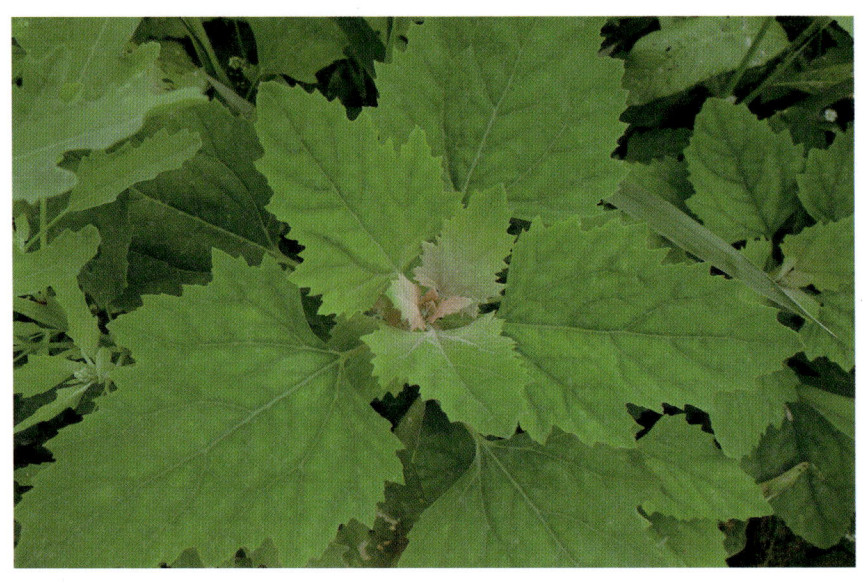

 명아주는 명아주과의 한해살이풀로 전국의 양지바른 밭·길가·풀밭 등에 자란다. 줄기는 나무처럼 단단하고 키는 60~200cm까지 자란다. 잎은 어긋나고 어린잎은 붉은빛이 돌고 가장자리에 물결모양의 톱니가 있다. 꽃은 5~10월에 황록색으로 피고, 열매는 납작한 원형이고 종자는 검은색이다.

 중국에서는 명아주를 '홍심리'라고 하는데, 가을 명아주잎이 붉은 심장처럼 생겼다고 해서 붙여진 이름이다. 중국 사람들은 명아주 줄기로 침대를 만들었으며, 우리나라에서는 심장마비와 고혈압 예방에 효과가 있다고 믿어 노인들이 지팡이로 만들어 사용했다. 그것을 청려장靑藜杖이라 한다.

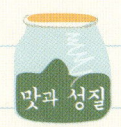 맛은 달고 성질은 따뜻하며 독이 없다.

 어린순을 나물로 먹을 때는 4월에 채취해야 하지만, 효소를 담글 때는 7~8월 줄기와 잎에 영양이 올라 약성이 좋을 때 채취한다. 지팡이를 만들려면 10월에 잔가지의 기운이 쇠했을 때 채취해서 삶아 쓴다.

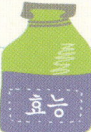 봄의 명아주는 연한 잎과 줄기를 뜯어서 쌈이나 나물 또는 부각을 만들어 먹기도 한다. 명아주는 콜레스테롤을 낮추고 장을 소독하므로 식이요법을 하는 사람에게 특히 좋다.
여성들의 생리불순이나 자궁출혈에 효과가 있으며, 객혈·이질·복통·설사에 좋고 특히 천식에 좋다. 위장을 튼튼하게 하고 열을 내리고 살충하는 작용이 있다.

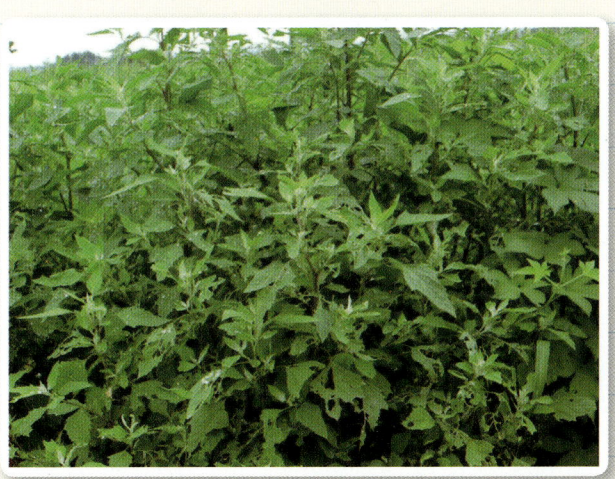

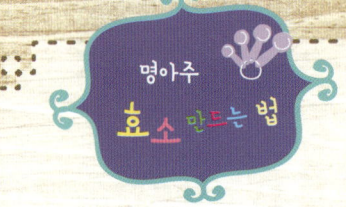

명아주 효소 만드는 법

명아주 효소는 여름에 담가야 한다. 가을이 되면 잎사귀 뒷면에 하얀 분이 나와 알레르기를 일으키기도 한다.

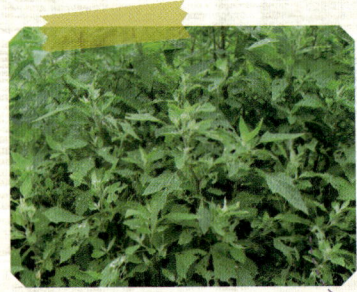

1 명아주는 수분이 많은 줄기 윗부분과 잎사귀를 채취해서 벌레나 이물질이 없도록 잘 손질한다.

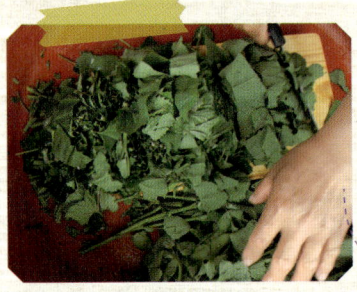

2 깨끗이 씻은 후 적당히 물기를 빼고 5~8cm 정도의 크기로 잘라야 발효가 잘된다.

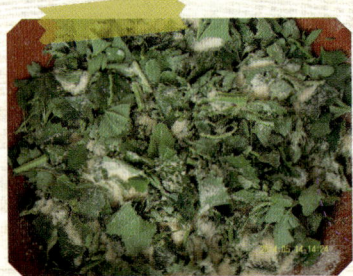

3 원당과 명아주를 혼합하여 2시간 정도 둔다.

4

원당이 녹으며 명아주에 흡수되고 활성화되었다 싶으면 숨쉬는 항아리에 잘 담는다. 명아주는 수분이 적게 나오므로, 항아리 바닥에 2~3%의 시럽을 부어주면 빨리 발효가 시작된다.

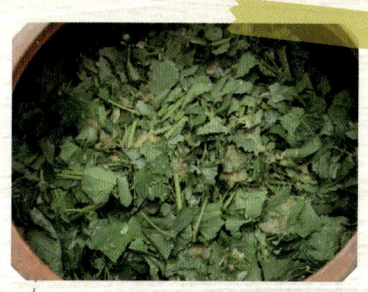

5

비닐로 항아리 입구를 잘 밀봉해야 한다. 명아주는 5일 후부터 2일에 한 번 꼴로 뒤집어주어야 한다. 명아주는 보통 25~30일 정도 되면 발효가 끝나므로 30일 전후가 거르는 데 가장 적기이다.

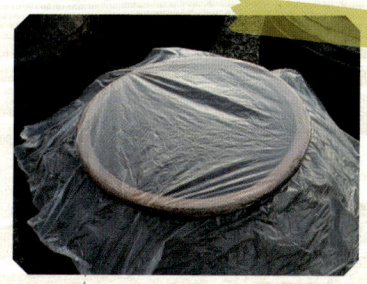

명아주 지팡이 만들기

　2m 이상 자란 명아주를 뿌리까지 캐어 통째로 푹 삶는다. 그런 다음 명아주를 꺼내서 껍질을 벗기고 그늘에 말린다. 삶을 수 있는 용기가 없으면 그냥 그늘에 말려서 사용해도 된다. 지팡이의 크기는 톱으로 매끄럽게 잘라 조절하면 된다. 칼로 다듬고 사포로 지팡이를 매끄럽게 간 뒤, 피마자를 짓찧어 그 기름으로 골고루 문지르면 된다. 명아주가 지니고 있는 기운이 노인의 손을 통해 심장으로 들어가, 성인병에 걸리지 않고 건강하게 노년을 보낼 수 있다고 한다.

명월초

당뇨의 명약이며, 노화방지, 암 예방,
콜레스테롤 조절에 효과적

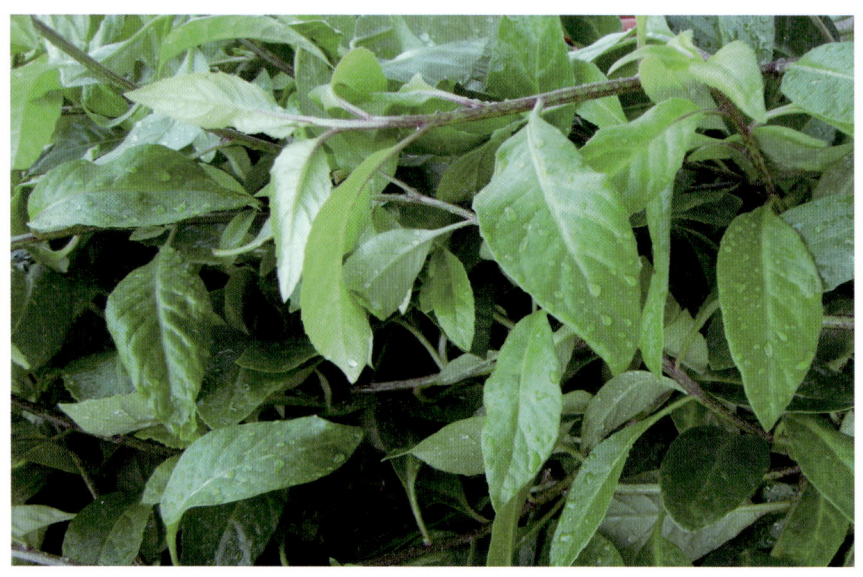

　명월초는 인도네시아를 비롯한 동남아 일대의 많은 나라에서 자라는 여러해살이풀이다. 식용 및 약용식물로서 인도네시아에서는 삼붕냐와(생명을 이어주는 식물이라는 뜻)라 불리고 있다.
　중국에서는 명월초, 일본에서는 구명초(생명을 구하는 약초)라고 부르며, 일본에서 대만으로 전해진 후 다시 중국 대륙으로 전해진 식물이다. 진시황제가 그렇게 찾던 불로초가 제주도 한라산에만 나는 시로미라는 설도 있고 명월초라는 말도 전해지고 있다.
　명월초는 무더기로 달려 민들레 씨앗처럼 날아가지만, 씨앗으로 번식되는 것이 아니라 왕성하게 뻗어나가며 늘어진 줄기가 땅에 닿으면 그 마디에서 뿌리가 내린다. 즉, 꺾꽂이 번식으로 아무렇게나 꽂아만 놓아도 잘 자란다.

 물만 잘 빠지고 거름이 많으면 봄부터 여러 번 윗줄기를 잘라 먹어도 계속 자라는데, 월동이 되지 않아 최소한 섭씨 15도는 만들어주어야 한다. 요즘엔 우리나라 전역에서 재배하는데, 농가 소득도 높이고 건강도 챙기는 일석이조의 효과를 보는 사람들이 많아졌다.

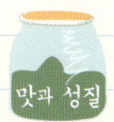
맛은 달며 싱겁고 성질은 약간 차며 독이 없다.

늘 세력이 좋아 봄부터 늦가을까지 채취가 가능하다. 김치를 담그거나 쌈을 싸서 먹을 때는 어린순이나 줄기를 채취해야 하지만, 효소를 담글 때는 줄기가 왕성하게 자라는 여름이 가장 좋다.

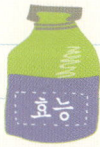
명월초는 당뇨초라는 별명이 말하듯 당뇨에 가장 효과가 좋은 것으로 알려져 있다. 또한 인삼보다 많은 양의 게르마늄과 여러 종의 천연유기질 성분이 포함되어 있어 노화방지·암 예방·콜레스테롤을 조절하는 효과가 있다.
중국의 뚜캉푸 교수가 발표한 논문 「민간약초로서의 명월초, 당뇨병과 혈당이 특히 높은 환자에게 보조치료제로서의 작용」에 따르면, 양약을 복용했지만 혈당이 떨어지지 않는 환자에게 매일 하루에 3회 세 잎을 먹게 했더니 한 달 후 혈당이 떨어졌다고 한다.

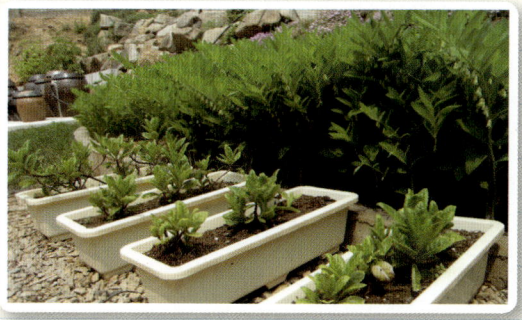

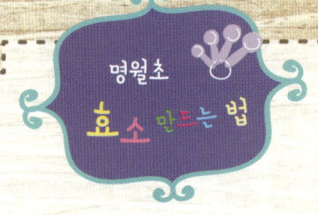

명월초 효소 만드는 법

　명월초는 당뇨의 명약으로 여러 차례 방영되었지만, 사람에 따라 효능이 조금씩 다르고 남이 좋다고 나도 무조건 좋은 것이 아님을 명심해야 한다. 명월초는 일년에 여러 차례 채취해서 효소를 담글 수 있다. 뿌리는 그대로 두고 줄기만 채취하게 되면, 그 자리에서 계속 새로운 줄기가 뻗어나온다.

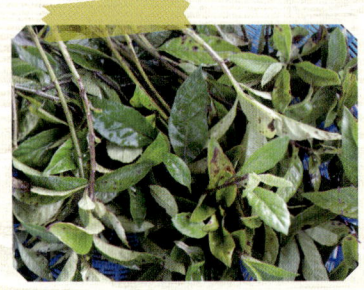

1 흐르는 물에 여러 번 세척한 명월초를 소쿠리에 담아 적당히 물이 빠지도록 둔다.

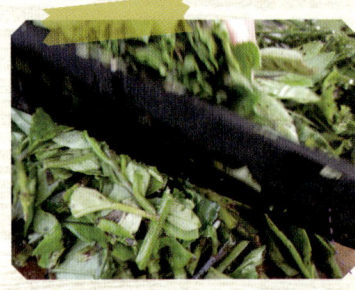

2 물기를 뺀 명월초를 발효가 골고루 잘 일어날 수 있도록 5~8cm 정도의 크기로 자른다.

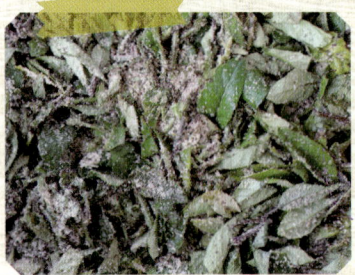

3 명월초와 원당을 혼합하여 1시간 동안 둔다.

④

원당이 어느 정도 흡수되었을 때 숨쉬는 항아리에 담아 발효에 들어간다.

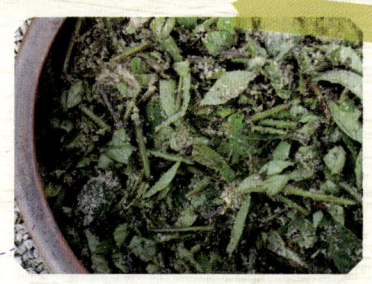

⑤

항아리 입구를 비닐로 잘 밀봉해야 한다.

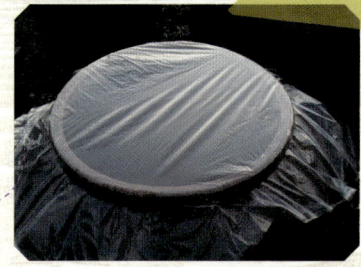

⑥

명월초는 4일 후부터 2일에 한 번씩 뒤집어주어야 한다. 명월초는 보통 15~22일 정도면 발효가 끝나므로 20일 전후가 거르는 데 가장 적기이다.

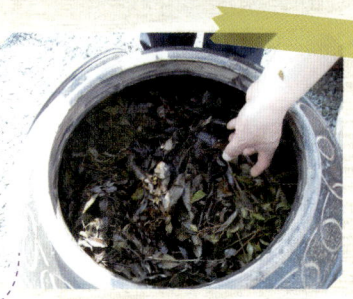

명월초 효소 참고사항

당뇨가 있어 복용하고자 하는 사람은, 아무리 잘 발효된 효소일지라도 처음에는 적은 양으로 시작해 점차 양을 늘려 가는 것이 좋다. 과당일지라도 한꺼번에 많이 들어가면 몸에서 거부반응을 일으킨다.

# 박하

목감기 · 두통 · 두풍 치료제, 화장품 · 치약 · 사탕 · 담배 등의 향료

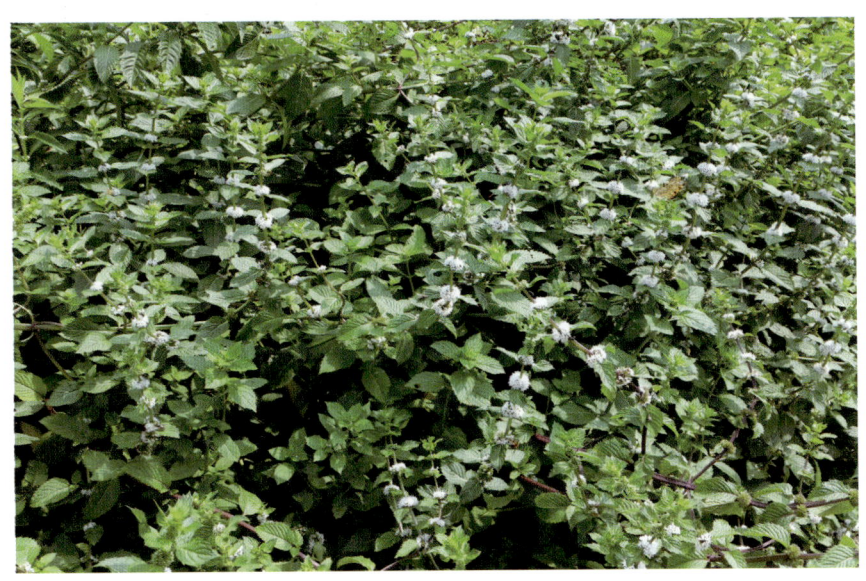

박하는 동부아시아가 원산지로 꿀풀과의 여러해살이 숙근초宿根草이다. 번하채蕃荷菜 · 인단초仁丹草 · 구박하歐薄荷라고도 한다. 아무데서나 잘 자라지만 습기가 약간 있는 곳에서 더 번식이 잘되고, 키는 80~120cm까지 자란다. 줄기는 단면이 사각형이고 표면에 털이 있고, 잎은 작은 자루가 있는 홑잎으로 마주난다. 잎 표면에는 기름샘이 있어 여기서 기름을 분비하는데, 정유精油의 대부분은 이 기름샘에 저장된다. 8~10월까지 줄기의 위쪽 잎겨드랑이에 흰색 또는 엷은 보라색의 작은 꽃이 이삭 모양으로 모여 달린다.

서양 박하인 민트 종류보다 여름 장마에 잘 견디는 편이고, 강한 생명력으로 겨울에 보온 없이도 월동이 가능하다. 봄에 돋아나는 보드라운

잎이나 순을 이용하면 향기를 먹을 수 있어 좋다. 허브 식물로 기르는 민트나 배초향보다 짙은 향기가 난다. 옛날에는 박하를 영생英生이라고 해서 나물로 먹기 위해 텃밭에 심었다고 『본초서』에 기록되어 있으나, 지금은 약용으로 많이 쓰인다.

박하차는 오래 끓이면 휘발성이 있어서 향이 다 날아가게 되니, 조금만 끓여서 먹는 것이 바람직하다.

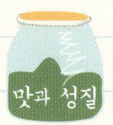

맛은 매우며 성질은 서늘하고 독이 없다.

봄부터 가을까지 채취가 가능하지만, 꽃이 필 무렵이 향도 가장 우수하고 약성도 좋아 7~8월에 효소를 담그는 것이 좋다.

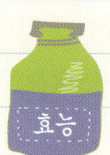

『동의보감』에 박하는 땀이 나게 하고 뭉친 것을 풀어주며 독을 빼어 감기나 두통·두풍을 치료한다고 기록되어 있다. 기운을 잘 소통시키고 막힌 것을 뚫어주는 효과가 있어, 스트레스로 머리가 무겁고 아플 때나 가슴이 답답하고 몸이 무거울 때도 도움이 된다. 열을 발산시켜 내려주며 마음을 안정시켜 숙면을 하게 한다.

박하로 술을 담가 먹으면 진정·진통의 효과가 있으며, 건위·정장에 도움이 되어 몸이 가볍고 마음이 상쾌해져 소화도 잘되고 쾌변을 하게 된다.

박하유의 주성분은 멘톨인데, 멘톨은 진통제·흥분제·건위제·구충제 등에 쓰거나 치약·사탕·화장품·담배 등에 청량제나 향료로 쓴다.

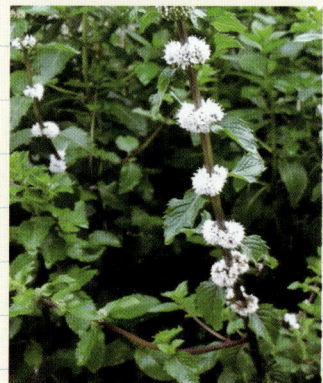

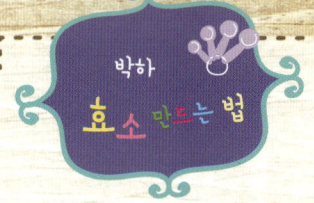

박하 효소 만드는 법

　박하는 목감기에 널리 알려진 약재이지만, 효소를 담그면 그 향과 맛이 아주 색다르다. 박하는 새로운 줄기가 자주 나오는 편이라서 일년에 두 번까지 채취할 수 있는데, 밑부분은 두고 채취한다.

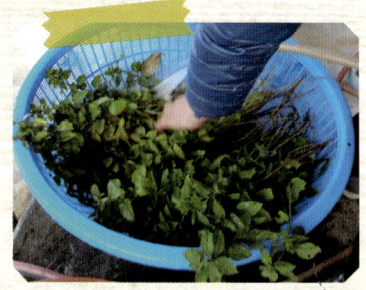

1 박하는 특유의 정유향 때문에 벌레들이 꼬이지 않는 식물 중 하나지만, 먼지나 이물질이 붙어 있을 수 있으므로 흐르는 물에 여러 번 씻는다.

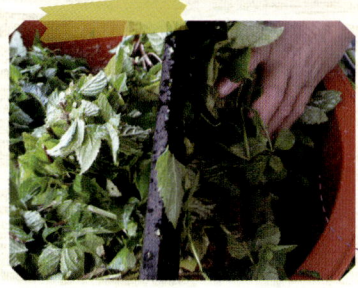

2 발효가 골고루 잘될 수 있도록 박하를 5~8cm 정도 크기로 잘라준다.

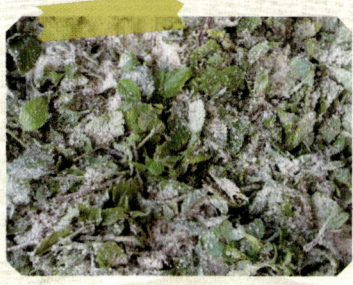

3 원당과 박하를 혼합한다.

4

원당과 박하를 1시간 정도 재워둔 뒤, 숨 쉬는 항아리에 잘 담는다.

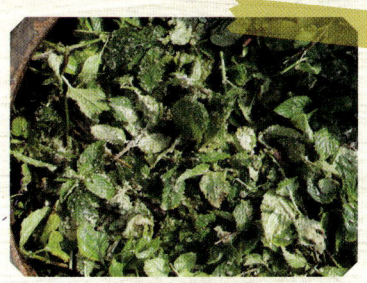

5

항아리 입구를 비닐로 잘 밀봉한다. 박하는 5일 후부터 2일 간격으로 뒤집어주어야 한다. 박하는 보통 25~30일 정도 되면 발효가 끝나므로 30일 전후가 거르는데 적기이다.

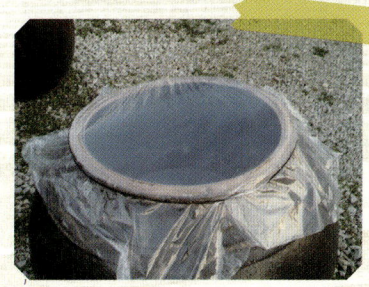

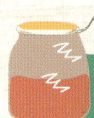 박하의 전설

옛날에 민트라는 아름다운 소녀가 있었다. 민트는 부모를 일찍 여의고 양부모 밑에서 자라다가 남의 집에서 더부살이를 하게 되었다.

어느 날 민트는 우연히 왕자와 마주쳤다. 첫눈에 반한 왕자는 민트에게 양부모를 모셔 오라고 했다. 이를 시기한 양모는 민트를 죽여서 묻어버렸다.

기다리다 지친 왕자가 찾아가니, 양모는 민트가 어디론가 도망을 가버렸다고 거짓을 고했다. 왕자는 체념하고 물을 한 그릇 청했는데, 그 물이 갑자기 박하꽃으로 변했다. 왕자는 모든 사연을 알아차리고 양모에게 벌을 내려 민트의 넋을 달래주었다.

번행초

각종 위장병의 치료와 예방에 좋은 식물

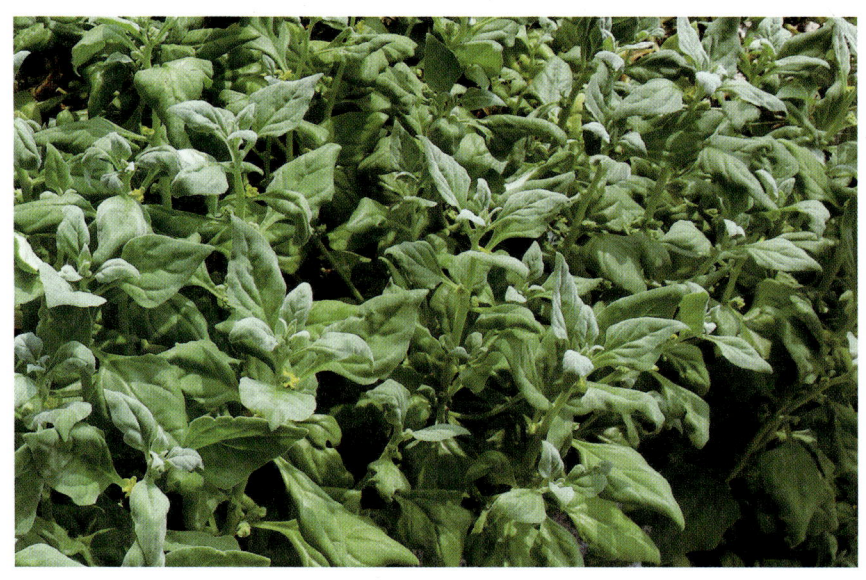

　번행초는 석류풀과의 여러해살이풀로서 해변의 모래땅에 높이 60~80cm 정도로 지면을 기듯이 자라는 식물이다. 갯상추 또는 뉴질랜드시금치라고도 한다. 줄기는 가지가 많이 갈라지며 사마귀 같은 돌기가 많이 있다. 새싹부터 두껍게 살이 쪄서 어긋나게 달리는 잎은 줄기와 더불어 다육질이며 세모난 잎이 울퉁불퉁하다.

　4월에서 10월까지 꽃이 피는데, 열매가 익어 떨어져도 계속 꽃이 핀다. 기후가 따뜻한 제주도에서는 일년 내내 꽃이 달리며 열매를 맺는다. 잎겨드랑이에 종모양의 노란색 꽃이 1~2개씩 달리는데, 짧은 꽃줄기가 있다. 핵과인 열매는 겉에 돌기가 있어 자칫하면 찔린다.

　일주일이면 열매에서 발아되어 다시 왕성하게 세력을 키워 가며 새로운 잎을 낸다. 그래서 언제나 어린잎을 얻을 수 있는데, 겉절이나 샐러드를 해도 좋으며 양념김치나 물김치를 담가도 좋다.

　그 맛도 좋고 영양도 풍부하며 몸에도 좋은 번행초가 멸종 위기를 맞았다. 방송에서 위암이나 위염 등 위장병에 특효약이라고 소개된 후, 바닷가에 번행초를 채취하러 오는 사람들이 많아졌기 때문이다.

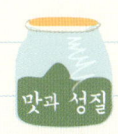
맛은 달고 차가우며 독이 없다.

따뜻한 지방에서는 일년 내내 채취할 수 있지만, 보통 꽃이 피기 시작할 때인 6~8월이 가장 좋은 시기이다. 김치나 샐러드, 무침 등으로 먹는 것도 계속해서 새순이 나오므로 언제나 가능하며, 효소를 담그려면 가장 세력이 왕성할 때인 한여름에 채취하는 것이 좋다. 위로는 새순이 나오고 밑줄기 부분엔 잎이 시들어 마르게 되니, 윗줄기와 잎을 채취해서 사용한다.

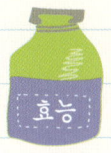
번행초는 위암·위염·위궤양·위산과다·소화불량 등 각종 위장병의 치료 및 예방에 효과적인 약초인 동시에 맛좋고 영양가도 높은 야생채소이다. 번행초를 꺾을 때 나오는 흰 유즙이 위벽을 보호하고 염증을 치료하는 작용을 하는 것이다.
고혈압이나 빈혈, 허약체질에도 좋고, 병후 회복기에 기력이 부족할 때나 여성의 산후 미역국처럼 끓여먹으면 몸이 빨리 회복된다.

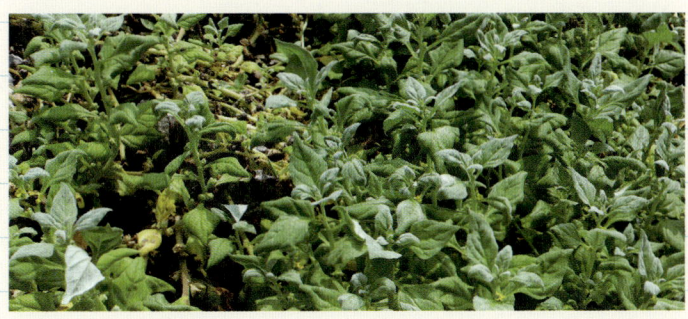

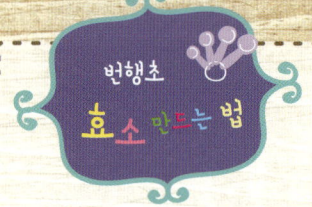

번행초 효소 만드는 법

　번행초 잎이 다육이지만 잘 부러지고 물러지므로, 손질할 때 조심해서 다루어야 하며 발효도 빠른 편이다. 번행초의 윗줄기와 순을 채취한다. 밑의 것은 잎이 마르고 물러지기도 하지만 새로운 줄기를 받아야 하기 때문이다.

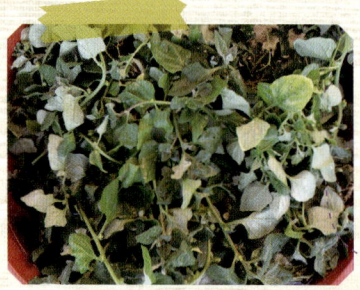

1 채취한 번행초의 줄기와 잎이 부러지지 않도록 조심스럽게 흐르는 물에 씻는다.

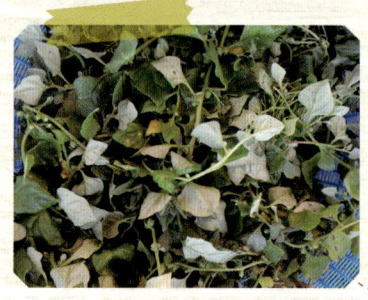

2 번행초는 잎에 많은 수분을 가지고 있으므로, 세척한 후 소쿠리에 담아 1시간 정도 두어야 한다.

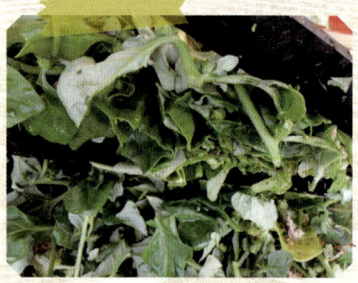

3 물기가 완전히 빠진 번행초를 5~8cm 정도의 크기로 자른다.

4

수분이 다른 산야초보다 많은 편이라서 원당이 조금 더 들어가야 하지만, 동일하게 원당 40% : 번행초 60%의 비율로 혼합한다. 1시간 정도 시간이 지나면 녹은 원당이 번행초에 흡수되고 활성화된다.

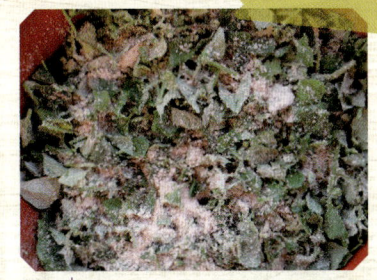

5

번행초와 원당이 융화되면 숨쉬는 항아리에 잘 담는다.

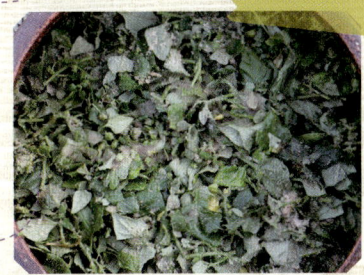

6

비닐로 항아리 입구를 막는다. 번행초는 발효가 빨리 이루어지므로 3일 후부터 매일 뒤집어주어야 한다. 15~20일 정도 되면 발효가 끝나므로 20일 전후가 거르는 데 적기이다.

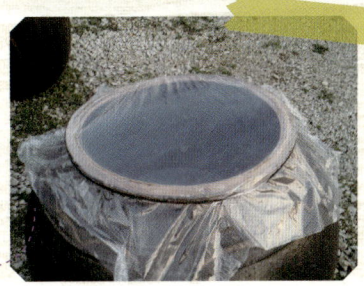

번행초 효소 참고사항

　번행초에는 부패를 방지하는 특이한 효소가 들어 있어, 육류나 생선을 오래 보관할 때에도 쓰인다. 변하기 쉬운 생선은 배를 갈라 내장을 꺼내고 대신 번행초를 채워넣으면 오래 두어도 변질되지 않으며 식중독에 걸릴 염려도 없다.

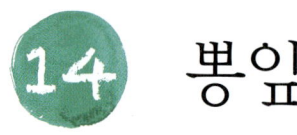

뽕잎

고혈압·동맥경화·중풍·당뇨병 등 성인병의 예방 및 치료

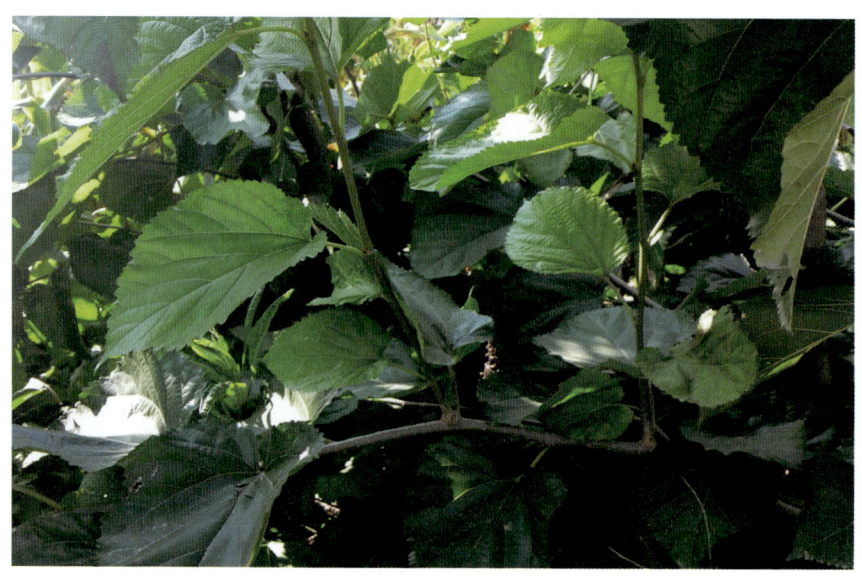

　뽕나무는 뽕나무과에 속하는 낙엽교목으로 한자어로는 상桑이라고 한다. 오래 묵은 뽕나무는 20m까지 자라고, 작은 가지는 회갈색 또는 회백색이고 잔털이 있으나 묵을수록 점차 없어진다. 잎은 난상 원형 또는 긴 타원상 난형이며, 3~5개로 갈라지고 길이 10㎝로서 가장자리에 둔한 톱니가 있다. 또 끝이 뾰족하고 표면은 거칠거나 평활하며 뒷면 맥 위에 잔털이 있다.

　꽃은 2가화二家花(암수의 꽃이 각각 다른 가지에 핌)로서 5~6월에 피고, 열매는 6월에 흑색으로 익는다.

　뽕나무는 뿌리부터 잎, 열매까지 버릴 것이 없다. 그 부위별로 약성도 다르게 나타나고 부르는 이름도 제각각인데, 뽕나무 뿌리는 상백피, 뽕나무 가지는 상지, 뽕나무 잎은 상엽, 뽕나무 열매는 상심·상심자·상실(오디)이라 한다.

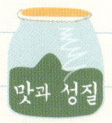
뽕잎은 약간 쓰고 성질이 따뜻하며 독이 없다. 뽕나무 뿌리는 맛은 달고 성질은 차다. 뽕나무 가지는 맛은 약간 쓰고 성질은 평하다. 뽕나무 열매는 맛은 달고 성질은 따뜻하다.

뽕잎김치나 뽕잎절임, 뽕잎장아찌 등 반찬을 만들 때는 4월의 어린잎을 따서 사용하고, 효소를 담글 때는 잎의 기운이 가장 좋은 6월에 채취한다.

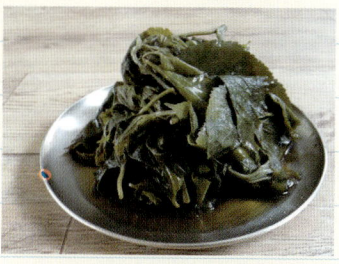

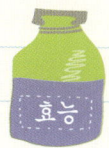
뽕잎이 약재로 쓰이기 시작한 것은 지금으로부터 2,200여 년 전 후한시대로 거슬러 올라간다. 후한시대 장중경이 편찬한 『신농본초경』은 그 전에 발간된 의서를 집대성한 것인데, 이 책에 상백피와 함께 뽕잎과 오디가 약재로 좋다고 소개되어 있다. 그 밖에 무려 177여 군데에 뽕잎의 여러 가지 효능이 기록되어 있다.

뽕나무는 예부터 버릴 것이 하나도 없는 불로장생의 명약으로 알려져 있다. 뽕잎은 차로, 열매는 술로, 뿌리는 달여먹음으로써 저혈압을 정상적으로 높여주는 효과가 있다. 또 강장작용이 있어 피를 생성하고, 비듬을 없애거나 대머리를 예방하기도 한다. 뽕나무 뿌리껍질인 상백피와 측백엽·숙지황·하수오를 달여 그 물을 바르면, 머리카락이 빠지는 것도 예방하고 또 머리카락이 나기도 한다.

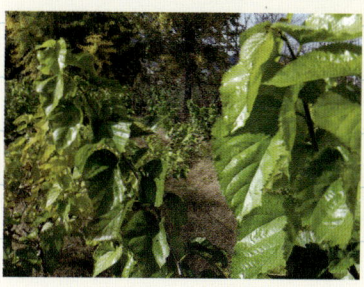

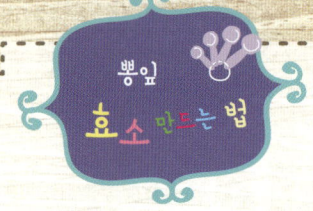
뽕잎 효소 만드는 법

뽕잎은 봄·여름·가을 채취가 가능하지만, 수분이 가장 많고 약성도 좋은 여름에 채취하는 것이 좋다.

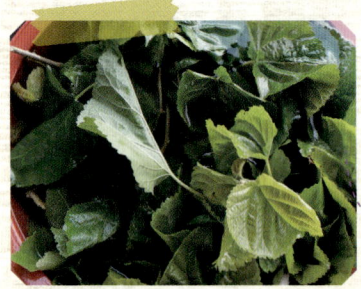

1 뽕나무의 윗순과 잎을 채취한다.

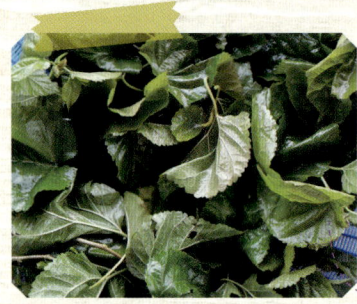

2 뽕잎을 흐르는 물에 깨끗이 씻은 후 물기를 없애기 위해 소쿠리에 담아 20분 정도 둔다.

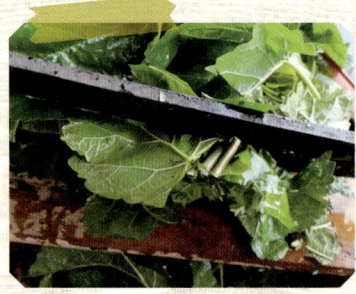

3 적당히 물기를 빼고 5~8cm 정도의 크기로 자른다.

4

뽕잎을 원당과 혼합하여 1시간 정도 둔다.

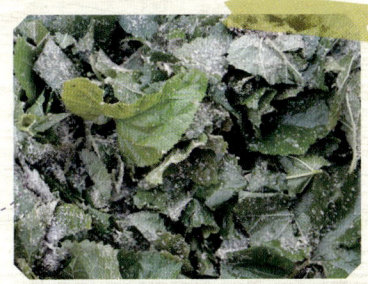

5

원당과 뽕잎이 융화가 되었을 때 숨쉬는 항아리에 담는다.

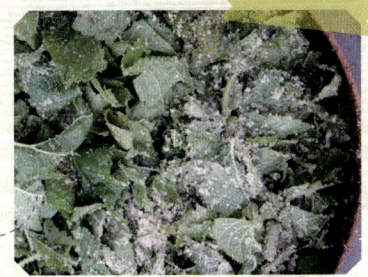

6

숨쉬는 항아리는 비닐로 막고 고무줄로 꽁꽁 동여매어도 한낮엔 위로 부풀어올랐다가 밤이 되면 내려가기를 반복한다. 뽕잎은 5일 후부터 뒤집어주어야 한다. 보통 30~35일 정도 되면 발효가 끝나므로 35일 전후가 거르는 데 적기이다.

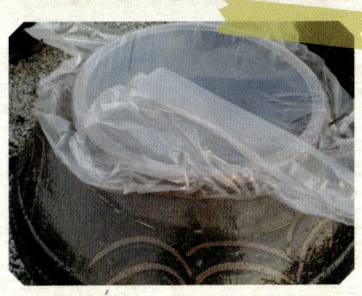

뽕잎 효소 참고사항

효소는 살아 있으므로 부유물이 생기면서 맑고 깊은 맛을 내는 습성이 있어 자주 광목으로 걸러주어야 한다. 최소한 3년에 한 번씩은 걸러주어야 부유물이 없어지고 살아 있는 효소를 얻을 수 있다.

삼백초

신장염·요도염·방광염에 좋고, 항암효과가 있는 약초

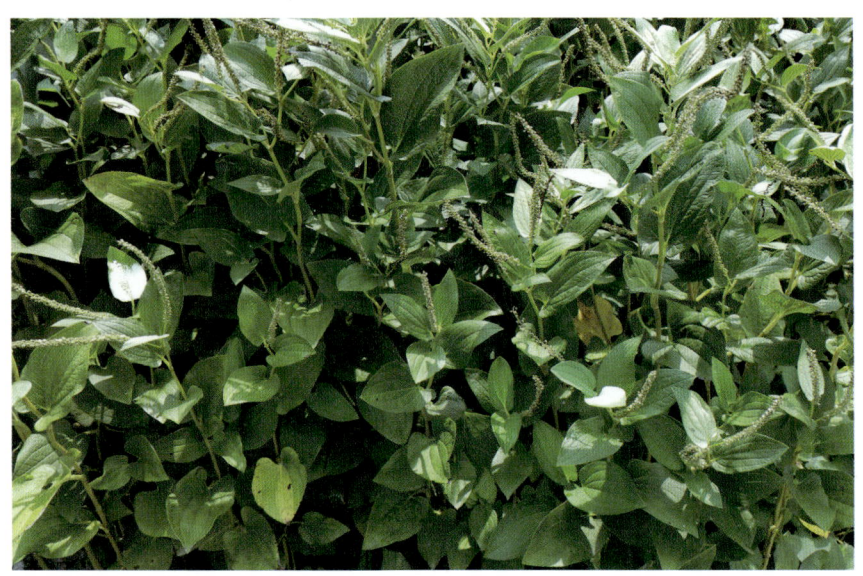

 삼백초는 제주도와 지리산 일부지역에서 나는 여러해살이풀이다. 생육환경은 특별하게 가리지 않지만, 저지대 습지에서 잘 자란다. 키는 50~100㎝로 잎은 긴 타원형이며 어긋나게 난다. 잎 표면은 연한 녹색이고 뒷면은 연한 백색이다. 꽃이 필 무렵에는 윗부분의 잎 3~4개가 백색으로 변하여 멀리서 보면 꽃으로 착각한다. 뿌리는 백색으로 옆으로 뻗으면서 자란다. 꽃은 여러 개의 수술이 있으며 길이는 10~15㎝이고 꼬불꼬불한 털이 있다. 열매는 9~10월경 꽃망울에 한 개씩 둥글게 달린다. 잎과 줄기 및 뿌리는 약재로 쓰인다.

 뿌리·잎·꽃이 흰색이기 때문에 삼백초라 불린다는 설도 있고, 꽃이 피기 전에 맨 위의 잎 3개가 흰색으로 변한다고 해서 삼백초란 이름으로 불린다는 말도 있다.

　삼백초는 전초가 약초인 식물로서, 열량이 거의 없기 때문에 비만인 사람에게 더욱 좋다. 번식은 씨앗으로도 하지만, 뿌리를 잘게 잘라 뿌리듯이 심어두어도 2~3년이면 주위에 다 퍼진다.

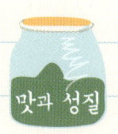
맛은 쓰고 매우며 성질은 차갑고 독이 없다.

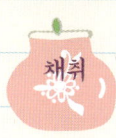
잎을 사용하려면 맨 위의 잎이 흰색으로 변하는 6월 말에서 7월 중순까지가 가장 좋으며, 뿌리를 사용하려면 11월에 채취해서 약으로 쓰는 것이 가장 좋다.

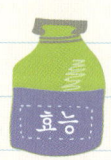
삼백초는 찬 성질이 있어 열을 내리고 염증을 제거하는 데 많이 쓰인다. 약효가 폐와 방광에 작용하므로, 담이 많거나 가래가 끓을 때 삭이는 작용을 한다. 기도에 염증이 있고 천식으로 고생하는 사람에게도 효과가 있다. 또한 소변이 잘 나오지 않거나 몸이 자주 부을 때 부기를 제거할 목적으로 쓴다. 요도염·방광염·신장염 등을 비롯하여 요로결석이나 신장결석, 전립선 비대로 인해 소변이 잦고 시원스럽지 못한 증상에도 좋다. 그 밖에 각기병에도 쓰인다.
중국에서는 삼백초로 항암치료를 하여 90%까지 성공한 사례가 보고되고 있다. 삼백초에서 추출한 성분은 기존의 항암제보다 정상세포에 대한 부작용이 덜하면서 항암효과는 훨씬 우수한 것으로 알려졌다.

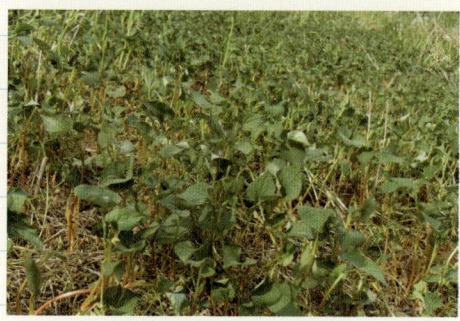

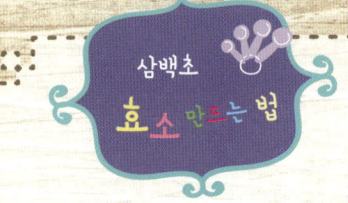

삼백초 효소 만드는 법

삼백초는 꽃이 피기 전에 채취해서 효소를 담가야 수분이 빠져나가지 않게 되고 약성도 좋다.

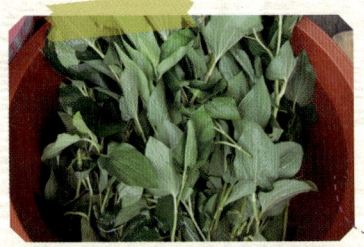

1 삼백초는 벌레가 꼬이지 않는 식물 중 하나이지만, 채취해서 흐르는 물에 세척한다.

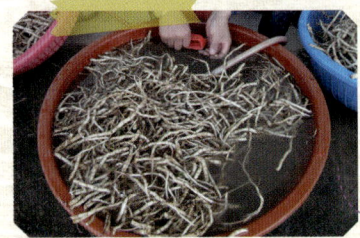

2 뿌리는 흙이나 이물질이 없도록 따로 칫솔이나 솔로 문질러 깨끗이 씻어야 한다.

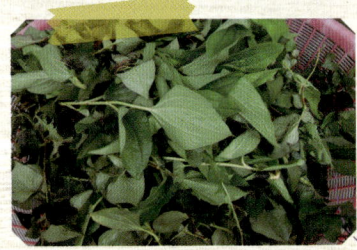

3 삼백초의 물기를 제거하기 위해 소쿠리에 담아 20여 분 동안 둔다.

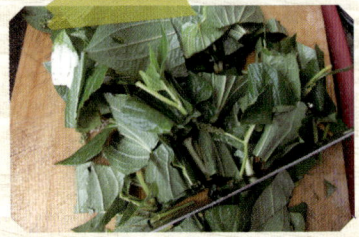

4 물기가 빠진 삼백초를 5~8cm 정도의 크기로 자른다.

5 원당 40% : 삼백초 60%의 비율로 혼합하여 1시간 정도 재워둔다.

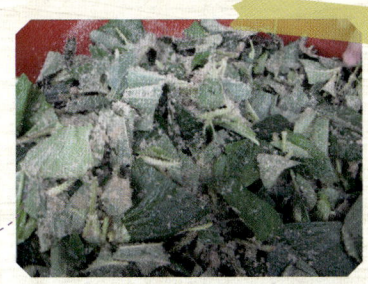

6 원당이 스며든 삼백초를 숨쉬는 항아리에 잘 담는다.

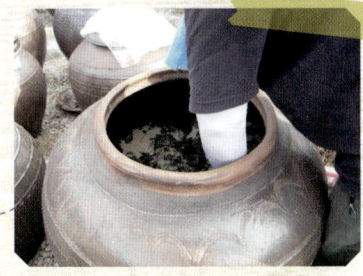

7 초파리나 벌레가 들어가지 못하도록 항아리 입구를 비닐로 잘 밀봉해야 한다. 삼백초는 5일 후부터 뒤집어주어야 하고, 2일에 한 번씩 위아래를 바꾼다. 보통 35~40일 정도면 발효가 끝나므로 40일 전후가 거르는 데 적기이다.

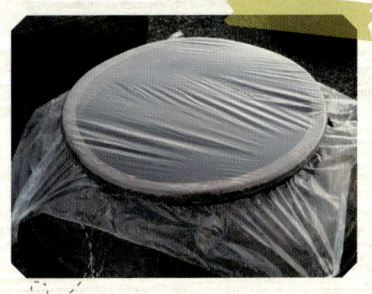

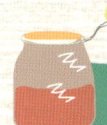 삼백초 효소 참고사항

삼백초는 독성은 없지만 매우 차고 쓰기 때문에, 평소 비위가 약하거나 속이 냉한 소음인은 설사를 할 수도 있으니 주의해서 복용해야 한다.

소루쟁이

피부암을 비롯하여 각종 피부질환의 치료제로 쓰인다

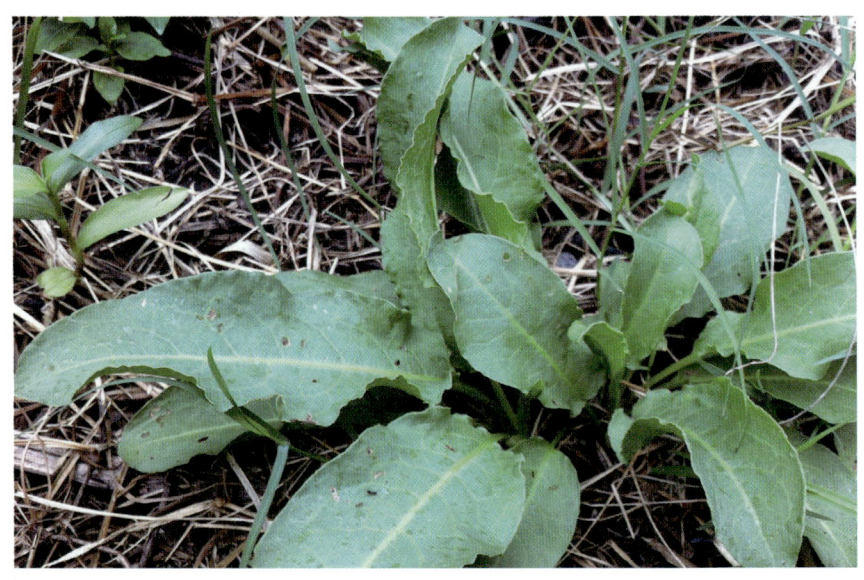

　소루쟁이는 여뀌과의 여러해살이풀이다. 소리쟁이·양제근·솔쟁이·송구지로도 불린다. 냇가 근처의 습지나 물가를 더 좋아하지만, 생명력이 워낙 강하여 바짝 마른 공터나 길가에도 흔히 자란다. 붉고 굵은 줄기는 곧게 서고 키는 60~120cm까지 되는 것도 있다. 길이 20~30cm가 넘는 큰 잎은 서로 어긋나고 길쭉한 타원형에 가까운 피침꼴이다.

　꽃은 6~7월에 긴 원뿌리모양으로 뭉쳐 피고, 열매는 8~9월에 맺힌다. 씨앗으로 번식을 하지만 잘 발아되지 않으므로 대량재배는 쉽지가 않다.

　종류도 다양하여 소루쟁이·금소루쟁이·참소루쟁이·돌소루쟁이·

좀소루쟁이·목밭소루쟁이 등이 있다. 비슷하지만 열매와 잎이 조금씩 달라 전문가가 아니고는 구별이 쉽지 않다.

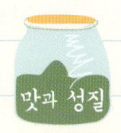
맛은 맵고 쓰며 성질은 차고 약간의 독이 있다.

소루쟁이는 약성이 좋은 7~8월에 채취를 해야 하지만, 약간의 독성이 있으므로 내성이 약한 사람에게는 큰 화가 될 수도 있다. 따라서 어린순을 채취해서 사용하거나 법제를 해야 한다.
효소를 담글 때는 길가에 있는 것보다 냇가나 버려진 공터에 있는 것을 선별하여 채취하면 캐기도 쉽고 약성이 있다.

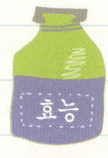
민가에서는 지혈제로 사용하기도 하고, 살균효과가 좋아 염증 치료에 쓰이기도 하는 유용한 식물이다. 한방에서는 각종 피부질환의 치료제로 쓴다. 피부가 가려울 때는 뿌리즙을 환부에 바르거나 말린 뿌리를 곱게 빻아 식초와 함께 버무려 바르면 효과가 좋다. 심한 변비에는 대황과 같이 사용하는데, 소루쟁이와 마자인·유근피·대황을 같은 양으로 달여 먹으면 아무리 오래된 변비라도 2일이면 쾌변을 하게 된다.
암세포를 억제하는 효과가 있어 피부암에 쓰며, 예방으로 세안수를 만들어 사용하기도 한다.

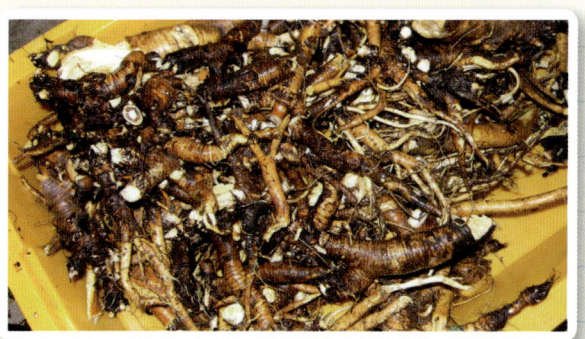

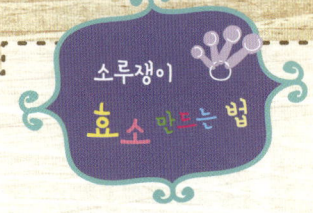

소루쟁이 효소 만드는 법

소루쟁이는 뿌리와 잎, 줄기 모두 효소를 담글 수 있는데, 기운이 가장 왕성한 여름에 채취하는 것이 좋다. 자동차가 다니는 길가나 농약을 치는 농가 근처가 아니라 묵은땅의 공터나 산길에서 채취한다.

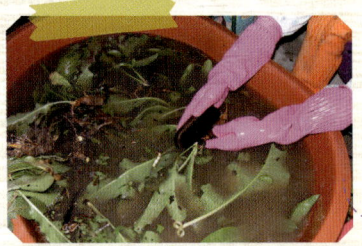

1 채취한 소루쟁이를 솔을 이용해 뿌리에 붙어 있을 벌레나 이물질을 잘 제거해야 한다.

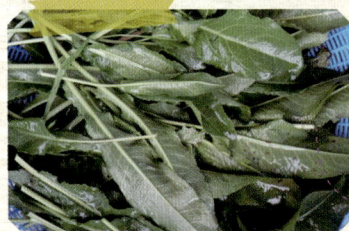

2 잘 씻은 소루쟁이는 물기를 충분하게 빼준다.

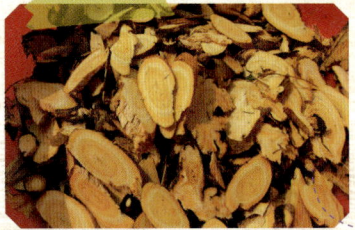

3 뿌리도 편으로 얇게 잘라 원당과 버무려 12시간 동안 둔다.

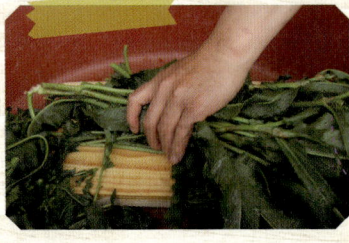

4 소루쟁이를 5~8cm의 크기로 자른다.

5

원당 40% : 소루쟁이 60%의 비율로 혼합하여 1시간 정도 두면 원당이 녹으며 삼투압이 시작된다.

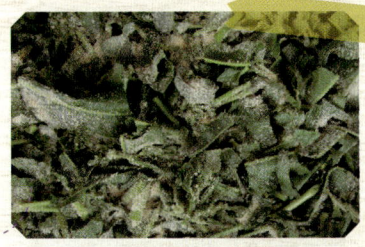

6

숨쉬는 항아리에 잘 담는다.

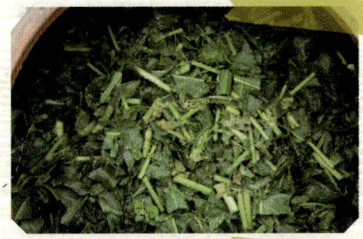

7

뿌리는 따로 12시간을 재워두었다가 항아리에 담는다. 뿌리는 수분이 적게 나오므로 시럽을 10% 정도 부어주어야 한다.

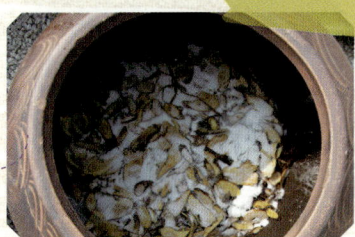

8

항아리 입구를 비닐로 잘 밀봉한다. 소루쟁이는 5일 후부터 뒤집어주어야 한다. 보통 35~40일 정도 되면 발효가 끝나므로 40일 전후가 거르는 데 적기이다. 뿌리는 100~120일 정도 된 후에 거른다.

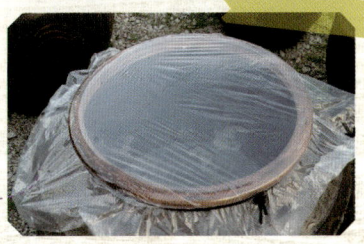

소루쟁이 효소 참고사항

잎이 주름져 있어 바람이 불면 '쏴아' 하는 소리가 나고, 늦여름에 열매가 익으면 바람이 불 때 요란한 소리가 나고, 가을에 마른 줄기가 서로 부딪칠 때 시끄러운 소리가 난다고 하여 소리꾼이라는 뜻의 '소루쟁이'라고 부르게 되었다 한다.

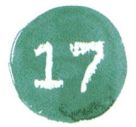

어성초

항염·항암제, 비만 억제, 심혈관계 질환 예방 및 치료제

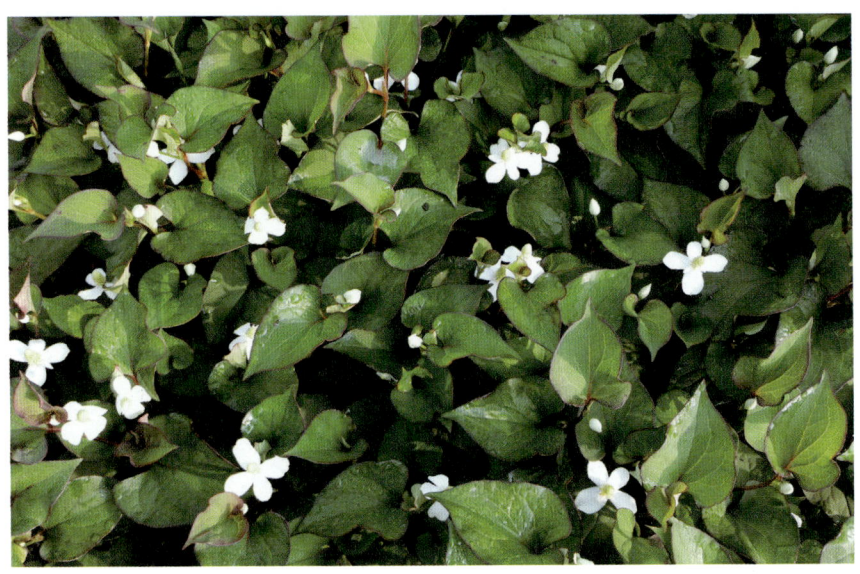

　어성초는 삼백초과의 여러해살이풀로서 습한 곳을 좋아해서 응달진 개울가나 늪지 같은 곳에서 잘 자라지만, 담장에 몇 포기 심어두면 비린내가 진동한다. 우리나라의 울릉도·안면도·거제도 등 섬지역, 일본·중국·히말라야·자바 등에 분포한다.

　어성초란 잎이나 줄기에서 생선 비린내가 난다고 해서 붙어진 이름이다. 키는 30~50cm 정도 자라며, 잎은 어긋나고 넓은 달걀모양의 심장형이며, 새순의 잎끝이 붉은색으로 변하고 길이는 3~8cm이다. 꽃은 5~6월에 피고 짧은 꽃줄기가 많이 달린다. 꽃차례의 길이는 1~3cm, 꽃잎과 꽃받침이 없고 3개의 수술과 1개의 암술이 있다.

　꽃이 피기 전에는 이뇨제와 구충제로 사용하고, 잎을 짓찧어 종기와 독충에 물렸을 때 바른다. 잎이 메밀의 잎과 비슷하고 약용식물이므로 약모밀이라 부르고 십약·즙채라고도 한다.

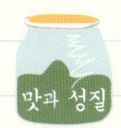
맛은 맵고 성질은 차가우며 독이 없다.

비린 냄새 때문에 반찬으로는 거의 먹지 않고 주로 차를 만들어 먹는다. 피부에 좋아 화장품에 많이 들어가지만 대부분 약용으로 쓰인다. 좋은 약성으로 효과를 보려면 꽃이 필 무렵인 5~6월이 가장 적기이다.

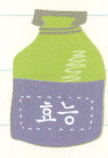
어성초의 약성은 널리 알려지고 효과도 참으로 다양하지만, 염증을 치료하는 것이 으뜸이다. 항생제 설파민보다 40배의 항염효과가 있다고 한다. 위나 간에 염증이 생겼을 때 달여 먹고, 피부에 생긴 염증에 좋으며, 몸속의 유해 성분을 제거하는 데 효과가 있다.
또 어성초는 칼륨 성분이 풍부해 몸속의 나트륨을 배출하는 효과가 있어 비만을 억제하고, 혈관계 질병을 예방 및 치료하며, 혈압이 상승하는 것을 억제하는 효과가 있다. 그리고 모세혈관을 보호하고 신진대사를 원활하게 하며, 독소를 배출하여 피를 맑게 하고 중금속을 제거하여 혈행을 좋게 한다.
민간에서는 부스럼·화농·치질에 사용하고, 한방에서는 임질·장염·요로감염증·폐렴·기관지염에 사용한다.

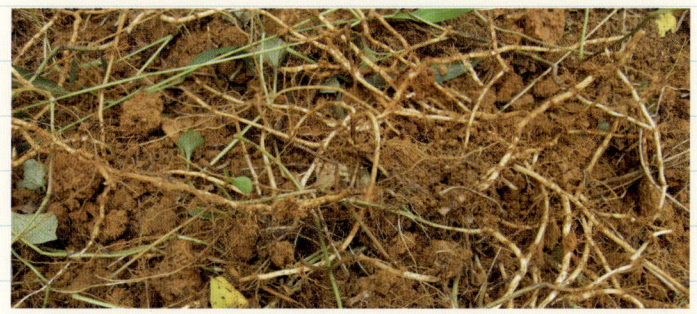

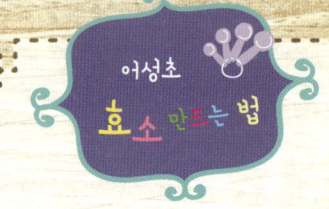
어성초 효소 만드는 법

대부분의 산야초가 줄기와 뿌리를 따로 발효시킨다. 그러나 어성초는 같이 발효시켜도 된다. 줄기는 억세고, 뿌리는 수분이 많고 무르기 때문에 가능하다.

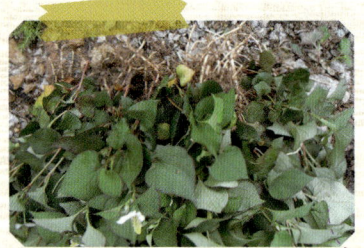

1 어성초는 줄기만 베지 않고 뿌리까지 완전히 채취한다. 그래도 새로운 싹이 곧바로 올라온다.

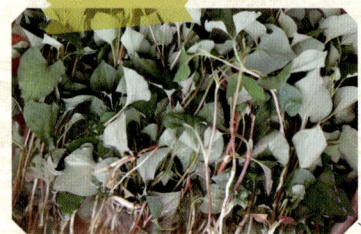

2 어성초를 씻을 때 생선 비린내가 더욱 심하게 난다.

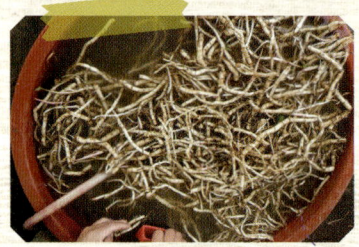

3 어성초의 뿌리는 줄기와 함께 씻으면 흙이 잘 떨어지지 않을 수 있다. 따로 솔로 문질러 세척을 한다.

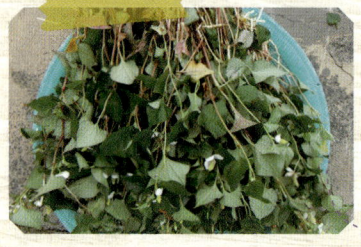

4 세척한 어성초는 20여 분간 소쿠리에서 물기를 빼준다.

5

물기가 적당히 빠진 어성초를 5~8cm 정도의 크기로 자른다.

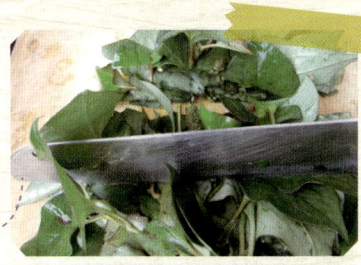

6

원당 40% : 어성초 60%의 비율로 혼합하여 1시간 정도 재워둔다.

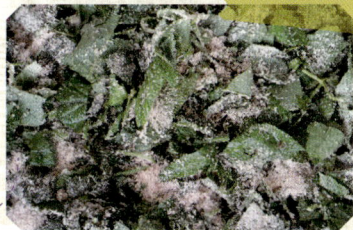

7

원당과 어성초가 융화되어 삼투압작용이 일어나기 시작하면 숨쉬는 항아리에 잘 담는다. 항아리 밑에 뿌리, 위에 잎과 줄기를 담는다.

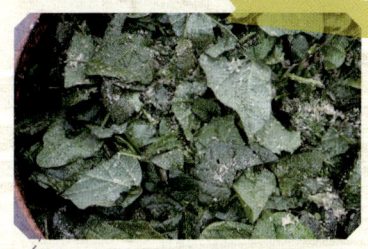

8

항아리 입구를 비닐로 잘 밀봉한다.

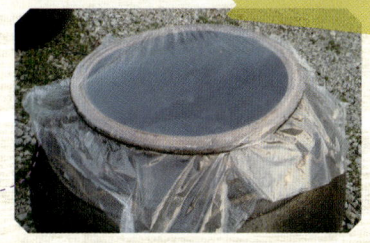

어성초 효소 참고사항

어성초는 5일 후부터 뒤집어주어야 한다. 보통 30~35일 정도면 발효가 끝나므로 35일 전후가 거르는 데 적기이다.

 # 엉겅퀴

혈액순환 및 간기능 개선, 지혈·소염작용에 좋은 약초

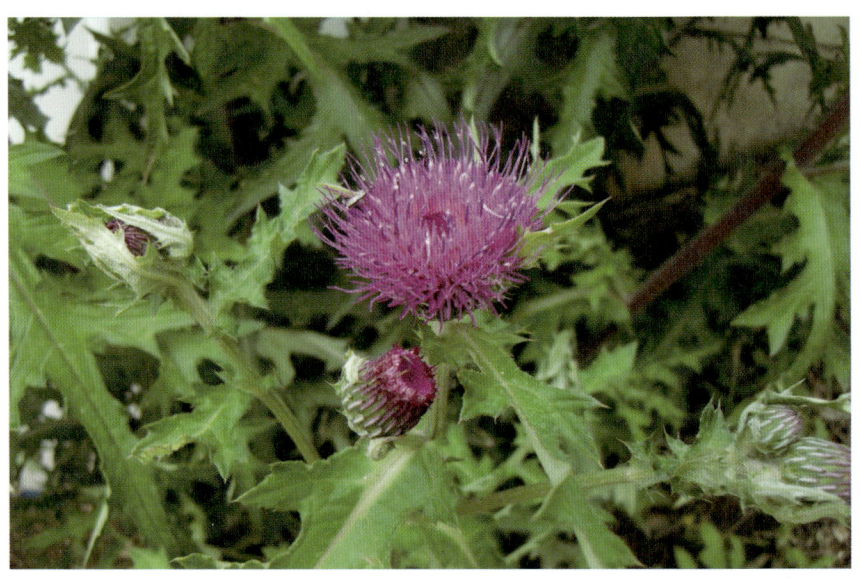

　엉겅퀴는 우리나라 전역의 산과 들에 자라는 국화과의 여러해살이풀이다. 잎에 긴 가시가 많아 가시나무라고도 부른다. 양지에서 잘 자라고 물빠짐이 잘되는 곳을 좋아한다. 키는 70~120㎝ 내외이고, 잎은 길이 15~30㎝, 폭 6~15㎝ 정도로 타원형 또는 뾰족한 타원형이고 잎끝에 톱니가 있다. 꽃은 6~8월에 가지 끝과 원줄기 끝에 1개씩 달리고 꽃부리는 자주색 또는 붉은색이다. 열매는 9~10월경에 달리고, 백색으로 된 갓털은 깃털처럼 가벼워 바람 따라 어디로든 날아간다. 어린순은 김치를 담그거나 겉절이 등 식용으로, 잎·줄기·뿌리는 약용으로 쓴다. 한방에서는 엉겅퀴의 크고 긴 뿌리를 대계근이라고 하여 관절염 등의 처방에 많이 쓴다.

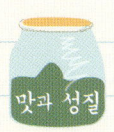 맛은 쓰며 성질은 서늘하고 약간의 독이 있다.

 생즙을 내어 먹거나 김치를 담그거나 겉절이 등 음식을 해서 먹으려면, 잎에 벌레가 오기 전인 4~5월에 채취해서 사용해야 한다. 엉겅퀴는 봄에 한 번 자르고 나면 자른 자리에서 바로 새순이 나오기 때문에 가을까지 계속 새순을 얻을 수 있다. 효소를 담그려면 꽃이 필 무렵 약성이 센 시기인 8~9월 뿌리까지 채취한다. 채취할 때는 억세고 강한 가시가 있으므로 고무장갑이나 코팅된 장갑을 낀다.

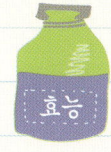 엉겅퀴의 효능은 너무도 다양해서 전부를 다 적을 수는 없고 대표적인 몇 가지만 보면, 혈액순환·간기능 개선·지혈·소염작용 등을 한다고 알려져 있다.

엉겅퀴와 우슬뿌리를 삶은 물로 만든 식혜를 먹으면 혈압·중풍·부인병·산후부종 등에 좋다고 한다. 유럽에서도 간질환과 산후부종에 엉겅퀴를 약용하고 있다.

엉겅퀴는 생의약재로 세계적인 관심이 쏠린 가운데 그에 따른 연구개발이 활발하게 이루어지고 있는데, 실험 결과 항암·항염·항산화 등의 약리작용이 보고되었다. 엉겅퀴를 활용한 생약을 가까운 약국에서 만날 날도 멀지 않은 듯하다.

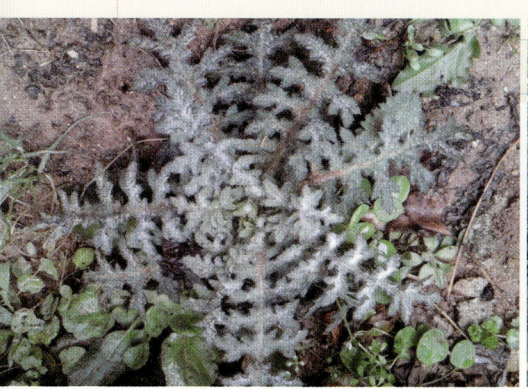
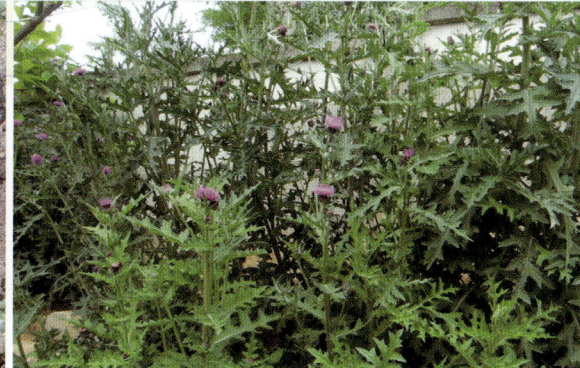

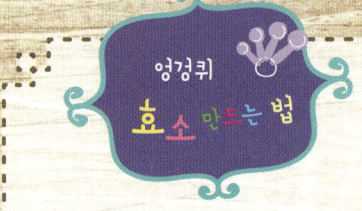

엉겅퀴 효소 만드는 법

엉겅퀴는 민가에서 관절염에 많이 사용하는데, 줄기 · 잎 · 뿌리 · 꽃 모두를 약으로 쓴다. 효소를 담글 때는 줄기의 기운이 왕성하고 수분이 가장 많은 8~9월에 채취한다.

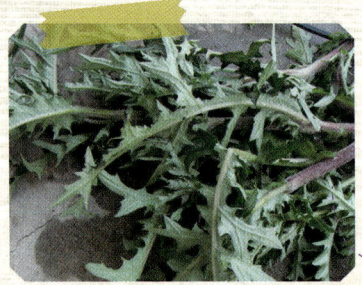

1 가시에 찔리지 않도록 조심해서 엉겅퀴의 잎과 줄기를 채취한다.

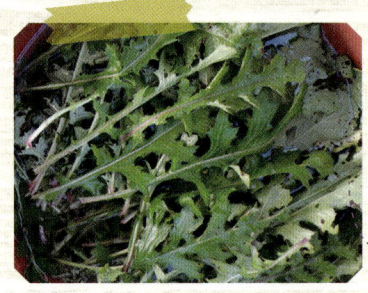

2 벌레나 이물질이 있을지 모르니 흐르는 물에 여러 번 씻는다.

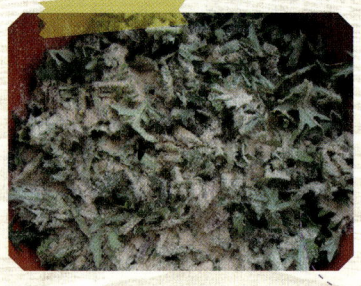

3 고무장갑을 끼고 엉겅퀴를 5~8cm 정도의 크기로 잘라 원당과 함께 버무려 30분 정도 둔다.

4

원당이 엉겅퀴에 스며든 듯하면 숨쉬는 항아리에 담는다.

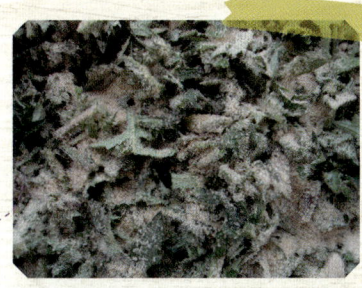

5

엉겅퀴를 담은 항아리를 잘 밀봉해야 한다. 엉겅퀴는 5일 후부터 뒤집어주어야 한다. 보통 35~40일 정도면 발효가 끝나므로 40일 전후가 거르는 데 적기이다.

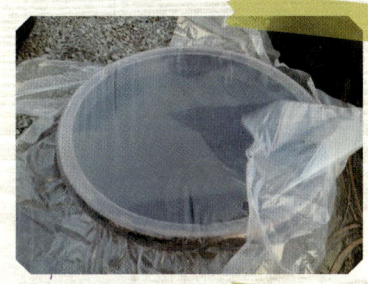

6

옆의 사진은 발효가 끝난 엉겅퀴 원액이다. 효소의 향과 맛도 좋으며, 색은 검은 색에 가깝다.

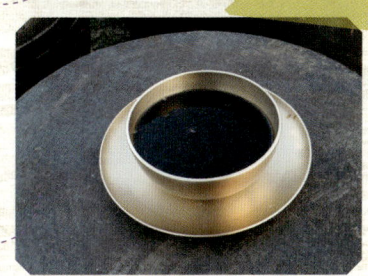

엉겅퀴 효소 참고사항

엉겅퀴는 성질이 차가우므로, 설사를 하거나 한증(寒症)이 있는 경우에는 신중하게 사용해야 한다. 소양인이나 태음인에겐 보약이 되는 식품이지만, 증상에 따라서 치료하는 약재라는 점을 알아야 한다.

엉겅퀴는 열을 가할수록 약성이 떨어지므로 생즙이 가장 좋고, 생즙을 못 먹을 경우에는 우려서 먹어도 좋다.

접골목(딱총나무)

근골 강화제, 타박상·관절염·골다공증의 치료제

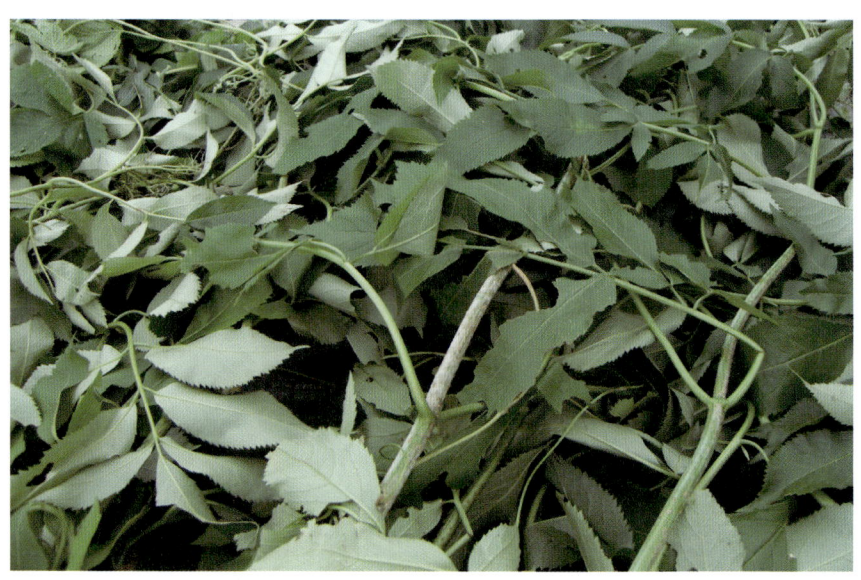

딱총나무·넓은잎딱총나무·미국딱총나무·말오줌때·덧나무 등으로 불리는 인동과의 낙엽활엽관목이다. 우리나라의 제주, 일본 등지에 분포한다.

접골목接骨木이란 이름이 말해 주듯이 뼈가 부러졌을 때나 삐었을 때 효과가 좋은 약나무라 하여 붙여진 이름이다. 꺾어 보면 속이 텅 비어 있어 약한 듯하지만 비바람과 눈보라에도 쉽게 부러지지 않는다.

산골짜기와 산기슭, 개울가에서 많이 자란다. 높이는 약 2~3m이고 수피는 불규칙하게 갈라진다. 잎은 마주나고 깃꼴겹잎으로 2~4쌍의 작은잎이 달린다. 작은잎은 바소꼴로 끝은 뾰족하고 털이 없으며 가장자리에 톱니가 있다.

5~6월에 원추꽃차례로 황백색의 잔잔한 꽃이 빽빽이 피어 꿀벌들을 유혹한다. 열매는 핵과로 주름지고 작은 콩 모양이며 7~8월에 붉게 익는다. 열매가 아름다워 관상용으로 많이 심으며, 수피·가지·뿌리껍질·줄기·잎 등은 약용으로 쓴다.

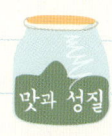
맛은 달고 성질은 평하나 약간 찬 편에 속하며 독이 없다.

약으로 쓸 때는 그늘에 말려두고 달여서 조금씩 사용한다. 작년에 자란 원대가 있고 그 원대에서 잔가지가 많이 나오게 되는데, 효소를 담그려면 잎이 무성해지기를 기다려 7~8월에 채취한다.

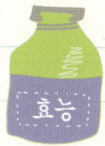
접골목은 이름값을 하는 산야초이다. 뼈가 부러지거나 근육과 힘줄에 손상이 갔을 때 이어주는 역할을 하며, 손발이 삐었을 때 부종을 줄이고 출혈을 최소화하는 역할을 한다. 또한 타박상·관절염·골다공증 등에도 좋으며, 소변을 잘 나오게 하고 방광 기능을 활성화하고 신장염을 고치는 효과가 있다.
접골목 200g과 홍화씨 80g을 끓여 꾸준히 복용하면, 허리와 관절이 튼튼해지고 정력도 왕성해져서 삶에 의욕이 샘솟는다.

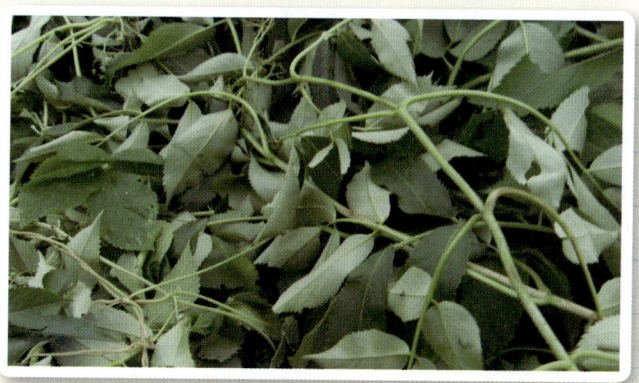

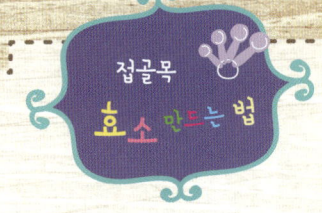

접골목 효소 만드는 법

접골목은 여름에 꽃이 피기 전에 채취해야 수분이 많이 남아 있게 된다. 꽃이 피면 수분이 급격히 말라 효소에 시럽을 부어야 한다. 접골목은 키는 크지 않지만 잔가지가 많아 포기에서 몇 개만 채취해도 많은 양의 효소를 얻을 수 있다.

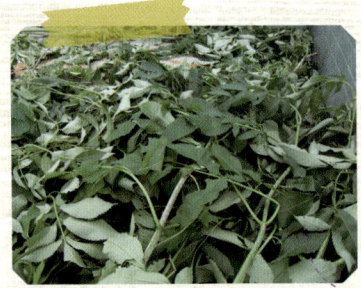

1 산에서 채취한 접골목은 벌레가 없고 상태가 좋아 깨끗하지만, 흐르는 물에 씻어 물기를 30분 정도 뺀다.

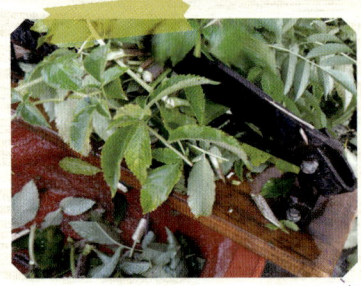

2 물기를 뺀 접골목을 활성화가 골고루 잘 일어날 수 있도록 5~8cm 정도의 크기로 자른다.

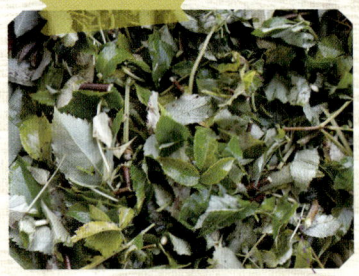

3 접골목도 다른 산야초와 마찬가지로 원당 40% : 접골목 60%의 비율로 혼합하여 1시간 정도 그늘에 둔다.

4

활성화가 시작되면 숨쉬는 항아리에 담는다.

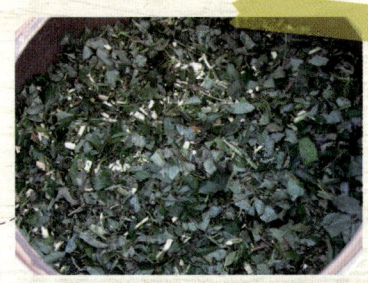

5

항아리에 초파리나 벌레가 들어가지 못하도록 비닐로 잘 밀봉해야 한다.

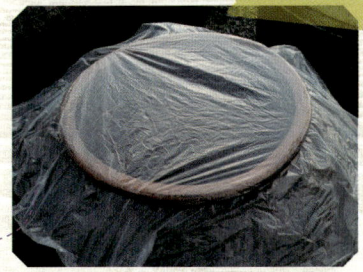

6

접골목은 5일 후부터 3일 간격으로 뒤집어주어야 한다. 보통 45~50일 정도면 발효가 끝나므로 50일 전후가 거르는 데 적기이다.

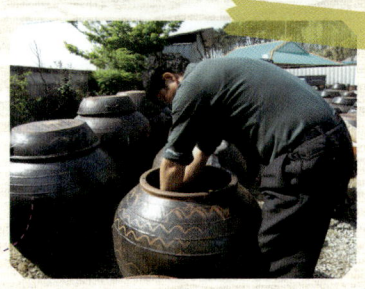

접골목 효소 참고사항

접골목은 먹는 중간에라도 설사를 하거나 어지럼증을 호소하며 구토를 하면 잠깐 쉬었다가 소량만 복용한다. 또한 강하게 혈행을 촉진시키는 성질이 있으므로, 임산부와 유아에게는 소량만 복용하게 하든지 사용하지 말아야 한다. 그러나 잘 발효된 효소는 그런 염려는 하지 않아도 된다. 발효되는 과정에서 완전히 법제가 되기 때문이다.

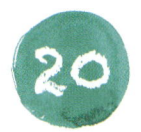 # 질경이

간기능·신장기능 개선에 효과가 있는 식물

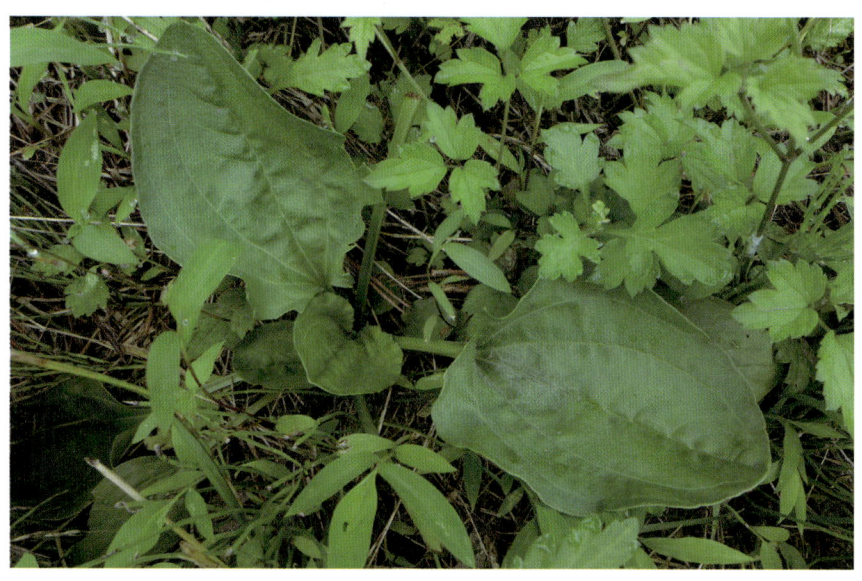

　질경이과의 쌍떡잎식물로서 풀밭이나 길가, 또는 빈터에서 아주 흔하게 자라지만 생명력이 가장 질긴 식물 중의 하나이다. 줄기는 없고 잎은 뿌리에서 뭉쳐나오며 타원모양으로 4~15cm 정도의 길이로 자라며 5개의 맥이 뚜렷하고 가장자리에 물결모양의 톱니가 있다.

　꽃은 6~8월에 흰색으로 피고, 잎 사이에서 나온 꽃대의 길이가 종류마다 차이가 있으나 10~50cm의 꽃줄기 윗부분에 수상꽃차례를 이루며 빽빽이 달린다. 까맣고 작은 씨앗이 9~10월이면 익어 땅에 떨어져 번식한다.

　어린잎은 식용하는데 김치를 담가서 먹기도 하고 국을 끓여먹기도 하고 튀김을 해서 먹기도 한다. 한방에서는 잎이 차전車前, 종자가 차전자

車前子라는 약재로 쓰인다. 주로 한국·일본·사할린·타이완·중국·시베리아·말레이시아 등지에 분포한다.

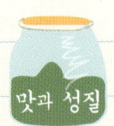
맛은 달고 약간 짜며 성질은 평하며 서늘하고 독이 없다.

4~5월 사이 연한 싹을 따서 나물을 무치거나 국을 끓여먹는다. 차전자를 말려서 한약으로 사용할 때는 10월에 씨앗이 영글었을 때 채취한다. 전초를 말려서 약재로 쓸 때나 효소를 담그기 위해서는 꽃대가 올라오기 직전이 약성도 좋고 수분도 충분하므로 7~8월에 채취한다.

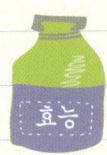
스트레스를 받거나 과음을 하면 간에 무리가 가면서 쉽게 피로해지는데, 질경이가 알코올을 분해하여 숙취해소에 좋고 간의 피로를 풀어준다.
질경이는 또한 변비에 좋다고 알려져 있다. 섬유질이 풍부하여 장운동이 활발해지기 때문이다. 설사를 멈추게 하기도 하고 숙변을 제거하는 효과도 기대할 수 있다.
차전자를 꾸준히 먹으면 신장기능이 좋아져서 이뇨작용을 촉진시킨다. 소변을 시원하게 보지 못하는 사람들에게는 희소식이 아닐 수 없다. 활발한 이뇨작용으로 얼굴이나 손발이 자주 붓는 부종을 개선하거나 몸속의 노폐물 배출에도 뛰어난 효과가 있어 성인남녀들의 보약이라 할 수 있다. 전립선 비대증에도 좋으며, 염증을 제거하는 소염작용도 한다. 방광염이나 요도염이나 신우신염 등에 효과가 있다.

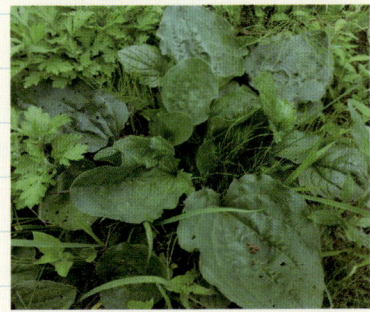

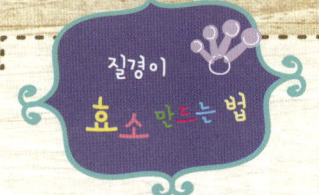
질경이 효소 만드는 법

마차나 우차가 지나다니는 길가에 있어 모진 생명력의 대명사로 꼽히는 질경이는 꽃이 필 때 채취해야 한다. 질경이는 대부분 사람이 드물게 다니는 곳에 자생하기 때문에 산길이나 빈터에 많다.

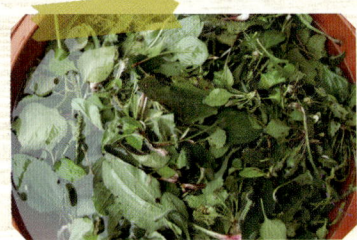

1 깨끗한 곳에서 채취했더라도 뿌리의 흙을 잘 털고 흐르는 물에 여러 번 세척한다.

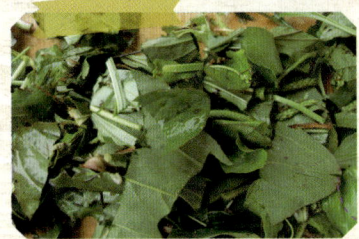

2 물기를 뺀 질경이를 5~8cm 정도의 크기로 자른다.

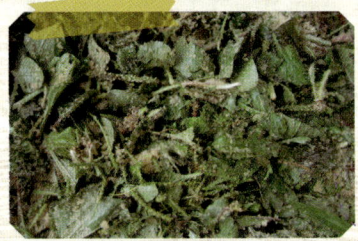

3 원당 30% : 질경이 70%의 비율로 혼합하여 1시간 정도 재워둔다.

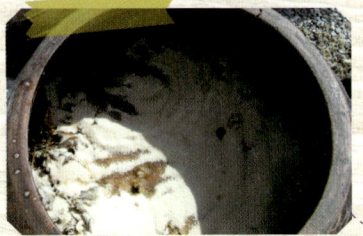

4 활성화가 일어나기 시작하면 숨쉬는 항아리에 담고, 위에 10% 정도의 원당을 덮는다.

5
항아리 입구를 비닐로 잘 밀봉한다. 질경이는 5일 후부터 뒤집어주어야 하며, 보통 35~40일 정도면 발효가 끝나므로 40일 전후가 거르는 데 적기이다.

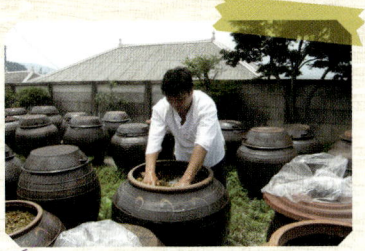

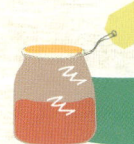
질경이 전설

옛날에 새색시가 시집을 가서 시어머니와 함께 살게 되었다. 새신랑은 먹고 살기가 너무 어려워 장가를 들자마자 다른 집으로 머슴을 살러 갔다. 시어머니의 시집살이가 어찌나 드센지 며느리는 견뎌내기가 너무 힘들었지만, 신랑 볼 날만 기다리며 참았다.

아들이 부쳐주는 쌀로 시어머니는 자신만 배불리 먹었다. 배고픔을 견디다 못한 며느리는 그만 죽고 말았다. 시어머니는 그런 며느리를 양지바른 곳에 묻어주기는커녕 동네 어귀에 그냥 버렸다. 나중에 집에 돌아온 아들은 없어진 아내를 찾아 헤맸다. 마침내 어머니의 실토로 사실을 알게 된 아들은 아내가 버려진 곳에 찾아갔다. 아내의 시체는 온데간데없고 그 자리엔 이름 모를 풀이 돋아나 있었다. 아들은 그것을 캐어 집 근처 양지바른 곳에 심었다.

시어머니는 그 풀을 아들 몰래 뽑아 사립문 밖에 버렸다. 따가운 햇살 때문에 목이 말라도 누구 하나 물을 갖다 주는 사람이 없었다. 지나다니는 사람들의 발길에 밟혀 힘겹기만 했지만, 그 이름 모를 풀은 끈질기게 생명을 이어갔다. 아들은 어머니의 성화에 못 이겨 다시 결혼을 하게 되었다. 그러나 아들은 전 부인을 잊지 못하여 새 부인 홀로 밤을 지새우게 하였다. 그러던 어느 봄날, 질경이가 언 땅을 비집고 올라왔다. 새 부인은 그 순을 뜯어다가 나물을 무쳐 신랑에게 먹였다. 그후로 신랑은 새 부인 홀로 밤을 지새우게 내버려두지 않았다. 질경이가 그만큼 강정효과가 좋아 어쩔 수 없이 여자를 가까이하게 되었다는 이야기다.

컴프리

각종 위장병에 효과가 있고, 피부병·빈혈에 좋다

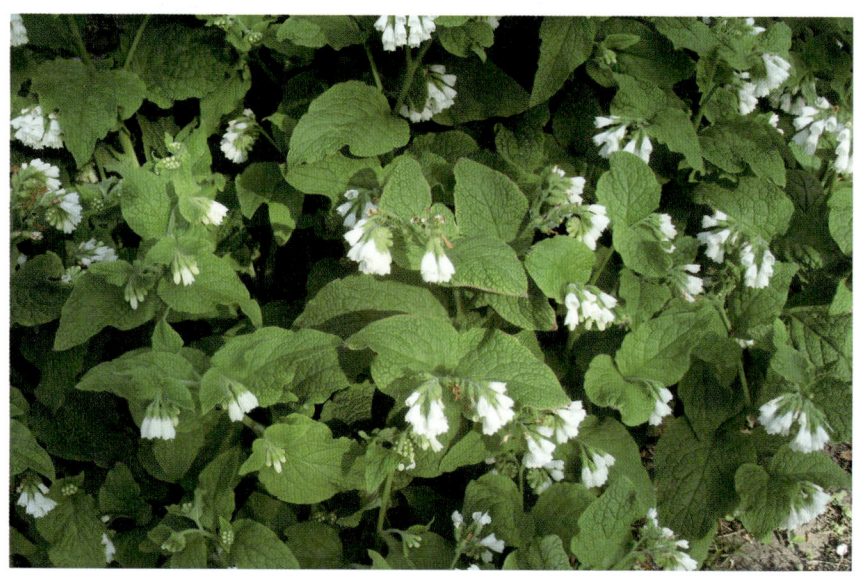

　지치과의 여러해살이풀로서 러시아 남부지방이 원산지이다. 힘이 없이 키가 커서 조금만 자라면 누워서 자라는 쌍떡잎식물이다. 양지바르고 기름진 땅에서 잘 자라지만, 대체로 토양이나 기후를 별로 가리지 않는다.

　컴프리는 캄프리·콤푸레·러시아지치·러시안컴프리 등으로 부르며, 생약명으로는 감부리라고 한다.

　키는 60~110cm, 줄기에 짧은 흰색의 털이 많이 붙어 있으며, 줄기잎은 어긋나고 끝이 길고 뾰족한 달걀모양으로 밑부분이 밑으로 흘러 기러기 날개처럼 된다. 뿌리에서 올라온 잎은 긴 잎자루가 있으며, 꽃은 6~8월에 자주색 또는 옅은 붉은색이나 흰색으로 종모양을 하고 밑을 향해 핀다. 열매는 각이 있고 갈라지며 달걀모양이다.

  잎과 줄기를 베어낸 자리에서 다시 새순이 나와 늘 푸른잎을 달고 있으며, 일년에 8~10번은 베어서 효소를 담가도 남아돌 정도이다. 꽃대가 쓰러지게 되면 밑부분이 썩어 한꺼번에 죽기도 하므로, 여름에 자주 베어주어야 몇 년이고 포기에서 번식이 가능하다. 토종 산야초가 아니라서 그런지 그다지 생명력이 강한 식물은 아니다.

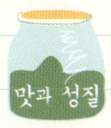
맛은 달며 성질은 평하고 따뜻하며 독이 없다.

컴프리는 이른 봄부터 새싹이 올라오고 성장이 빨라 3월이면 채취가 가능하다. 15~20일이면 베어낸 자리에서 똑같은 크기로 성장하므로 언제나 채취가 가능하여 약용하거나 효소를 담글 수 있다.

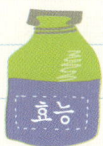
컴프리는 소화기능을 향상시키며 위산과다나 위궤양 등 각종 위장병에 좋다. 피부병에도 좋아 입욕제로도 사용하며, 철분이 많아 철분 부족으로 오는 빈혈에도 효과가 있다.
수많은 허브 중 역사가 가장 오래된 것으로 중국 전통의학에서도 사용되었다. 오늘날에 와서는 더 많은 관심을 가지고 연구하고 있는데, 영국의 한 식물학자는 '기적의 풀'이라고 일컫기도 했다. 비타민 $B_1 \cdot B_2 \cdot B_{12} \cdot C \cdot E$ 등과 엽산·판토텐산·나이아신·게르마늄 등 많은 성분이 함유되어 있다는 연구 결과가 나와 있다.

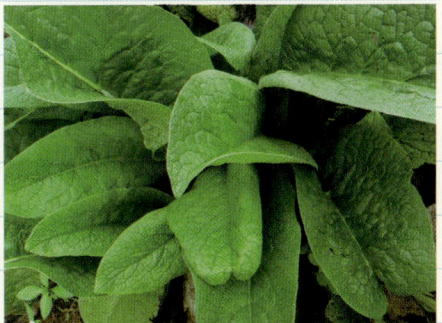

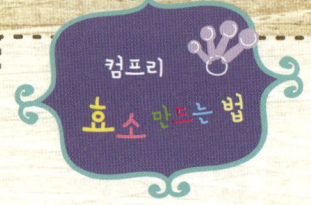

컴프리 효소 만드는 법

컴프리는 줄기와 잎을 잘라내면 새순이 바로 나오기 때문에 연중 채취가 가능하지만, 꽃이 피기 직전이 수분을 가장 많이 함유하고 있어 효소를 담그기에는 좋다.

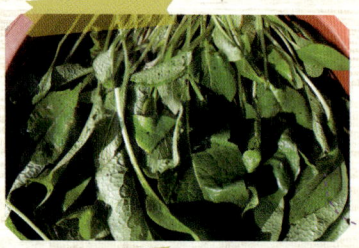

1 컴프리의 줄기와 잎을 채취해 흐르는 물에 여러 번 씻는다.

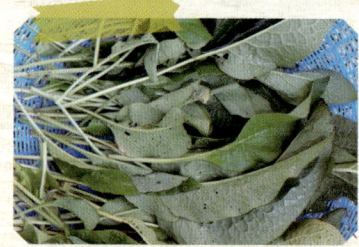

2 컴프리는 수분이 많은 식물이므로 물기가 완전히 빠지도록 소쿠리에 담아 그늘에 1시간 정도 둔다.

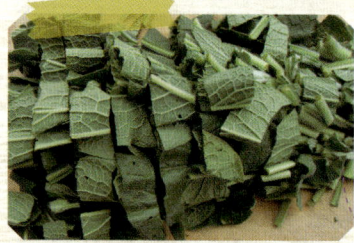

3 발효가 골고루 잘 일어날 수 있도록 컴프리를 5~8cm 정도로 자른다.

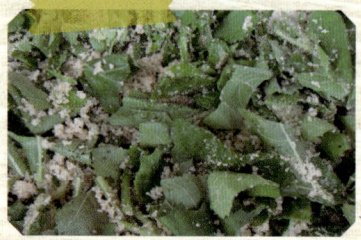

4 컴프리는 다른 산야초에 비해 수분이 많은 편이지만 원당을 똑같은 비율로 혼합한다.

5

1시간이 지나면 숨쉬는 항아리에 공간이 없이 잘 담아 초파리나 벌레가 들어가지 못하도록 비닐로 잘 밀봉해야 한다.

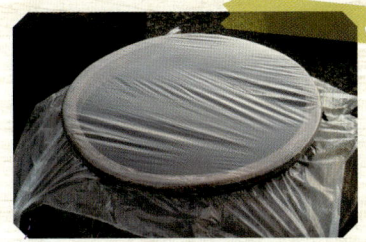

6

컴프리는 5일 후부터 뒤집어주어야 한다. 컴프리는 보통 30~40일 정도면 발효가 끝나므로 40일 전후가 거르는 데 적기이다.

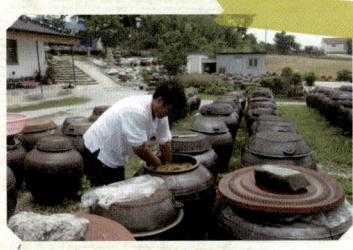

7

효소는 살아 있으므로 부유물이 생기면서 맑고 깊은 맛을 내는 습성이 있어 자주 광목으로 걸러주어야 한다. 오래 보관할 때는 최소한 3년에 한 번씩은 걸러주어야 한다.

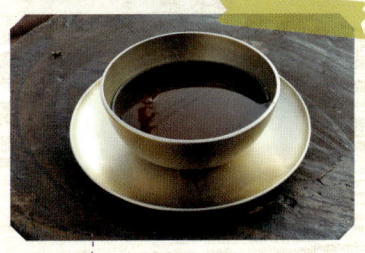

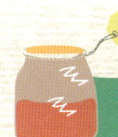
컴프리 효소 참고사항

살아 있는 효소는 강한 저항력과 함께 면역력을 키워 잡병이 몸에 못 들어오게 한다. 효소를 복용하면, 잘못된 경로로 병원균이 침범하더라도 바로 물러가게 되어 있다.

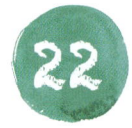

콩잎

유방암 · 전립선암 예방, 강력한 항산화 효능으로
고지혈증 · 동맥경화에 뛰어난 효과

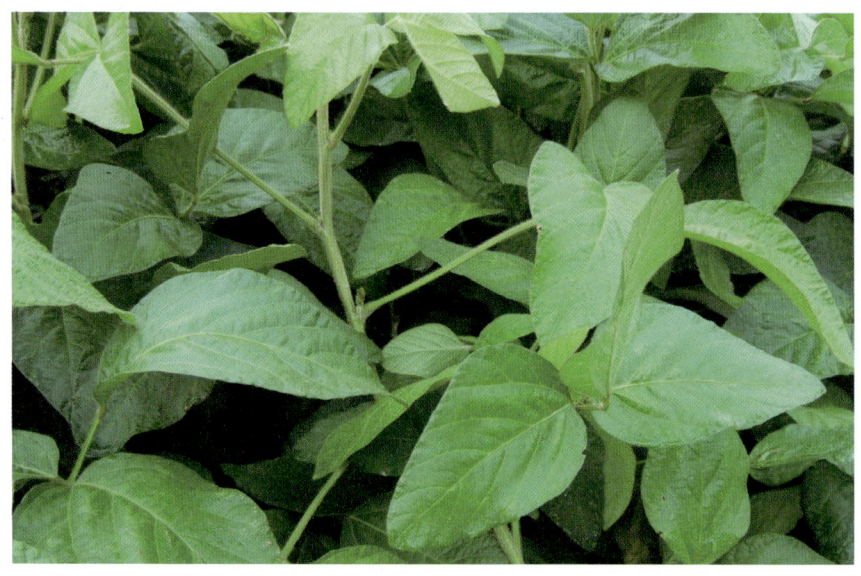

   콩은 콩과에 속하는 한해살이식물로 원산지는 시베리아의 아무르강 유역이다. 생육기간은 가장 짧은 것은 75일 정도, 가장 긴 것은 200일 정도 되지만, 실제로 재배되고 있는 품종은 90~160일 범위에 속한다. 국내에서 재배되는 콩의 종류는 메주콩 · 쥐눈이콩 · 서리태(약콩) · 청태 · 흰콩 · 작두콩 · 완두콩 · 동부 · 밤콩 등 여러 가지지만, 각각의 성질도 맛도 약성도 다르다.

   여름에 장마가 끝나고 콩의 줄기가 우거지면 가을에 결실이 좋지 않으므로, 줄기를 반으로 잘라 새로운 가지에서 새순이 나와 콩이 많이 열리게 유도하고 쓰러짐을 방지하기도 한다.

   콩잎은 콩과 비교하면 다소 활용도가 떨어지지만, 비타민이나 항산화

물질은 수십 배나 많이 함유하고 있다. 장아찌·콩잎 김치·쌈 등으로 먹는데, 우리 선조들의 지혜가 돋보이는 식탁이다.

　방송에서 효능이나 기능성에 대해 알리면서 많은 관심을 갖게 되었는데, 콩잎에는 비타민과 무기질이 풍부하여 현대인에게 필수적인 영양식이다. 또한 콩잎에는 식물성 여성호르몬이 많이 들어 있으므로, 콩을 좋아하지 않는 사람은 콩잎으로 반찬을 만들어 먹으면 좋다.

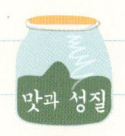
맛은 달며 성질은 서늘하고 독이 없다.

콩잎은 노란 메주콩과 서리태인 약콩으로 반찬을 하거나 효소를 담근다. 메주콩잎은 서리태보다 한 달 정도 먼저 채취해야 하고, 5~6월이 윗순을 집어주는 시기이므로 잎을 따서 반찬을 하거나 잎과 순 모두 효소를 담가도 된다. 서리태로 효소를 담그거나 반찬으로 쓰려면 9~10월에 채취한다.

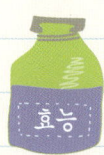
농촌진흥원에서는 콩잎에서 이소플라본류 5종, 플라보놀 1종, 테로카판류 2종, 페놀성 화합물 2종, 소야사포닌 2종, 당알코올 1종 등 모두 16종의 생리활성 물질들을 분리했다고 밝혔다. 이소플라본은 주로 콩과 식물에만 함유되어 유방암·전립선암·골다공증·심장병 예방에 좋고, 플라본과 플라보놀은 강력한 항산화 효능을 기반으로 고지혈증·동맥경화·폐암 등에 뛰어난 효과를 보이는 성분이다. 또 테로카판은 동맥경화증 예방에 도움을 주는 성분이고, 소야사포닌은 인삼사포닌과 유사한 식물성 스테롤로 항암과 항고지혈증에 좋다.
콩보다 콩잎이 의학적으로는 더 효과적이며, 실제로 치료한 사례도 많이 기록되어 있다.

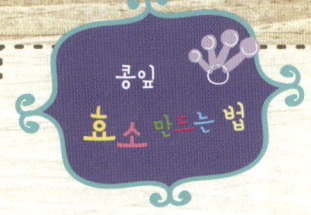

콩잎 효소 만드는 법

콩잎도 다른 산야초와 마찬가지로 꽃이 피기 직전에 채취해야 수분이 있어 발효가 잘되고 활성화가 잘 일어나게 된다.

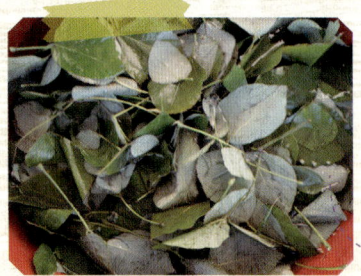

1 콩잎과 줄기를 채취하여 흐르는 물에 여러 번 씻는다.

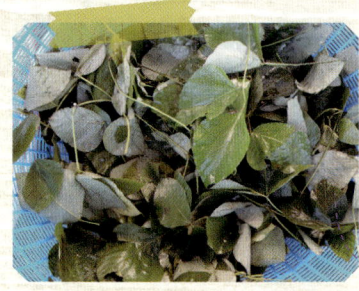

2 콩잎을 소쿠리에 담아 30여 분간 그늘에서 물기를 뺀다.

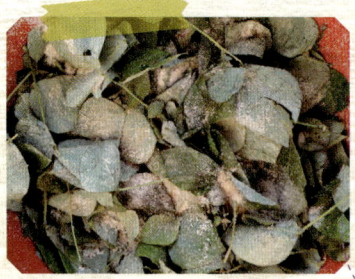

3 적당히 물기를 빼고 콩잎과 원당을 혼합한다. 원당 40% : 콩잎 60%의 비율로 혼합하여 1시간 동안 그늘에 둔다.

활성화가 일어나면 숨쉬는 항아리에 잘 담는다.

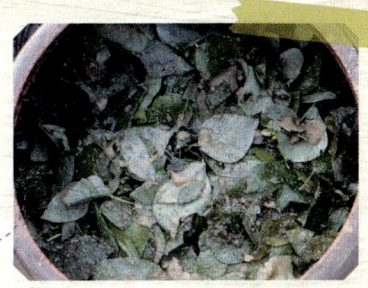

항아리 입구를 비닐로 잘 밀봉한다.

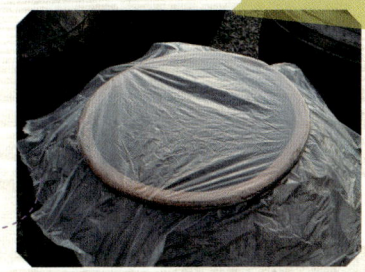

콩잎은 5일 후부터 뒤집어주어야 한다. 보통 35~40일 정도 되면 발효가 끝나므로 40일 전후가 거르는 데 적기이다.

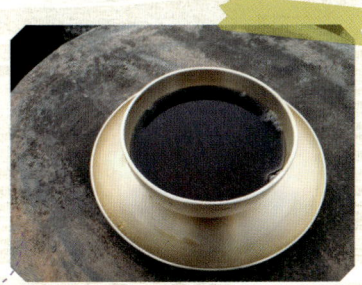

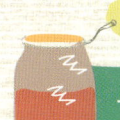 콩잎 효소 참고사항

최소한 3년에 한 번씩은 걸러주어야 부유물이 없어지고 살아 있는 효소를 얻을 수 있다.

제4장

살아있는
효소 만들기

가을

구절초

월경불순 · 월경통 · 불임증 등 여성질환에 좋다

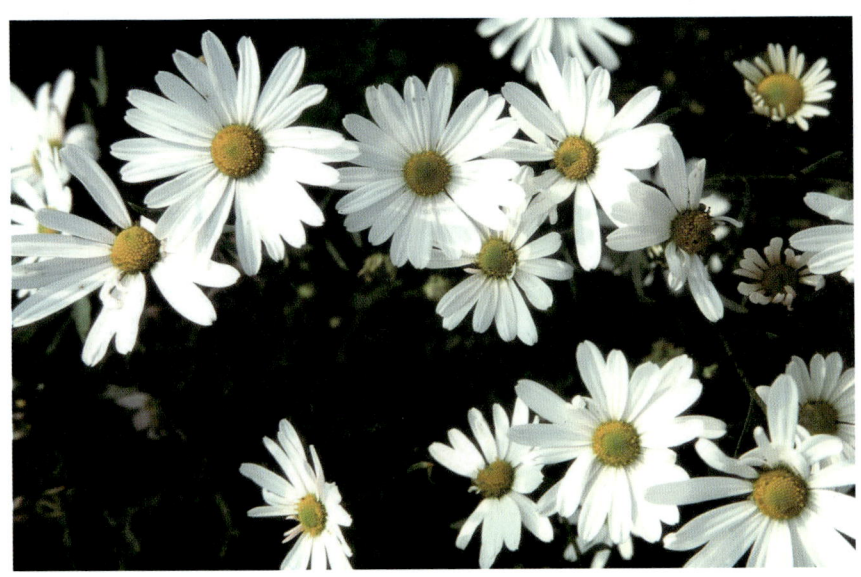

　구절초는 국화과의 여러해살이풀로서 구일초九日草 · 선모초仙母草 · 들국화라고도 한다. 바람에도 잘 부러져 아홉 번 꺾이는 풀, 또는 음력 9월 9일에 채취해야 약성이 좋다고 해서 구절초라 하기도 한다. 또 음력 5월 5일 단오절에는 줄기가 다섯 마디가 되고, 음력 9월 9일 중양절에는 아홉 마디가 되어 구절초라는 설도 있다.

　가을이면 산기슭과 풀밭에 크고 흰 꽃이 가끔 보이기도 하지만, 요즘은 지역마다 축제를 해서 대량으로 재배한다. 높이 50cm 정도로 땅속줄기가 옆으로 길게 뻗으면서 번식하는데, 삽목으로도 번식이 가능하다. 모양이 산구절초와 비슷하며 뿌리에 달린 잎과 밑부분의 잎은 1회 깃꼴로 갈라진다.

9~11월에 줄기 끝에 지름 4~6cm의 연한 홍색 또는 흰색 두상화가 한 송이씩 핀다. 열매는 수과瘦果로 찾아보기도 힘들게 작고 씨는 10월에 익는다. 꽃을 술담가 먹기도 하는데, 풋냄새를 없애려면 설탕을 가미해야 한다. 꽃모양이 아름다워 관상용으로 화분이나 화단에 재배하기도 한다.

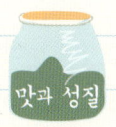
맛은 쓰고 성질은 평하지만 약간 따뜻하며 독이 없다.

구절초 꽃차를 겨우내 먹으려면 9월에 꽃과 함께 채취한다. 효소를 담글 때도 9월에 채취해서 발효를 시키면 향기도 좋고 약성도 좋아 보약이 아닐 수 없다.

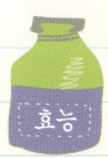
구절초는 옛날부터 약재로 사용되어 왔는데, 특히 여성에게 효과가 있다. 즉, 자궁이 허약한 사람이나 월경불순 · 월경통 · 불임증 등에 좋다. 시골집 처마밑에 짚으로 묶여 대롱대롱 매달려 있는 약재가 바로 선모초라고 하는 구절초이다.
소화불량으로 속이 더부룩할 때도 좋고, 혈관을 튼튼하게 하고 혈압을 안정시키고 혈액순환이 잘 되도록 도와주는 역할도 한다.
또 구절초는 비타민을 많이 함유하고 있는 약초이므로, 평소에 잦은 기침을 하거나 기관지가 좋지 않아 늘 목이 답답하고 감기에 잘 걸리는 사람에게 효과가 있다.

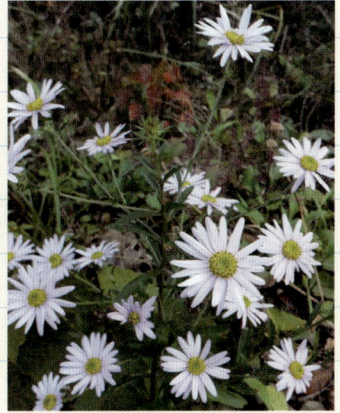

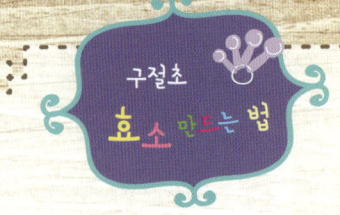

구절초 효소 만드는 법

구절초는 9월 9일에 채취해야 약성이 좋다고 한다. 가능하면 꽃과 함께 효소를 담가야 더 향기롭고 고운 액을 얻을 수 있다.

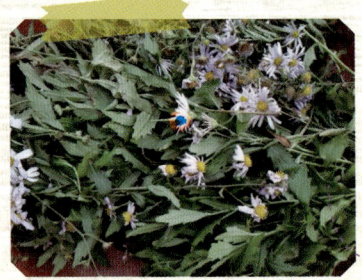

1 구절초는 뿌리까지 뽑지 말고 줄기와 잎, 꽃만 채취한다.

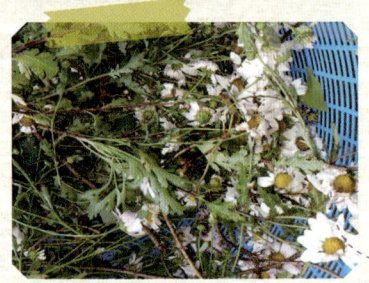

2 세척한 구절초를 소쿠리에 담아 30여 분 동안 물기를 뺀다.

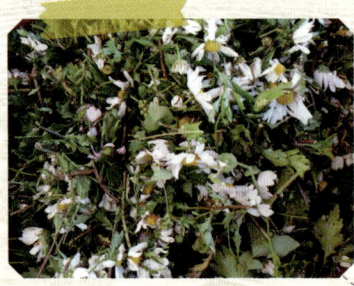

3 물기를 뺀 구절초를 5~8cm 정도로 잘라 활성화가 골고루 일어날 수 있도록 한다.

④ 원당 40% : 구절초 60%의 비율로 혼합하여 1시간 동안 그늘에 둔다.

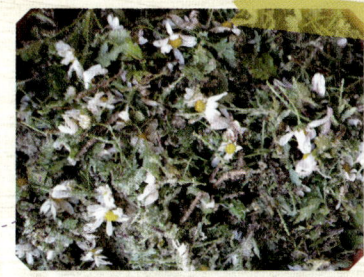

⑤ 활성화가 되어 바닥에 약간의 물이 고이면, 숨쉬는 항아리에 빈틈이 생기지 않도록 눌러 담는다.

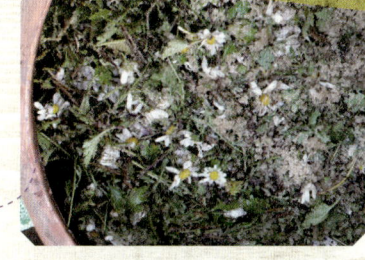

⑥ 숨쉬는 항아리는 고무줄로 꽁꽁 동여매어도 한낮엔 비닐이 조금 위로 부풀어올랐다가 밤이 되면 내려가기를 반복하며 발효가 된다. 그래야 살아 있는 효소를 얻을 수 있다. 구절초는 5일 후부터 뒤집어주어야 한다. 보통 45~50일 정도 되면 발효가 끝나므로 50일 전후가 거르는데 적기이다.

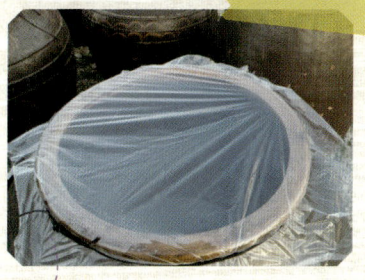

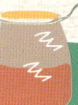 구절초 효소 참고사항

효소를 먹는 방법은 다양하지만, 치료가 목적일 때는 원액으로 하루 식간에 세 번 먹는 것이 좋으며 일반인들이 건강식으로 먹을 때는 물 5 : 효소 1 정도로 희석하는 것이 좋다.

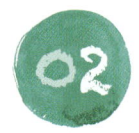
달맞이꽃

골다공증을 비롯하여 여성의 갱년기증상 완화

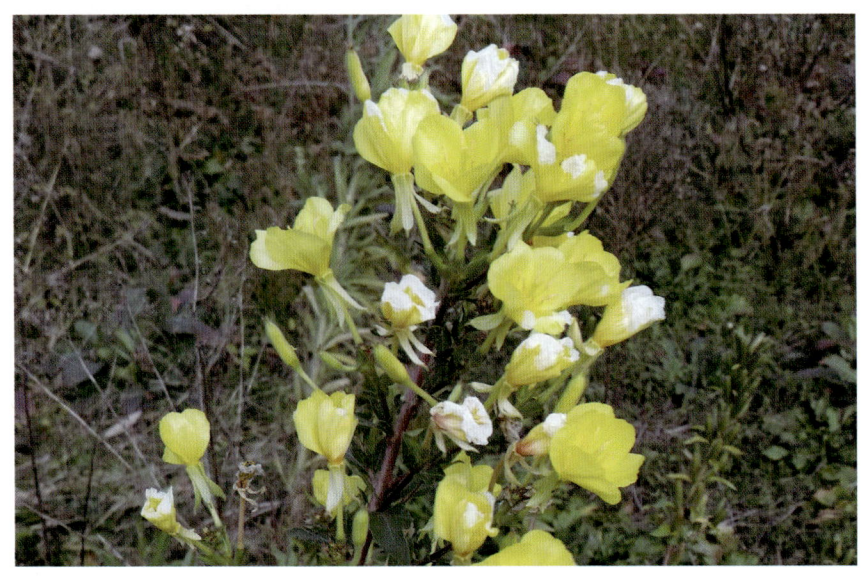

달맞이꽃은 바늘꽃과의 두해살이풀로서 원산지가 남아메리카 칠레이다. 물가나 절개지, 묵은땅, 빈터 등 어디든 가리지 않고 아주 잘 자란다. 굵은 뿌리는 곧고 크며 늦가을이면 뿌리에서 새싹이 나와 작은잎으로 겨울을 이겨내고, 이른 봄이면 굵은 줄기가 나와 곧게 서며 높이가 60~130cm까지 자란다. 줄기와 잎 전체에 짧은 털이 있고, 잎은 어긋나고 잎에 선명한 줄이 그어져 있으며 끝이 뾰족하고 가장자리에 얕은 톱니가 있다.

꽃은 6~10월까지 피고 지기를 반복하며 종모양의 노란색 꽃이 잎겨드랑이에 1개씩 달린다. 저녁에 피었다가 아침에 시들지만 햇볕이 강하지 않은 날엔 한낮까지도 꽃이 피어 있는 것도 있다. 열매는 삭과로 긴 타원 모양이고 4등분으로 갈라지면서 종자가 나오는데, 영글어 스스로 벌어지기도 하지만 바람에 흔들려 다 떨어진다. 종자는 여러 개의 모서리각이 있으며 스스로 발아가 잘되어, 한번 재배하면 언제까지고 나와서 제초작업이 여간 힘든 것이 아니다. 생약명은 월견초, 씨앗은 월견자라 해서 귀한 약재이다.

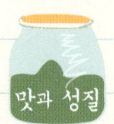

맛은 약간 맵고 달며 성질은 따뜻하고 독이 없다.

효소를 담그기 위해서는 수분을 씨앗에 빼앗기기 전인 5~6월에 잎과 줄기, 꽃과 함께 채취해야 한다. 씨앗에서 기름을 짜려면 10~11월에 줄기를 베어 햇볕이 잘 드는 곳에 잘 말려야 한다. 그것을 두드려 털어 기름을 짜서 참기름이나 들기름처럼 먹으면 된다.

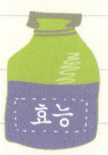

달맞이꽃의 효능 중 빼놓을 수 없는 것이 골다공증이다. 또 달맞이꽃 씨앗에 풍부하게 함유되어 있는 감마리놀렌산 성분이 갱년기증상에 좋다. 갱년기 여성들에게 자주 나타나는 안면홍조·불면증·우울증·두통·가슴 두근거림 등의 증상을 완화시키는 것이다. 달맞이꽃 종자유는 아침 저녁 한 큰술씩 먹으면 큰 효과를 볼 수 있다. 달맞이꽃을 꾸준히 복용하면 혈관 내에 쌓여 있는 콜레스테롤이나 노폐물 등이 배출되기 때문에 혈액이 맑아지면서 혈액순환 또한 좋아져서, 고혈압·뇌졸중·고지혈증·동맥경화 등 각종 혈관계질환을 예방하는 데 좋다.

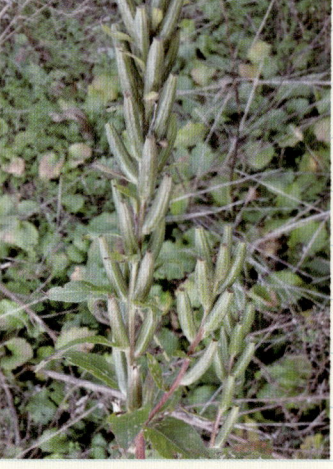

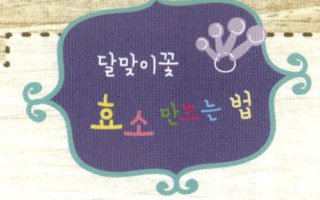

달맞이꽃 효소 만드는 법

　겨울의 혹독한 추위와 맞서 이겨낸 달맞이꽃은 뿌리까지 채취해 나물로도 먹을 수 있고 효소로도 담가 먹는다.

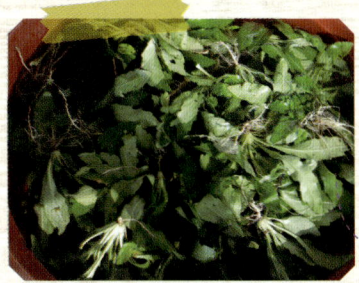

1 달맞이꽃의 어린순을 뿌리까지 채취해서 흐르는 물에 깨끗이 씻는다.

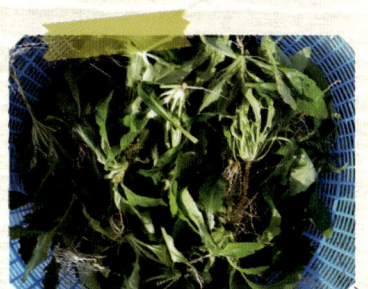

2 달맞이꽃의 어린순은 물기가 조금만 빠져도 되므로, 10분 정도 소쿠리에 담아 그늘에 둔다.

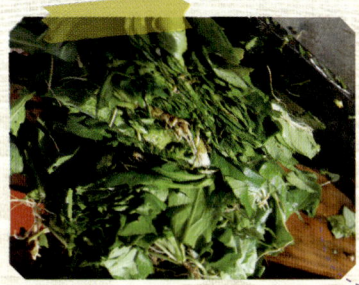

3 물기가 적당히 빠지면 활성화가 골고루 잘 일어날 수 있도록 5~8cm 정도 크기로 자른다.

4
원당 40% : 달맞이꽃의 어린순 60%의 비율로 혼합하여 20분 정도 그대로 둔다.

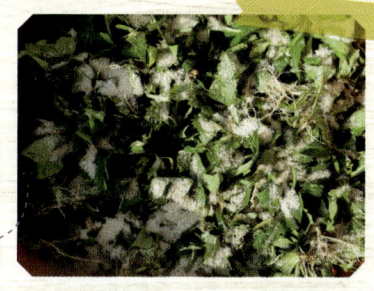

5
바닥에 물이 고이며 활성화가 일어나기 시작한다. 이때 숨쉬는 항아리에 잘 담는다.

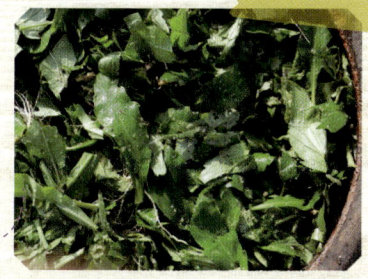

6
항아리 입구를 비닐로 잘 묶는다.

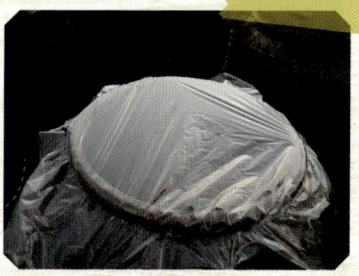

7
달맞이꽃은 3일 후부터 뒤집어주어야 한다. 보통 15~22일 정도 되면 발효가 끝나므로 20일 전후가 거르는 데 적기이다.

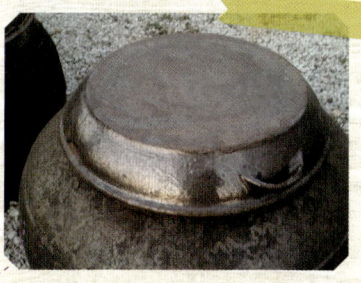

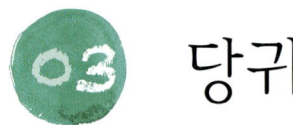 당귀

여성을 위한 보약, 혈액이 탁하거나 부족한 여성에게 좋다

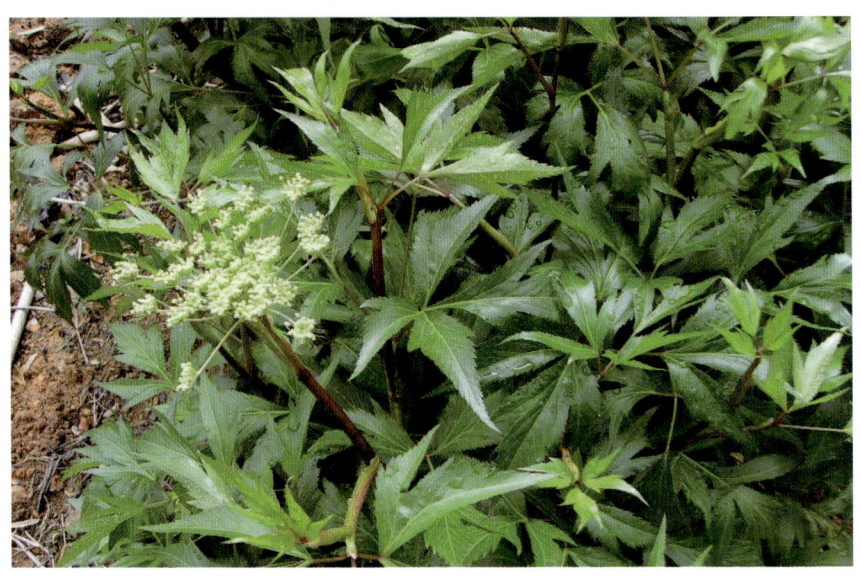

　당귀는 미나리과에 속하는 여러해살이 방향성 초본의 뿌리를 일컫는다. 한방에서 감초만큼이나 귀한 대접을 받는데, 당귀의 종류에는 중국당귀(건귀·마미당귀·문무·백기), 왜당귀(일당귀), 한국당귀(토당귀·숭검초·조선당귀) 등이 있다.

　당귀는 토질이 비옥하고 물빠짐이 좋은 곳에서 잘 자라는 편이지만, 숲그늘이나 냇가, 공터에서도 볼 수 있다. 키는 60~150㎝ 정도까지 자란다. 약으로 쓰려면 그해에 캐어야 하며, 2년째가 되면 꽃대가 나와 꽃을 피운다. 꽃은 흰색으로 8월과 9월경에 원줄기와 가지 끝에 피고, 열매는 편평한 긴 타원형이고 가장자리에 좁은 날개가 있다.

　약재 형태는 굵고 짧은 것도 있고 토질에 따라 길게 뻗어 들어간 것도 있다. 어린순이나 잎은 쌈으로 먹기도 하고 장아찌를 담가 먹기도 한다. 텃밭에 씨앗을 몇 개만 뿌려두면 온 가족이 향기로운 쌈을 즐길 수 있다.

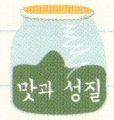
맛은 달다. 약간의 매운맛이나 쓴맛도 있다. 성질은 따뜻하며 독이 없다.

쌈이나 채소로 먹으려면 이른 봄에 연한 잎을 따야 하고, 뿌리를 약으로 사용하려면 잎과 줄기의 기운이 모두 아래로 내려간 11월에 채취해서 잘게 잘라 말려두고 법제를 하여 쓰거나 그냥 복용한다. 효소를 담그려면 꽃이 피었을 때나 꽃이 피기 전인 7~8월에 채취한다.

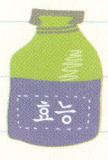
당귀는 음(陰)을 보하는 약재이므로 여성들의 보약이다. 혈액이 부족하고 탁한 여성에게 가장 좋은 약이다. 부족한 혈액을 생성해 빈혈 증상을 없애고, 혈액순환이 잘되게 하여 손발이나 아랫배가 차가운 것을 개선해 몸을 덥게 해준다. 혈관내에 뭉친 혈전을 풀어 혈액순환을 원활하게 하고, 자궁을 따뜻하게 하는 탁월한 효능이 있다. 장의 윤장(潤腸 : 대장을 윤택하게 하여 부드럽게 함)활동을 활발하게 해서 변비를 없애고 쾌변을 하게 한다.

『대한약전』에 나오는 당귀의 약성은 '특이한 냄새가 나고 맛은 약간 쓰면서 달다'고 되어 있으나, 이는 중국당귀와 왜당귀에서만 느낄 수 있다. 참당귀는 단맛은 나지 않고 약간 쓴맛만 난다.

중국당귀나 왜당귀의 뿌리로 만든 당귀는 보혈작용이 뛰어나다. 하지만 참당귀의 뿌리로 만든 당귀는 보혈작용보다는 혈행을 원활하게 하는 활혈작용(活血作用)이 더 뛰어나며, 항암효과 및 혈압강하 작용이 강하다.

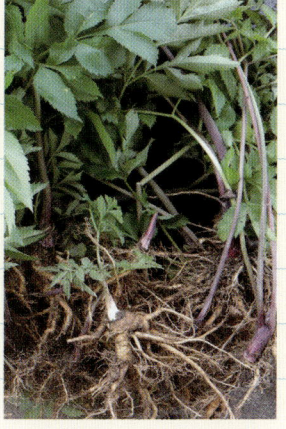

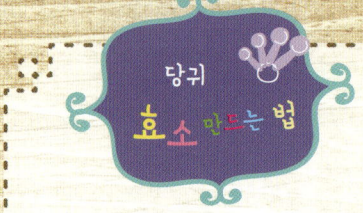

당귀 효소 만드는 법

당귀는 쌈으로 많이 알려져 이젠 가정에서도 쌈용으로 재배하곤 한다. 당귀는 뿌리를 사용하는 약재이므로, 가을에 기운이 아래로 내려갔을 때 채취해야 약성이 좋다.

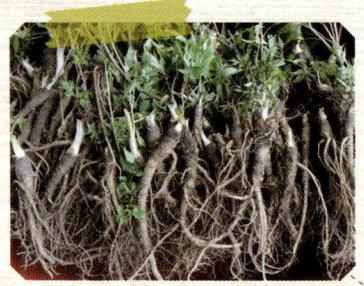

1 겉잎은 마르고 작은잎만 몇 개 남았을 때 채취해서, 잔뿌리가 부러지지 않도록 조심하며 흐르는 물에 씻는다.

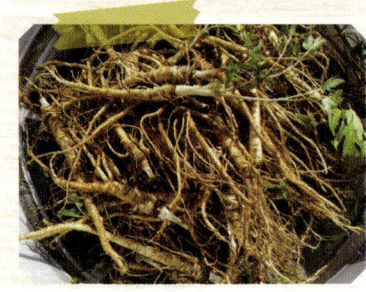

2 소쿠리에 당귀를 담아 물기가 빠지도록 몇 분 정도 둔다.

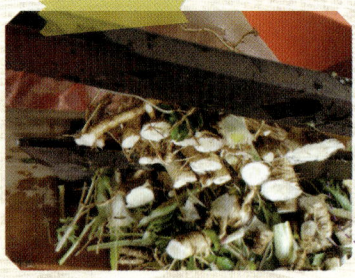

3 골고루 활성화가 일어나도록 5~8cm 정도의 크기로 자른다.

4

당귀와 원당을 혼합하여 4~5시간 정도 그늘에 재워둔다.

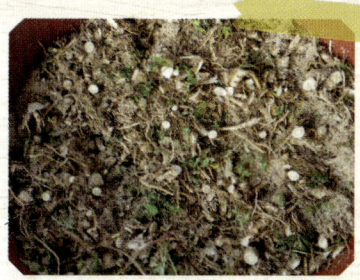

5

당귀가 원당과 융화되어 활성화가 시작되면 숨쉬는 항아리에 눌러 담는다.

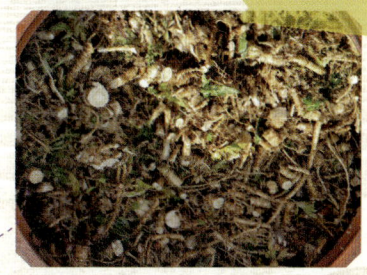

6

초파리나 벌레가 들어가지 못하도록 항아리를 비닐로 잘 밀봉해야 한다. 당귀는 7일 후부터 4일에 한 번씩 재료를 뒤집어주며 자주 씹어보고 맛을 보아야 한다. 보통 60~70일 정도 되면 발효가 끝나므로 70일 전후가 거르는 데 적기이다.

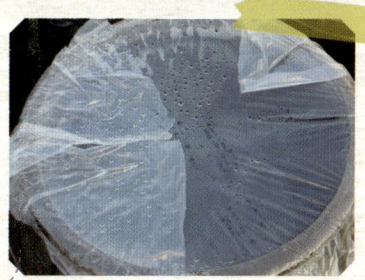

당귀 효소 참고사항

당귀는 장이 안 좋고 소화력이 약해 설사를 자주 하거나 묽은 변을 보는 사람은 피하는 것이 좋다. 또한 임산부는 복용하지 말아야 하는데, 당귀가 자궁을 수축시키는 역할을 하기 때문이다. 효소는 치료 목적으로 먹을 때는 원액으로 식간에 하루 세 번 먹는 것이 좋다.

 # 더덕

만성기관지염 · 폐결핵 · 폐농양 등 폐와 기관지의 명약

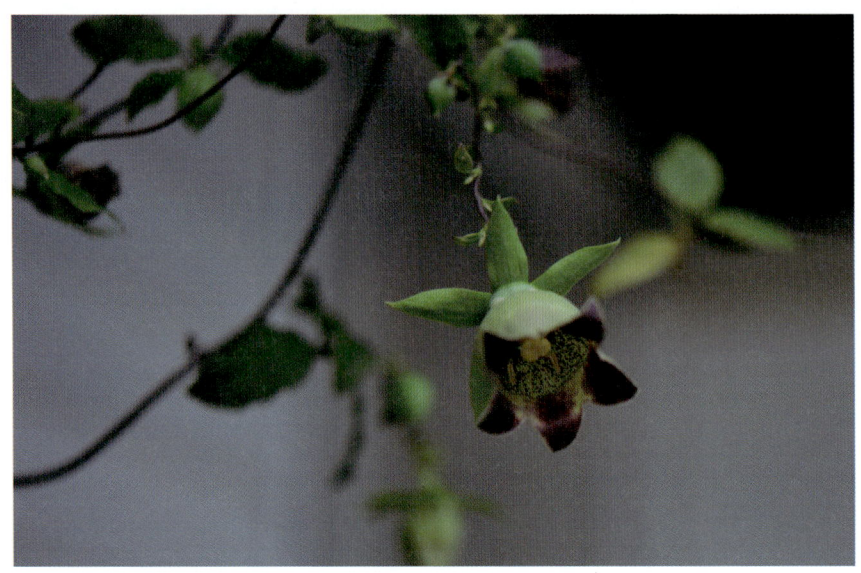

　더덕은 숲속이나 빈터, 울타리 주변에서 자라는 여러해살이 덩굴식물이다. 사람의 손이 닿지 않는 자연에서 자라면 몇백 년을 살기도 한다. 재배하는 것은 3년에 한 번씩 옮겨주지 않으면 속이 썩어 물이 고이며 점차 죽게 된다. 반음반양半陰半陽에 부엽토腐葉土가 풍부하고 주변 습도가 높은 곳에서 잘 자란다. 덩굴은 2~7m 정도 자라고, 잎은 짧은 가지 끝에서 4장이 서로 접근해서 뭉쳐 있으며 긴 타원형으로 달린다. 잎 가장자리는 밋밋하고 표면은 녹색이지만 뒷면은 분처럼 하얀 빛깔을 띤 분백색이다. 꽃은 8~9월에 피며 겉은 연한 녹색이고 안쪽에는 자갈색 점이 있으며, 아래를 향해 종모양으로 핀다. 열매는 10~11월경에 익고 아주 작다.

더덕 뿌리는 도라지보다 짧고 굵으며 향은 더욱 진하고 덩굴을 자르면 흰 유액이 나온다. 도라지와 마찬가지로 식용으로도 쓰고, 생약명으로는 사삼이라고 하여 약용으로 쓰인다. 더덕은 달리 산해라·지황·백하거·우내자·내수·사엽삼·토당삼·양유근 등으로 부른다.

더덕은 산행을 자주 하거나 오래 하지 않은 초보자도 쉽게 알고 채취할 수 있는데, 그 이유는 바로 그 향기 때문이다. 십리 밖에서도 맡을 수 있다고 할 정도로 줄기만 건드려도 진한 향이 난다. 대체로 주름이 깊고 울퉁불퉁하며 고유의 향이 진해야 한다. 향이 약한 더덕은 수입산 더덕(주로 중국산)이므로 피해야 한다. 어둡고 서늘한 땅속에 묻어 두거나 흙이 묻은 채로 신문지에 싸서 냉장 보관해야 한다.

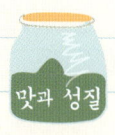
맛은 쓰고 성질은 약간 차고 독이 없다.

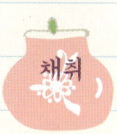
더덕구이를 하거나 김치를 담그려면 10월이 지나 채취해야 하고, 효소를 담글 때는 줄기와 잎, 뿌리를 같이 발효시킬 때도 있고 뿌리만 가을에 채취해서 발효시키기도 한다.

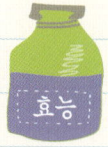
더덕은 폐와 기관지의 명약이다. 사포닌 성분이 풍부하게 들어 있어 만성기관지염·폐결핵·폐농양·편도선염 등에 좋다. 그 밖에 거담·진해·강압·피로회복·해독 등에 효과가 있으며, 신장기능을 좋게 해 소변을 시원하게 보지 못하는 사람에게도 좋다. 유방염·백대하·피부의 종기 등에도 효과가 있다.

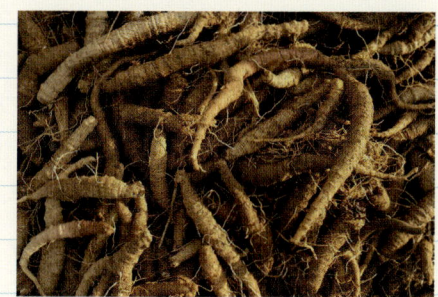

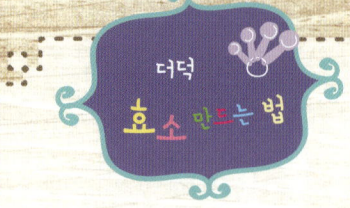

더덕 효소 만드는 법

다른 산야초는 3년이 지나면 점차 향이 약해지는데, 더덕은 효소를 담가 오래 두어도 향긋한 냄새가 가시지 않는다.

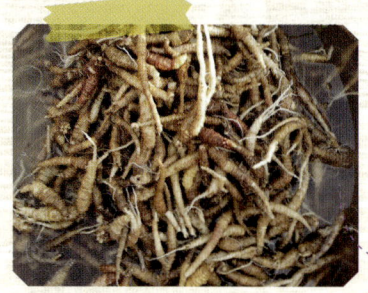

뿌리 사이를 잘 살펴서 흙이 끼어 있는지 확인하며 흐르는 물로 씻어야 한다.

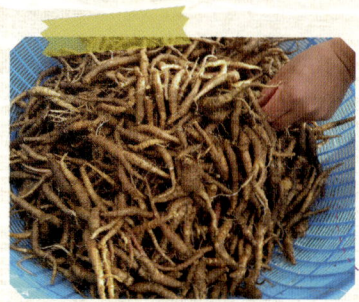

더덕을 소쿠리에 담아 10분간 그늘에서 물기를 빼준다.

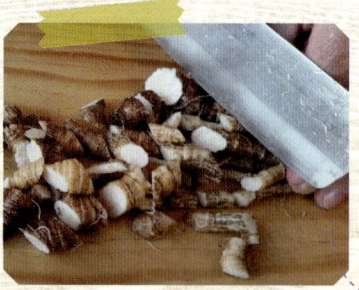

적당히 물기를 뺀 더덕을 활성화가 골고루 잘 일어나도록 5~8cm 정도의 크기로 자른다.

4
다른 산야초와 마찬가지로 원당 40% : 더덕 60%의 비율로 혼합하여 5~6시간 동안 그늘에 둔다.

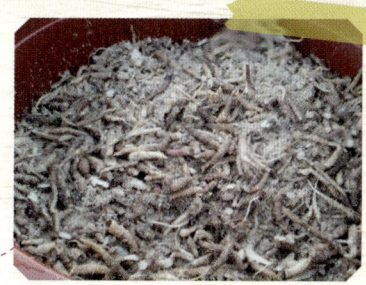

5
적당하게 활성화가 되면 숨쉬는 항아리에 빈틈이 없도록 눌러서 담는다.

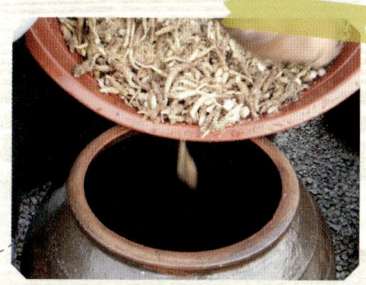

6
항아리 입구를 비닐로 잘 밀봉한다. 더덕은 5일 후부터 3일에 한 번씩 뒤집어주어야 한다. 더덕은 보통 60~70일 정도 되면 발효가 끝나므로 70일 전후가 거르는 데 적기이다.

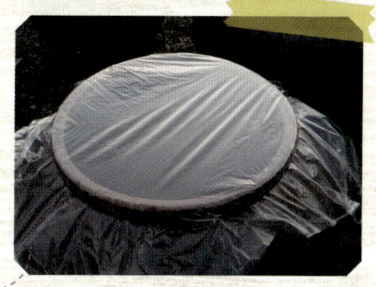

더덕 효소 참고사항

더덕은 만성질환에는 좋은 치료 효과가 있으나 일시적인 병(감기 등)에는 별로 도움이 되지 않는다.

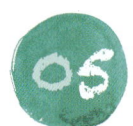

도라지

기관지염 · 편도선염 · 천식 등 염증성 질환 개선에
효과적인 식물

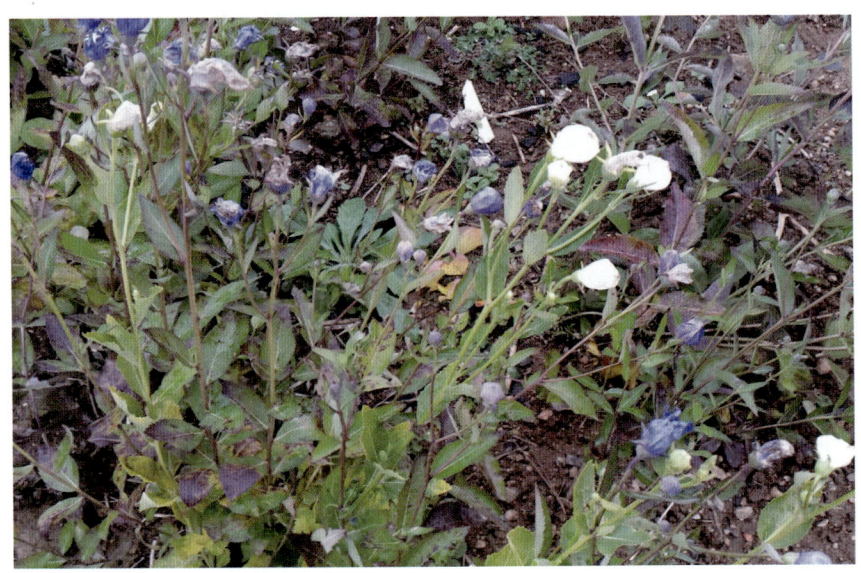

도라지는 초롱꽃과에 속하는 여러해살이식물로 산과 들에 흔히 자란다. 식용 도라지는 뿌리가 곧고 길게 뻗어야 하며 약용 도라지는 잔뿌리가 많고 굵어야 좋다. 한방에서는 길경이라 하여 약으로 쓰는데, 다른 이름으로는 백약 · 경초 · 고경 등으로 부르기도 한다.

키는 40~120㎝이고 잎은 긴 달걀모양으로 뾰족하고 가장자리에 톱니가 있으며 표면은 녹색이고 뒷면은 회청색이다. 꽃은 보라색 또는 흰색으로 7~8월에 피는데, 5갈래로 갈라지며 위를 향해 핀다. 줄기는 곧게 서며 줄기를 자르면 흰 유액이 나온다. 열매는 9~10월에 열리며, 씨앗은 11월에 영글어 바람이 조금만 세게 불어도 먼지와 같이 날아간다. 화분이나 화단 귀퉁이에 관상용으로도 많이 심는다.

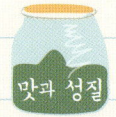
맛은 맵고 쓰며 성질은 약간 차갑다. 약간의 독이 있어 쌀뜨물에 우려서 쓴맛을 빼야 한다.

한여름에 꽃이 피었을 때 채취하는 것이 효소를 담기에는 가장 좋다. 뿌리와 함께 전초를 써야 수분이 나와 효소를 얻을 수 있기 때문이다. 도라지를 식용으로 할 때는 줄기가 모두 마르고 기운이 뿌리에 다 내려가 저장되었을 때 채취한다. 도라지뿌리 효소도 뿌리만 채취해서 시럽을 넣어 담가도 되지만, 뿌리·잎·줄기를 모두 발효시키는 것이 더욱 약성이 좋다.

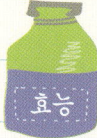
사포닌이 풍부하게 들어 있어 오래된 도라지는 산삼보다 효과가 좋다. 도라지는 폐기능을 향상시키고 가래를 삭이는 거담작용을 한다. 또한 감기에 걸리지 않도록 저항력을 길러주며, 특히 기관지염·편도선염·천식 등 염증성 질환 개선에도 도움이 된다.

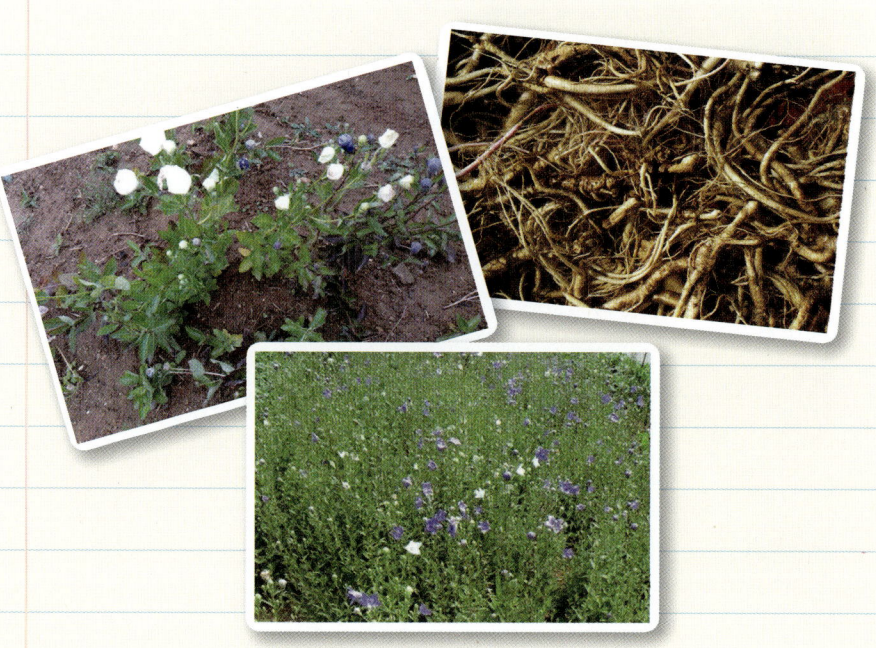

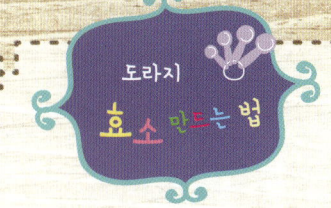

도라지 효소 만드는 법

뿌리와 줄기, 잎, 꽃 모두를 효소로 담글 수 있으나 여기서는 뿌리만 사용해서 발효시키기로 한다.

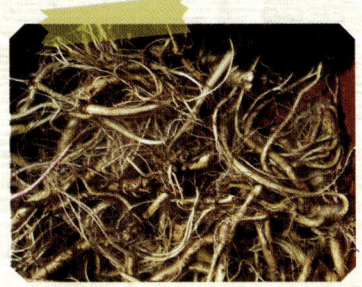

1 뿌리에 흙이 묻어 있으므로 솔로 잘 닦아 흐르는 물로 씻는다.

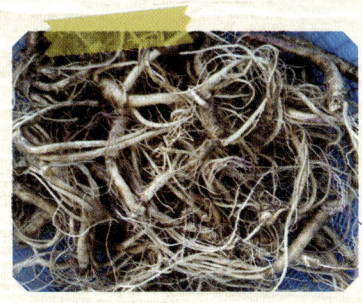

2 그늘에서 20분간 물기를 뺀다.

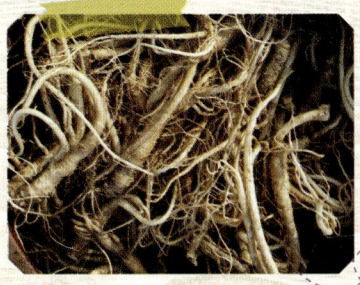

3 도라지는 장아찌를 만들기 위해 자르지 않고 그대로 원당과 혼합하여 항아리에 담는다.

항아리에 초파리나 벌레가 들어가지 못하도록 비닐로 잘 밀봉해야 한다.

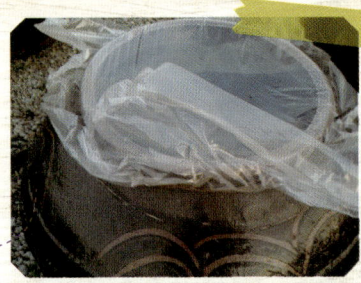

도라지는 5일 후부터 뒤집어주어야 한다. 햇볕과 바람에 따라 다소 차이는 있으나, 도라지는 보통 80~90일 정도 되면 발효가 끝나므로 90일 전후가 거르는 데 적기이다.

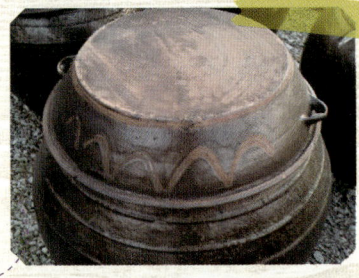

옆의 사진은 다 발효된 도라지 원액이다. 오래 보관할 때는 최소한 3년에 한 번씩은 걸러주어야 부유물이 없어지고 맑고 깊은 맛의 살아 있는 효소를 얻을 수 있다.

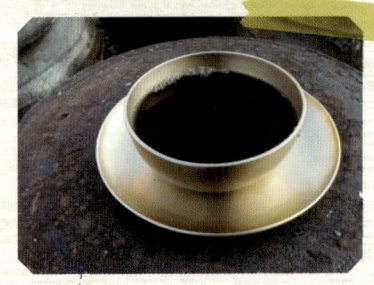

 도라지 효소 참고사항

　돼지고기나 굴과 함께 먹으면 도라지의 약성이 떨어진다고 하니 주의해서 복용한다.

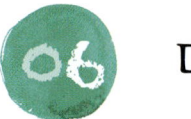
마

신장 및 위장을 튼튼하게 하고 정력에 좋은 스태미나 식품, 여성 갱년기에도 좋다

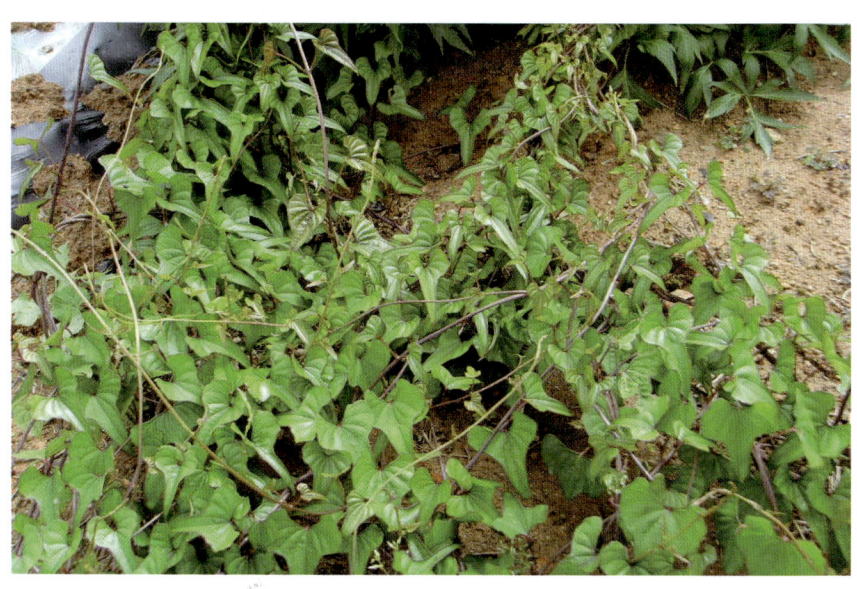

마는 마과의 덩굴성 여러해살이풀로서 산과 들에서 다른 나무를 타고 오르는 외떡잎식물이다. 마의 원산지는 중국이다. 우리나라에 들어온 역사나 경위는 확실하게 밝혀진 바 없으나, 『삼국유사』에서 백제 무왕의 아명이 서동薯童이었으며 마를 캐어 팔아서 생활하였다는 기록이 있는 것으로 보아 삼국시대부터 식용하였음을 짐작할 뿐이다. 다른 이름으로는 산약·산우·서여라고도 한다.

키는 5~15m까지 자라며, 오래 묵으면 줄기마디에 잔가지가 많이 나와 아름드리 소나무를 덮을 정도이다. 줄기는 자줏빛이 돌고 잎은 삼각형 비슷한 푸른색이며 뿌리는 육질이 부드러운 것과 단단한 것이 있으며 땅속 깊이 들어 있다. 종류는 여러 가지인데, 품종에 따라 긴 것, 손바닥처럼 생긴 것, 끝이 뭉툭한 덩어리 같은 것 등이 있다.

꽃은 6~7월에 잎겨드랑이에서 1~3개씩 피고 수꽃이삭은 곧게 서고 암꽃이삭은 밑으로 처진다. 열매는 삭과蒴果로 10월에 익으며, 둥근 종자가 많이 달려 줄기가 늘어진다. 한방에서는 덩이뿌리를 산약山藥이라고 하는데 자양강장의 약으로 쓴다.

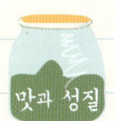

맛은 달고 성질은 약간 따뜻하며 독이 없다.

마의 줄기는 쓰임새가 없어 채취하지 않으며 뿌리덩이만 식용으로 쓰거나 잘게 잘라 말려서 약으로 쓴다. 효소를 담글 때도 마의 뿌리덩이를 10월에 채취해서 잘게 잘라서 쓴다.

마가 몸에 좋은 것은 누구나 공감하고 인정하지만 즙을 내어 먹기가 쉽지 않고 쪄서 먹어도 맛이 없어 외면당하는데, 효소를 담가 꾸준히 먹으면 천하에 명약이 아닐 수 없다.

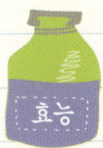

기가 허해서 눈이 침침하고 귀가 울리고 총명하지 않을 때 즙을 내어 먹거나 달여서 복용하면 신장의 기능을 좋게 하여 효과를 볼 수 있다. 식후 늘 불편한 사람에게도 좋아 위장이 튼튼해지고 소화력이 향상된다.

다리에 힘이 없어 장시간 걷기가 힘든 사람은 마와 우슬을 같이 달여서 먹으면 효과가 있다. 몽정(夢精)이나 조루(早漏)에도 좋으며, 산에서 나는 장어라는 말이 있듯이 스태미나 식품으로 정력을 강하게 해준다. 또한 여성의 갱년기증상에도 좋으며, 대하나 냉증에도 도움이 된다.

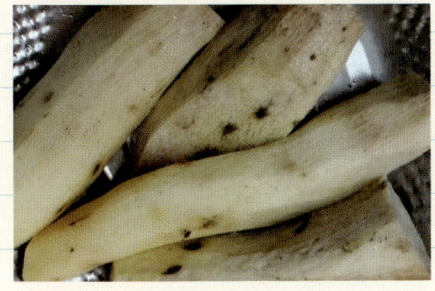

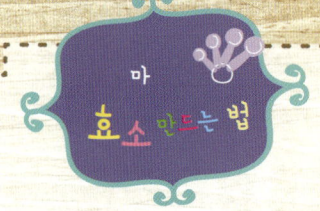

마 효소 만드는 법

겨울이면 마와 줄기가 분리되므로 산에서 줄기를 보고 마를 채취하기도 한다.

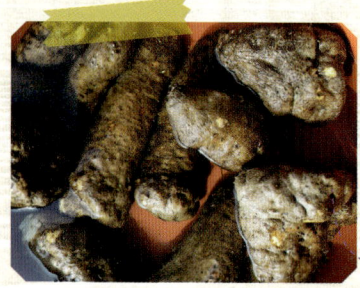

1 사진에 보이는 마는 단마로 약용하고, 장마는 즙을 내거나 쪄서 먹는다.

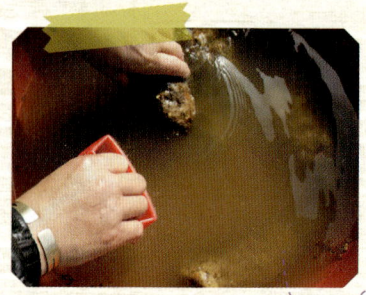

2 마는 생김새가 울퉁불퉁해서 움푹 들어간 자리에 돌멩이도 끼고 흙도 묻어, 솔로 문지르며 흐르는 물에 여러 번 씻어야 한다.

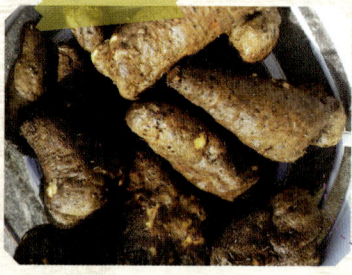

3 씻은 마를 소쿠리에 담아 10여 분간 물기를 뺀다.

4

마를 얇게 썰어 활성화가 잘 일어날 수 있도록 한다.

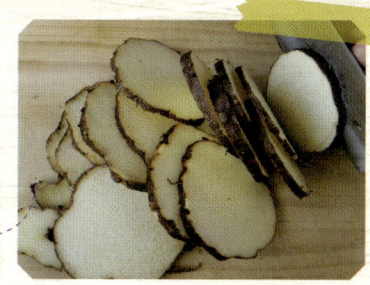

5

마는 수분과 점액질이 많지만, 다른 산야초와 같이 원당 40% : 마 60%의 비율로 혼합하여 3시간 정도 그늘에 둔다.

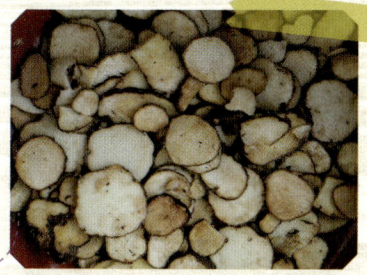

6

활성화가 시작된 마는 숨쉬는 항아리에 빈틈이 없이 눌러 담는다.

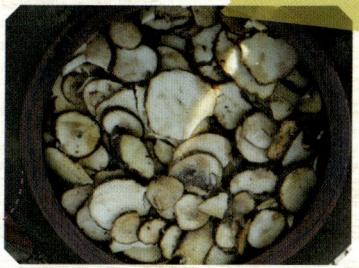

7

항아리 입구를 비닐로 잘 밀봉해야 한다. 마는 3일 후부터 뒤집어주어야 한다. 보통 30~35일 정도면 발효가 끝나므로 30일 전후가 거르는 데 적기이다.

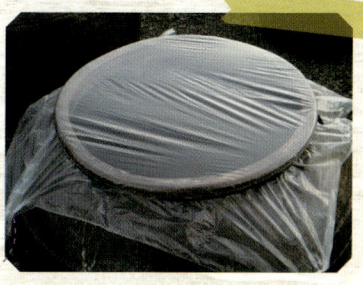

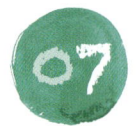
모시풀

해열·지혈·해독 및 어혈을 삭이는 데 좋은 식물

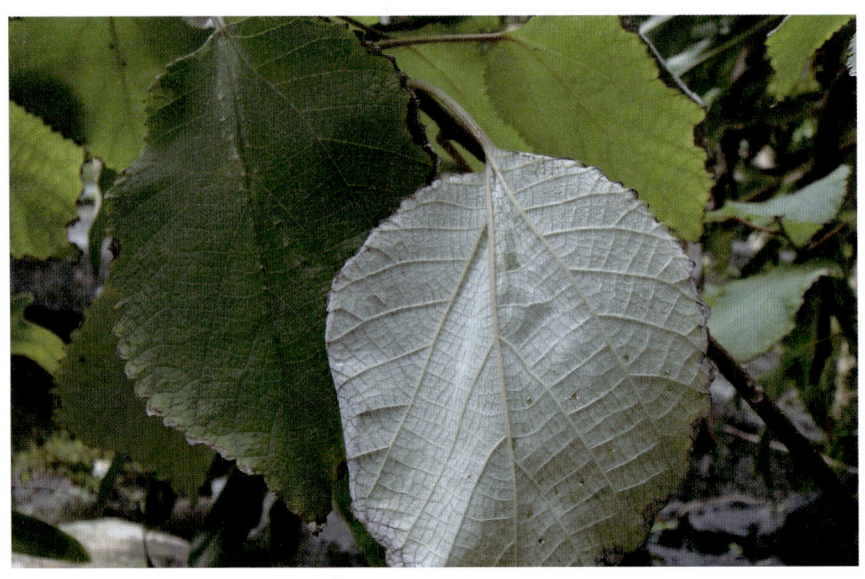

　모시풀은 쐐기풀과에 속하는 여러해살이풀로 동남아시아가 원산지다. 밭두렁이나 집모퉁이 빈터에서 흔히 볼 수 있다. 한자로는 저마苧麻라고 하는데, 이집트에서는 이미 7천 년 전에 아마亞麻와 더불어 미라포로 사용되었다. 목화가 도입되기 전까지는 우리나라를 비롯하여 중국, 일본 등 동아시아 지역에서 가장 중요한 섬유작물이었다.

　모시풀은 많은 땅속줄기가 있으며 높이 1.5~2m로 곧게 자라는 줄기가 뭉쳐난다. 잎은 어긋나고 5~10cm 정도로 달걀모양에 가까운 원형이며 긴 잎자루가 있다. 잎 뒷면과 잎자루에 흰 잔털이 나 있어 바람이 불면 잎사귀의 색이 모두 흰색처럼 보인다. 꽃은 7~8월에 엷은 녹색으로 피며 같은 줄기에 달리는데, 암꽃이삭은 줄기의 위쪽에, 수꽃이삭은 아래쪽에 달리며, 수꽃이 먼저 핀다. 열매는 타원형으로 길이 1mm 내외의 수과瘦果이다.

예전엔 섬유를 얻기 위해 재배를 하였으나 지금은 떡 등 기타 음식에 활용하기 위해 많이 재배한다.

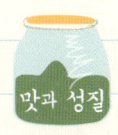
맛은 쓰고 떫으며 성질은 차고 독이 없다.

떡을 할 때는 4~5월에 잎이 연할 때 따서 삶아 쓰고, 효소를 담글 때는 꽃이 필 무렵 잎의 기운이 가장 왕성할 때 채취해서 발효시켜야 한다.

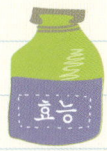
모시 뿌리는 해열·지혈·해독 및 어혈을 삭이는 작용을 하고, 모시 잎은 항산화 효과뿐만 아니라 폐암과 간암 세포의 성장을 억제하는 효과도 있는 것으로 밝혀졌다.
뿌리와 잎뿐만 아니라 껍질은 소변을 시원하게 배출하는 데 도움을 준다.

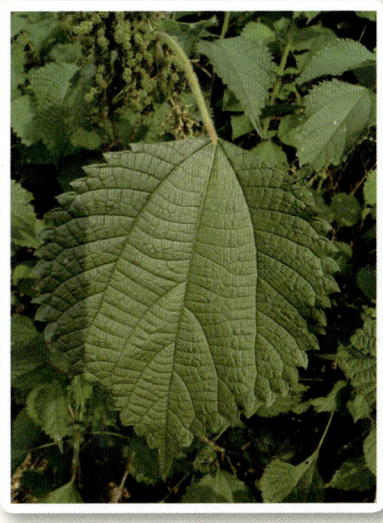

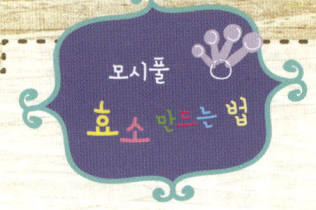

모시풀 효소 만드는 법

모시풀은 모시잎 떡으로 널리 알려졌지만, 우리에게 유익한 식물이며 건강에도 많은 도움을 주는 식물이다.

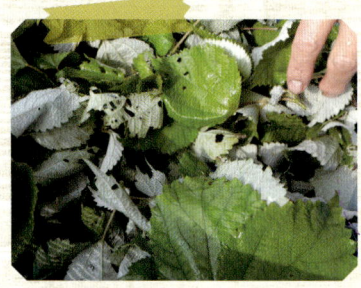

1 잎과 줄기를 채취해서 먼지나 이물질이 떨어지도록 흐르는 물에 여러 번 씻는다.

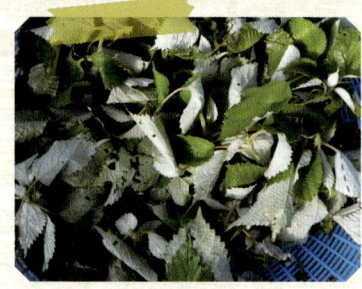

2 소쿠리에 담아 20여 분간 물기를 뺀다.

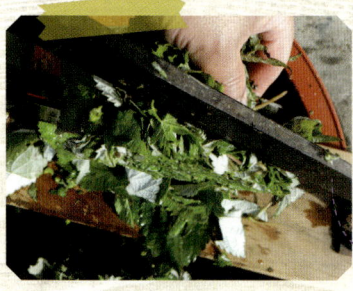

3 활성화가 골고루 잘 일어날 수 있도록 5~8cm 정도의 크기로 자른다.

4

원당 40% : 모시풀 60%의 비율로 혼합하여 1시간 동안 그늘에 둔다.

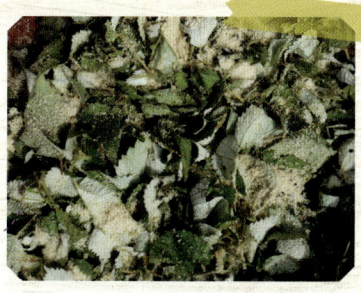

5

원당이 녹아 모시풀에 흡수되고 활성화가 일어나면 숨쉬는 항아리에 빈틈이 없이 눌러 담는다.

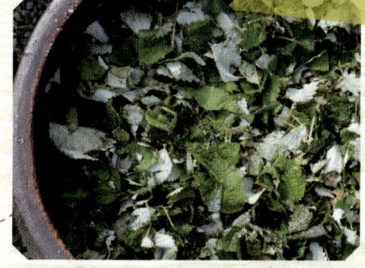

6

숨쉬는 항아리는 고무줄로 꽁꽁 동여매어도 비닐이 한낮엔 조금 위로 부풀어올랐다가 밤이 되면 내려가기를 반복하며 발효가 된다. 모시풀은 5일 후부터 뒤집어주어야 한다. 보통 30~40일 정도 되면 발효가 끝나므로 40일 전후가 거르는데 적기이다.

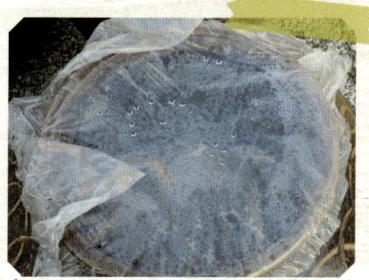

모시풀 효소 참고사항

모시풀은 성질이 차기 때문에 위가 약하거나 설사하는 사람, 몸이 차거나 맥이 약한 사람은 많이 먹지 않는 것이 좋다. 치료를 목적으로 할 때는 식간에 하루 세 번 먹는 것이 좋으며, 일반인들이 건강식으로 먹을 때는 물 5 : 효소 1 정도로 희석하는 것이 좋다.

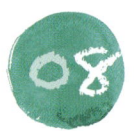

산국(봉래화)

위장을 평안케 하고 오장을 도우며 사지를 고르게 한다

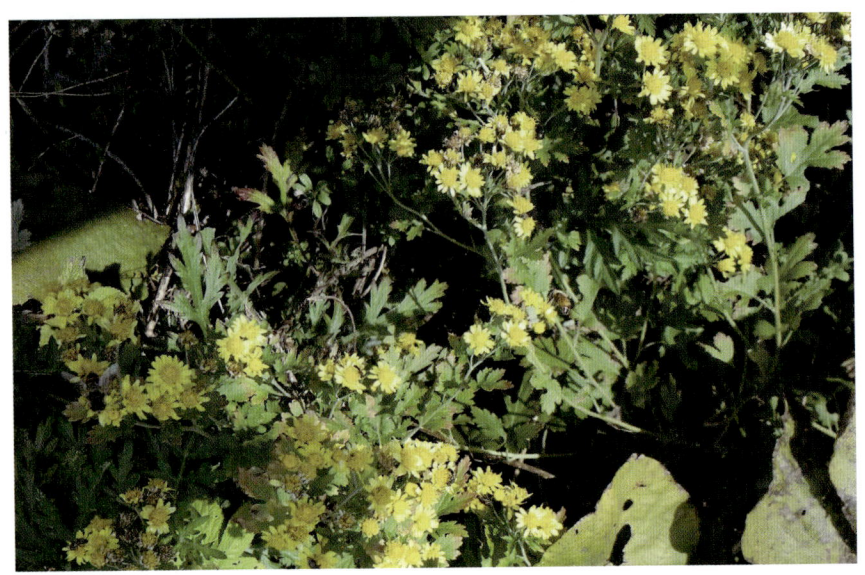

　국화과의 여러해살이풀로서 주로 산비탈이나 절개지에서 많이 자란다. 요즘은 도로공사의 절개지에 낙석이나 붕괴를 막기 위한 방편으로 번식이 잘되는 야관문이나 산국의 씨앗을 많이 뿌려, 가을이면 무리지어 핀 노란꽃을 볼 수 있다.

　키는 60~150cm까지 자라며 황국黃菊이라고도 한다. 전체에 짧은 털이 나 있고, 잎은 짙은 녹색이고 어긋나며 달걀모양인데 끝은 뾰족하다. 9~10월에 줄기 윗부분에 작은 꽃이 피는데, 주로 노란색이나 흰색도 더러 있다.

　10월에 꽃을 말려서 차로 우려서 먹거나 술을 담가 3개월이 지나면 걸러 마시고, 어린잎은 나물로 먹기도 한다. 꽃에 진한 향기가 있어 관상용으로 가꾸기도 하지만, 크면서 관리를 하지 않으면 지저분해서 인기 있는 조경수는 아니다.

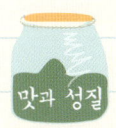
맛은 달기도 하고 쓰기도 하며, 성질은 약간 차가우며 독이 없다.

약으로 쓰거나 효소를 담그려면 8~9월에 채취해서 사용한다. 말려서 입욕제나 차로 우려서 먹으려면 늦은 10월에 채취해야 더욱 강한 향기를 음미할 수 있다.

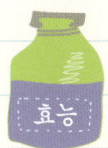
『본초강목』에 의하면 '산국차를 오랫동안 복용하면 혈기(血氣)에 좋고 몸이 가벼워지며 쉬 늙지 않는다. 위장을 평안케 하고 오장을 도우며 사지를 고르게 하고 감기·두통·현기증에 유효하다'고 기록되어 있다.
눈과 머리를 시원하게 하고 눈물이 나는 것을 멎게 하며 해열 및 진통 효능이 있다. 혈관을 청소하는 효과가 있어 평소 동맥경화·고혈압 등 혈관질환을 앓고 있다면 산국차가 좋다.
또한 약한 체질을 건강하게 만들어주며, 추위에 약한 사람은 추위를 타지 않게 하고 더위에 약한 사람은 더위를 타지 않게 한다.
종기로 고생할 때 산국을 넣은 물을 끓여 몸을 담그고 있으면 치료가 된다.

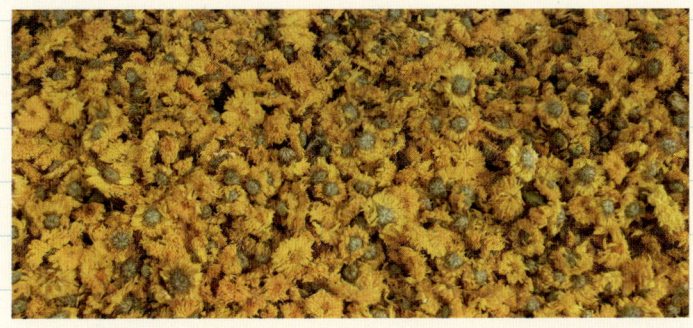

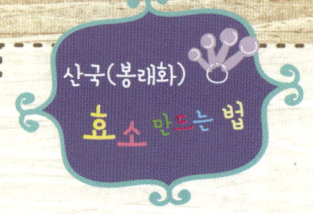

산국(봉래화) 효소 만드는 법

산국은 약성도 고려해야 하지만 향기를 음미해야 하므로 9월이 지나 꽃이 활짝 핀 뒤에 채취해야 한다.

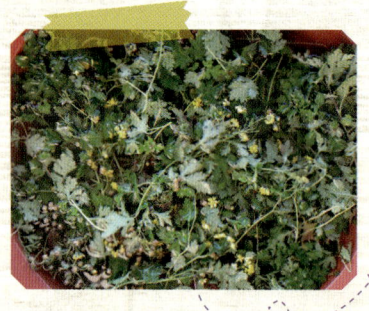

1
산국은 대부분 도로 주변에 많으며 절개지에 심어 낙석이나 토사의 유실을 막는 데 쓰지만, 그런 곳에서 채취하면 배기가스나 타이어 가루가 범벅이 되어 안 된다. 집 근처 공터에 조금만 심으면 온통 산국밭이 되니 재배하는 것이 좋다.

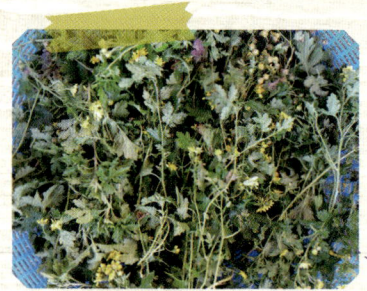

2
산국을 세척하고 소쿠리에 담아 그늘에서 30분 정도 물기를 뺀다.

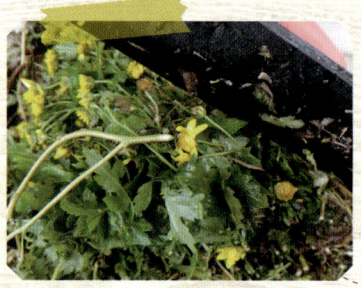

3
물기가 적당히 빠지면 산국을 5~8cm 정도의 크기로 자른 뒤 원당 40% : 산국 60%의 비율로 버무린다.

4
원당과 산국이 융화되고 활성화가 일어나면 숨쉬는 항아리에 빈틈이 없이 담는다.

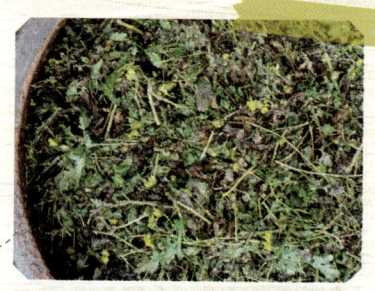

5
항아리 입구를 비닐로 잘 밀봉해야 한다.

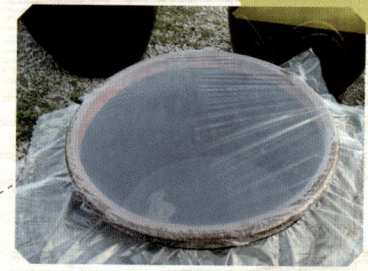

6
5일 후부터 3일에 한 번씩 재료를 뒤집어주어야 한다. 산국은 보통 40~45일 정도면 발효가 끝난다. 따라서 거르는 데는 40일 전후가 적기이다.

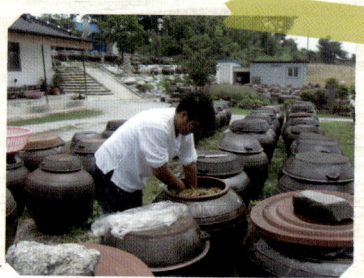

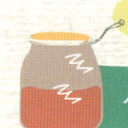
산국 효소 참고사항

양기가 부족한 사람, 맥이 느리고 힘이 없는 사람, 설태가 낀 사람, 소화불량으로 설사가 잦은 사람, 평소에 알레르기가 심한 사람은 주의해서 복용해야 한다.

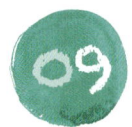
아주까리잎

옴 · 버짐 · 악창 등 각종 염증 제거, 변비 · 소변불리 · 구완와사 · 화상 등에 효과적

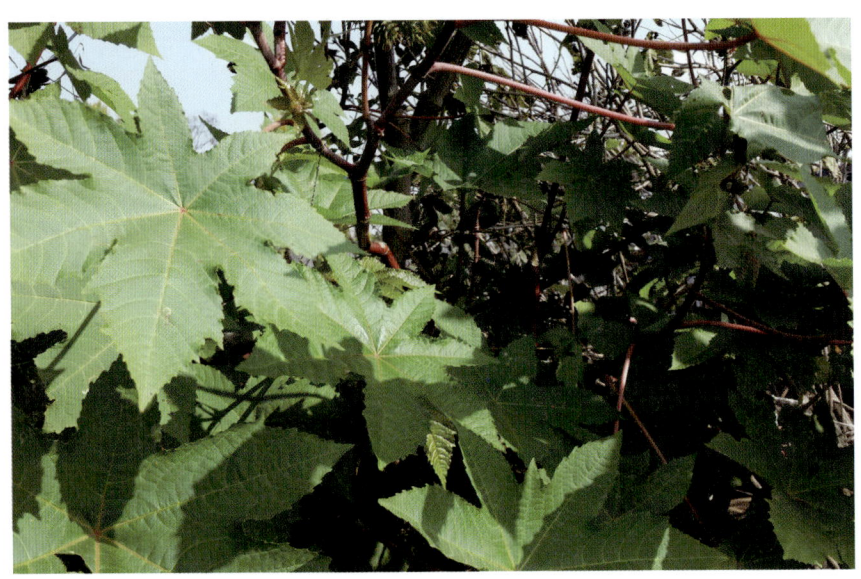

　원산지가 아프리카인 아주까리는 대극과의 한해살이풀로서 피마자라고도 한다. 동네 어귀 공터나 집 주위에 흔히 자라고, 키는 2m가 넘는 것도 있다. 줄기의 속은 텅 비었지만 마치 고목처럼 단단한 것도 있다. 가지가 나무와 같이 갈라지며 줄기는 원기둥 모양이며 역한 냄새가 난다. 잎은 어긋나고 잎자루가 길며 지름 30~100cm이다. 잎이 솥뚜껑처럼 크고 손바닥 모양을 하고 있으며, 5~11개로 갈라지며 끝은 뾰족하다. 가장자리에 날카로운 톱니가 있다.
　꽃은 암수한그루로서 8~10월에 연한 노란색이나 붉은색으로 원줄기 끝에 길이 20cm 정도의 총상꽃차례로 피며, 수꽃은 밑부분에 달린다. 열매는 삭과로서 3개가 들어 있고 종자는 1개씩 들어 있으며, 겉의 부드러운 가시는 씨앗이 영글어가며 억세어진다. 종자는 타원형이고 종자에 40~50%의 기름이 들어 있는데, 불건성유이고 점도가 매우 높으며 열에 대한 변화가 적고 응고점이 낮다. 피마자유는 설사약·도장밥·공업용으로 사용하고, 니스를 만들거나 인조가죽과 프린트 잉크 제조, 약용 등 다양하게 쓰인다.

가을에 꼬투리가 말라 땅에 떨어져 월동을 하고 봄에 새로운 싹이 나온다. 한번 뿌리내린 아주까리 밭에는 매년 자연적으로 발아된다. 전깃불이 들어오기 전에는 호롱불을 피마자기름으로 밝히기도 했다.

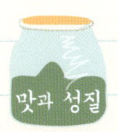
맛은 달고 매우며 성질은 평하고 약간의 독이 있다.

나물이나 튀김을 하기도 하고 묵나물 등 다양한 방법으로 음식에 활용하는데, 약간의 독성이 있기 때문에 어린순이나 잎을 채취해서 써야 한다. 꽃이 필 무렵이 가장 기운이 좋다고 했는데, 아주까리는 그렇지 않다. 잎이 다 자라기 전에 잎과 순을 채취해 효소를 담그는 것이 좋다.

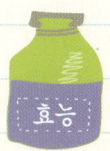
아주까리는 피부염에 좋아 많은 약들이 개발되고 있다. 몸 안의 독성을 빼내는 효과가 있어 종기·옴·버짐·악창 등 각종 염증을 제거하고, 변비·소변불리·구완와사·화상 등에도 좋다. 예전에는 기름으로서 한몫을 했다면, 이젠 고급비누·인조가죽·화장재료까지 일상생활에 안 쓰이는 곳이 없을 정도이다. 유박(油粕)은 독성이 있어 거름으로 사용하는데, 단백질이 풍부하게 들어 있어 질 좋은 거름이 된다고 한다.

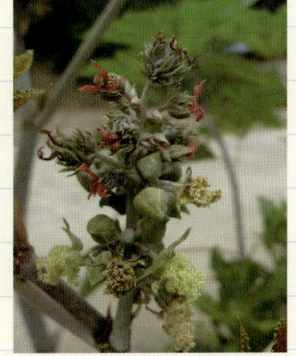

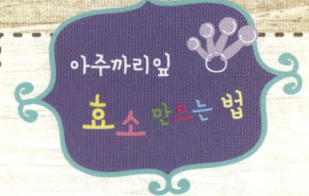

아주까리잎 효소 만드는 법

　아주까리는 꽃이 피기 시작하면 약간의 독성을 머금게 되니 이 시기에는 채취하면 안 된다. 줄기는 빼고 잎만 채취한다.

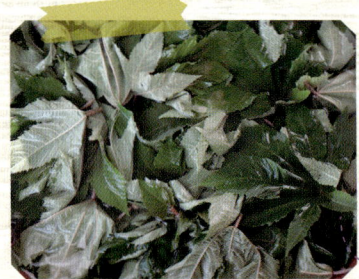

1

아주까리잎에 먼지나 이물질이 있을 수 있으므로 흐르는 물에 여러 번 세척을 한다.

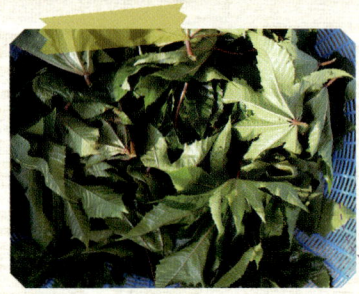

2

세척한 아주까리잎을 소쿠리에 담아 물기를 20분 동안 빼준다.

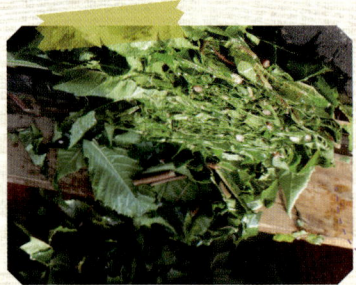

3

아주까리잎이 골고루 활성화가 되도록 5～8cm의 크기로 자른다.

4
다른 산야초와 마찬가지로 원당 40% : 아주까리잎 60%의 비율로 혼합하여 2시간 동안 재워둔다.

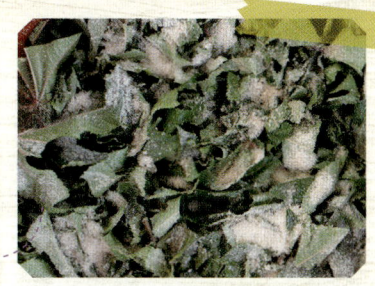

5
아주까리잎과 원당이 융화되어 활성화되면 숨쉬는 항아리에 빈틈이 없이 눌러 담는다.

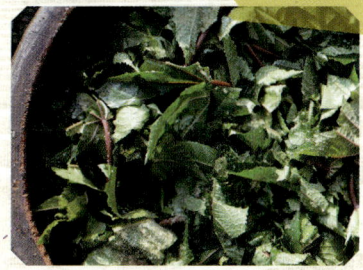

6
항아리 입구를 비닐로 막고 고무줄로 단단히 동여맨다. 아주까리잎은 5일 후부터 뒤집어주어야 한다. 30~40일 정도면 발효가 끝나므로 40일 전후가 거르는 데 적기이다.

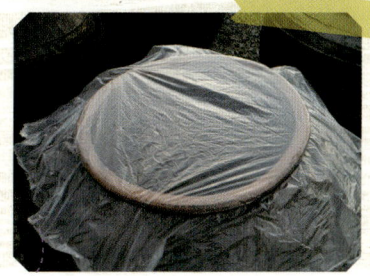

아주까리 효소 참고사항

아주까리 씨앗에 들어 있는 독성물질은 구토나 위장염, 또는 호흡저하를 일으키기도 한다. 성인 치사량은 씨앗 10개 내외가 된다니, 얼마나 강한 독성이 있는지 실감이 날 것이다.

 # 오가피

혈액순환을 좋게 하고, 콜레스테롤 수치를 떨어뜨리며,
간과 신장의 기운을 보하는 약

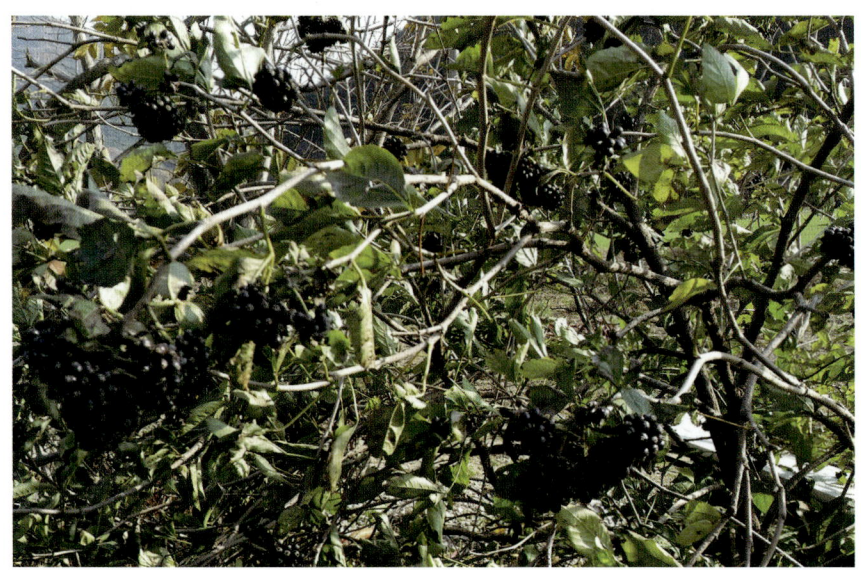

　두릅나무과에 속하는 오가피나무는 우리나라가 원산지이다. 키는 4~6m까지 자라며, 잎은 계란형으로 끝이 뾰족하고, 열매는 8~10월에 파란색으로 달려 점차 검붉은 자줏빛으로 익으며 잔가시가 달린다. 오가피나무는 7년이 지나면 촘촘히 달리던 가시가 점차 없어지면서 약성이 더욱 좋아지게 된다.
　한때 오가피의 효능이 만병을 치료하고 못 다스리는 병이 없다고 알려지면서 시골 농가 담장에 몇 그루 심지 않은 집이 없을 정도였다. 삽목을 하거나 종자를 뿌려 번식을 한다.
　오가피나무는 뿌리와 줄기, 잎을 모두 사용한다. 약성이 가장 좋은 부위는 뿌리껍질이라고도 하고 열매라고도 하지만, 복용하는 방법이 다르기 때문에 어느 것 하나를 고집할 필요는 없다. 뿌리껍질은 말려두고 달여서 먹으면 되고 열매는 효소를 담가 차처럼 온 가족이 건강식으로 음용하면 좋다.

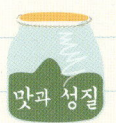
맛은 맵고 쓰며 성질은 따뜻하며 독이 없다.

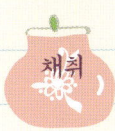
잎이나 줄기로 효소를 담그려면 8~9월에 기운이 왕성할 때 채취하고, 열매로 효소를 담글 때는 10월에 충분히 익었을 때 채취한다. 가지를 잘라 말려두고 약으로 쓰려면 10월에, 뿌리를 약으로 쓰려면 모든 기운이 내려간 12~2월에 채취하면 된다.

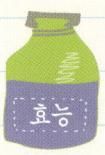
오가피는 혈액순환을 좋게 하고, 콜레스테롤 수치를 떨어뜨리며, 간과 신장의 기운을 보하여 힘줄과 뼈를 튼튼하게 하므로 자양강장하는 효능이 강하다. 일부에서는 인삼을 능가하는 효능이 있으며 기를 보충하는 데 이보다 좋을 수는 없다고까지 말한다.
남성의 기력이 쇠약한 것을 보해주고, 소변을 시원하게 보지 못하는 사람과 전립선비대증이 있는 사람에게 좋은 효과가 있다. 낭습으로 음낭 밑이 늘 축축하고 냄새가 심하게 나는 증상을 없애주고, 장복하면 몸이 가벼워지고 늙는 것을 늦추어준다.

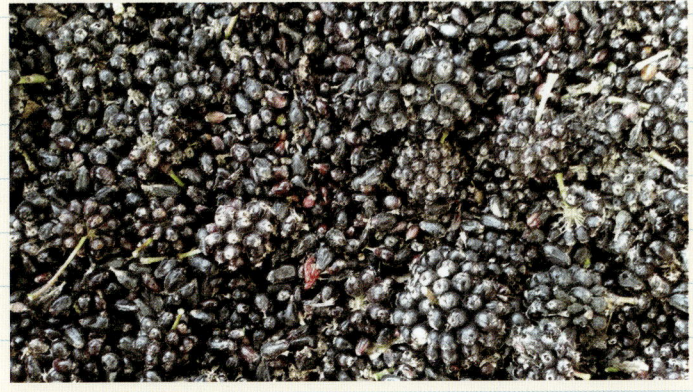

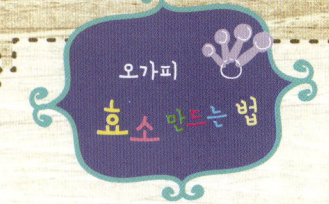

오가피 효소 만드는 법

오가피는 봄부터 1년 내내 채취가 가능하다. 나물로 먹기도 하고, 어린순으로 효소를 담가 거른 뒤 장아찌를 해서 먹으면 쌉싸름한 맛이 훌륭하다.

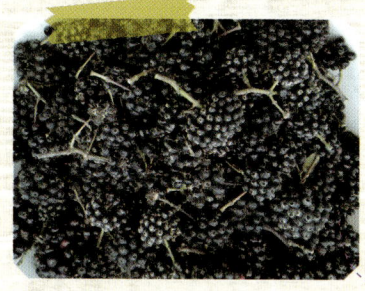

1 오가피를 열매만 따서 알맹이가 깨지지 않도록 흐르는 물에 깨끗이 씻어낸 뒤 소쿠리에 담아 물기를 뺀다.

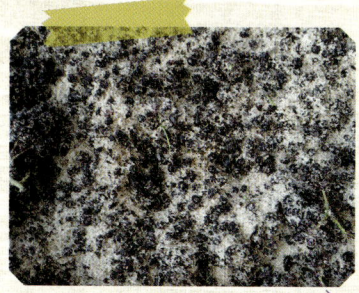

2 물기가 다 빠지면 원당 40% : 오가피 열매 60%의 비율로 혼합하여 2시간 동안 그늘에 둔다.

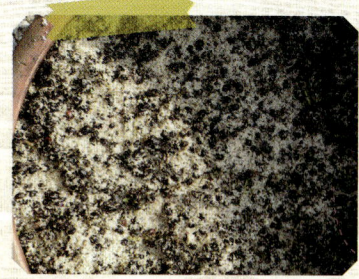

3 원당과 오가피가 융화되어 활성화가 되면 숨쉬는 항아리에 골고루 채워 담는다.

4

항아리에 초파리나 벌레가 들어가지 못하도록 비닐로 잘 밀봉해야 한다. 오가피 열매는 5일 후부터 2일에 한 번씩 뒤집어주어야 한다. 보통 40~50일 정도 되면 발효가 끝나므로 50일 전후가 거르는 데 적기이다.

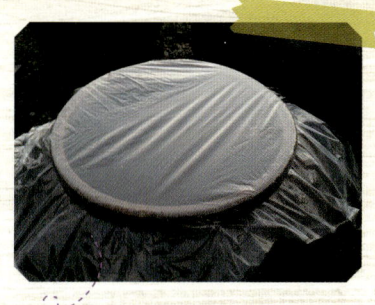

5

옆의 사진은 다 발효된 오가피 원액이다. 검은색에 가깝다.

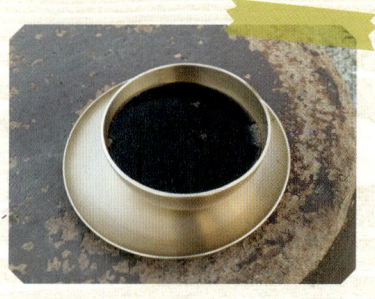

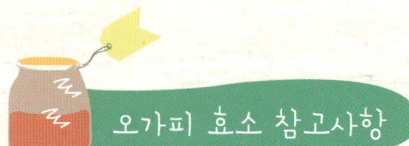

오가피 효소 참고사항

　체질에 따라 부작용이 나타나는 증상이나 부위가 다르지만, 오가피를 먹는 중에 변비가 오거나 뒤가 개운하지 않으면 부작용으로 보면 된다. 사람에 따라서는 소화가 잘 안 되기도 하고, 기운이 더 떨어지고 나른하며 무기력해지기도 한다.
　그러나 오가피를 발효시켜서 먹으면 그런 염려는 하지 않아도 된다. 발효가 되면서 완전히 법제가 되어 체질에 관계없이 다 좋아지기 때문이다.

 # 옻나무

항암효과와 살균작용이 뛰어나고, 위염이나 위궤양 등 위장질환에 좋다

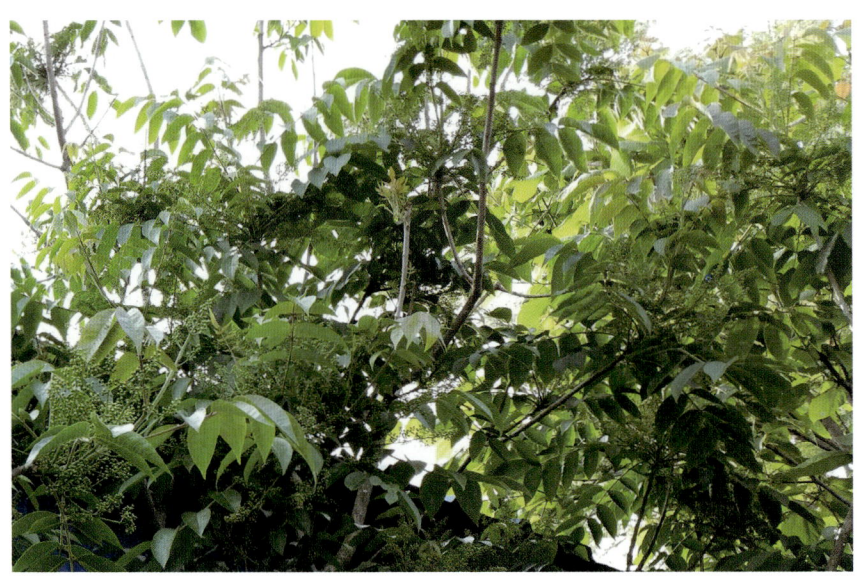

 옻나무는 옻나무과에 속하는 낙엽활엽교목으로 키가 10~20m까지 자란다. 야생으로 나는 것은 드물고 집 근처나 밭 주위에 심으며, 토양을 가리지 않고 어디서나 잘 자란다. 원산지는 중국이다. 나무껍질은 회색이고 껍질눈이 검게 점을 찍은 듯하며, 어릴 때 가지에 털이 있다가 없어진다. 어긋나게 달리는 큰잎은 가지 끝에 모여 달리고, 작은잎은 9~11개로 난형이며 가장자리가 밋밋하고 가을에 적색으로 곱게 단풍이 들어 아름답다. 암수딴그루 또는 잡성화로 5~6월에 황록색 꽃이 원추꽃차례로 많이 달리는데, 무거워 밑으로 처지며 벌과 파리 등 잡벌레들이 많이 모여든다. 열매는 8~9월에 핵과로 검게 익는다. 번식은 포기나누기를 하기도 하고, 열매의 겉껍질을 깨뜨려 노천매장하였다가 파종하

면 50%는 발아가 된다.

  수액을 채취하여 약용을 하기도 하고 도료용으로도 사용한다. 옻칠 도료는 최고품으로 어떤 조건에서도 방부가 잘되고 변색이 되지 않아 넓게 사용하던 것이 최근에는 석유화학 도료에 밀려서 재배 농가가 많이 줄었다.

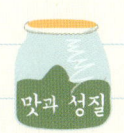
맛은 맵고 성질은 뜨거우며 약간의 독성을 가지고 있다.

옻닭이나 기타 식용으로 하려면 잎이 어렸을 때 채취해서 써야 하고, 진액을 내리려면 옻의 기운이 최고로 왕성한 8~9월에 채취하는 것이 좋다. 효소를 담글 때도 잎과 줄기에 물이 잔뜩 올라 약성이 좋을 때 채취해서 발효를 시켜야 좋은 효과를 기대할 수 있다.
옻에 독이 있어 불안해하기도 하지만, 효소를 담가 오래 숙성시키게 되면 아무리 강한 독성이라도 모두 사라지고 좋은 성분만 남는다.

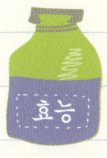
옻은 예로부터 오장육부를 코팅하는 효과가 있다고 알려져 있다. 옻을 먹고 술을 말로 먹어도 숙취로 고생하는 일이 없으며, 속이 쓰리지 않고 편안하다고 한다. 따라서 옻은 위염이나 위궤양 등 위장질환에 효과가 있다.
옻나무에 풍부하게 들어 있는 우루시올이라는 독성분이 암세포를 제거할 뿐만 아니라 그 성장을 억제하는 효능이 있다. 옻나무의 항암효과는 기존 항암제보다 훨씬 뛰어나다.
또한 옻나무는 살균작용이 대단한데, 세균이나 바이러스 등을 사멸시키는 효능이 있다.

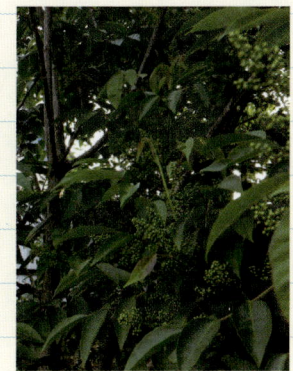

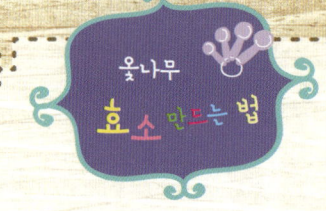

옻나무 효소 만드는 법

옻나무는 맹독이 있어 소양인(少陽人) 중에는 만지거나 보기만 해도 옻이 옮는 사람이 있으므로 주의해야 한다.

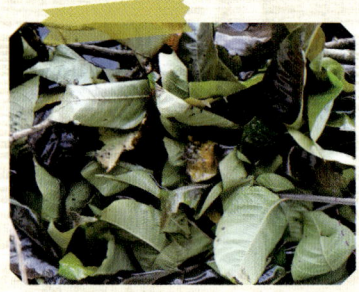

1 가느다란 줄기와 잎만 채취해서 흐르는 물에 세척한다.

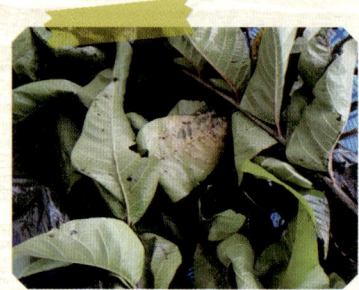

2 옻나무를 소쿠리에 담아 물기를 10여 분간 빼준다.

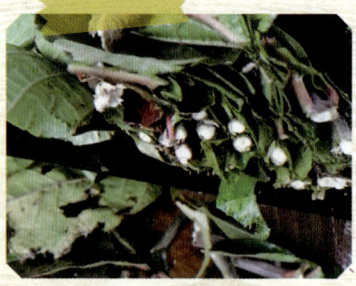

3 옻나무가 동일하게 활성화되기 위해서는 작두를 이용해 5~8cm 정도의 크기로 잘라주어야 한다.

4

옻나무를 원당 40% : 옻나무 60%의 비율로 혼합하여 3~5시간 정도 그늘에 두어야 한다.

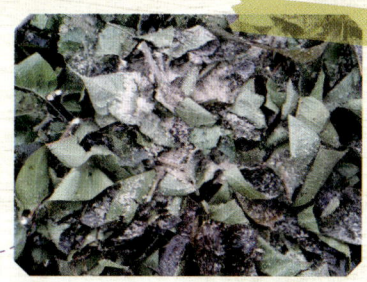

5

옻나무와 원당이 활성화가 되면 숨쉬는 항아리에 빈틈이 없이 잘 눌러 담는다.

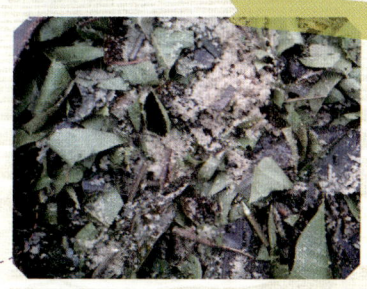

6

항아리 입구를 비닐로 잘 밀봉해야 한다. 옻나무는 7일 후부터 5일에 한 번씩 뒤집어주어야 한다. 보통 90~100일 정도면 발효가 끝나므로 100일 전후가 거르는 데 적기이다.

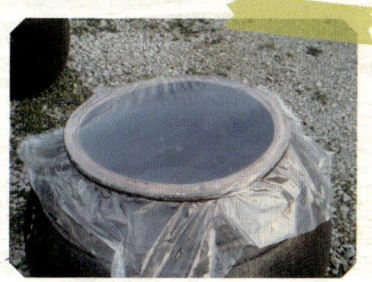

옻나무 효소 참고사항

옻나무는 독성이 있어서 생으로 먹으면 안 되고, 끓여서 약으로 복용하더라도 몸에 열이 있거나 혈압이 높은 사람, 또 임산부는 절대로 금해야 한다. 옻나무를 달여 먹을 때 계란을 몇 개 넣으면 조금은 법제가 된다. 그러나 효소를 담가서 먹는 것보다 확실한 법제는 없다.

은행나무

폐결핵·폐기종·천식을 치료하고, 혈액순환을 좋게 한다

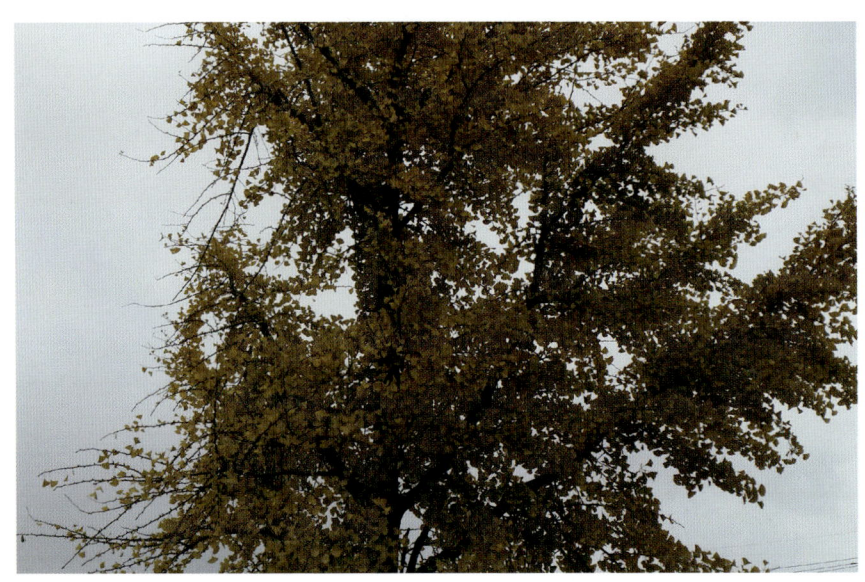

　살아 있는 화석으로 일컬어지는 은행나무는 원산지가 중국으로 알려져 있다. 암수딴그루로 암나무는 수나무에서 날아온 꽃가루가 있어야만 열매를 맺는다. 은행잎은 부채 모양으로 갈라지며, 꽃은 4월에 잎과 함께 피고 이가화二家花이다. 수꽃은 연한 황록색이며 꽃잎이 없고, 암꽃은 녹색이고 끝에 2개의 밑씨가 있으며 그중 1개가 종자로 발육한다. 열매는 핵과로 약간 바람이 빠진 공처럼 생기고 10월에 황색으로 익는다. 은행銀杏은 '은빛 살구'를 의미하는 한자이다. 한방에서는 이 종자를 백자白子라고 하여 약으로 사용하고 있다. 물렁한 바깥껍질에서는 악취가 나고 피부에 닿으면 알레르기를 일으키는데, 이는 열매의 껍질에 은행산과 점액질의 빌로볼bilobol 성분이 있기 때문이다.

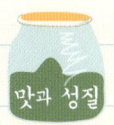
맛은 달고 쓰며 떫다. 성질은 평하지만 약간 차가우며 독이 있다.

은행잎을 차로 우려먹거나 효소를 담글 때는 5~6월 아직 어린 잎사귀를 채취해서 말려 쓰거나 생으로 발효시킨다. 은행을 약으로 사용하려면, 한 달간 밀봉하여 썩혀서 겉껍질을 벗기고, 단단한 껍질 속 연한 알맹이만 쓴다.
또 은행을 효소로 담글 때는 은행 겉껍질을 벗기지 말고 채취한 그대로 발효시킨다.

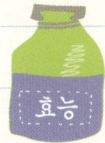
은행은 한약명으로는 백과 · 아박자 · 영안 · 불지갑 · 불지감이라고 하는데, 폐기의 허약으로 인한 폐결핵 · 폐기종 · 천식을 치료하는 효과가 확실하다. 익혀서 먹으면 폐기를 만들어 천식과 기침을 멈추게 한다고 기록되어 있다.
또한 여성들의 대하를 멈추게 하고, 남성들의 유정(遺精)에 효과적이며, 어린이 다뇨증이나 노인들의 요실금에 좋은 효과가 있다. 그리고 피를 맑게 하여 혈액순환을 좋게 하고 혈행장애로 생기는 병을 치료한다.

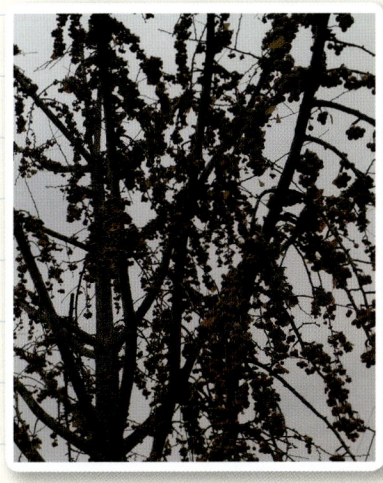

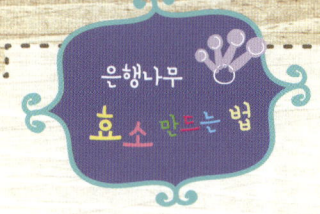

은행나무 효소 만드는 법

은행잎은 5~6월, 은행은 10~11월에 채취하여 효소를 담가야 한다.

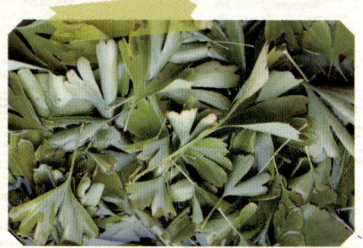

1 은행잎은 산에서 따왔더라도 이물질이 있을 수 있으므로 흐르는 물에 세척한다.

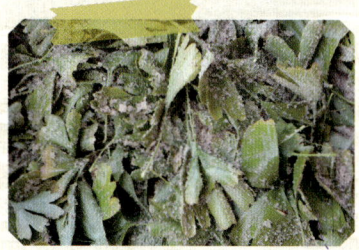

2 은행잎은 자를 필요 없이 그냥 물기를 빼고, 원당 40% : 은행잎 60%의 비율로 혼합하여 3시간 정도 재워둔다.

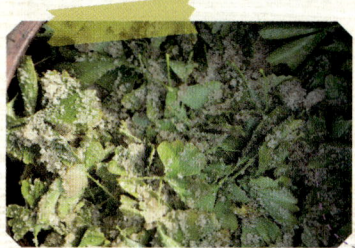

3 은행잎이 활성화되기 시작하면 숨쉬는 항아리에 빈틈이 없이 눌러 담는다.

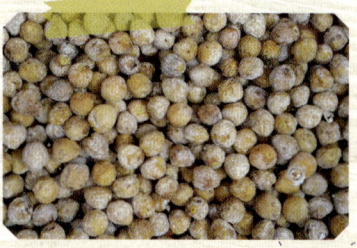

4 은행은 알레르기를 일으키는 유독물질이 있어 냄새가 심하게 나므로 반드시 고무장갑을 끼고 작업을 해야 한다.

5

씻다 보면 은행 알맹이가 터져 속으로 물이 들어갔을지도 모르므로, 오랜 시간 물기를 빼야 한다.

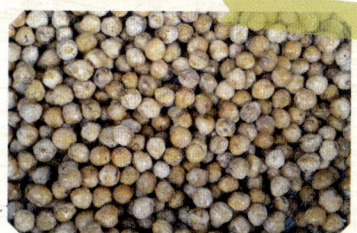

6

원당 40% : 은행 60%의 비율로 혼합하여 1시간 정도 두었다가 숨쉬는 항아리에 담는다.

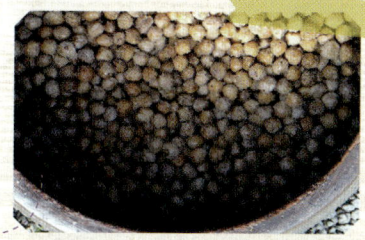

7

밀봉된 항아리가 숨을 쉬지 않게 된다면, 은행이 발효되며 가스가 발생해 비닐이 벗겨져 벌레 때문에 못 먹고 버리게 된다.

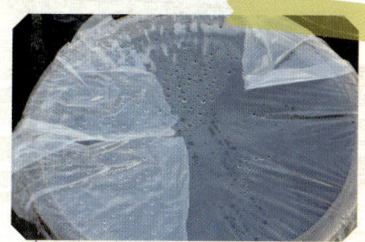

8

은행은 5일 후부터 3일에 한 번씩 재료를 뒤집어주어야 한다. 보통 40~50일 정도면 발효가 끝나므로 50일 전후가 거르는 데 적기이다.

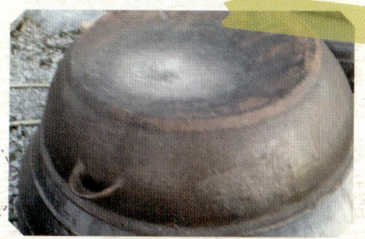

9

오래 보관할 때는 최소한 3년에 한 번씩은 걸러야 부유물이 없어지고 맑고 깊은 맛의 살아 있는 효소를 얻을 수 있다.

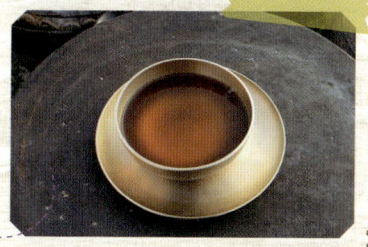

13 탱자

건위 · 이뇨 · 거담 · 진통 등에 열매를 약으로 쓴다

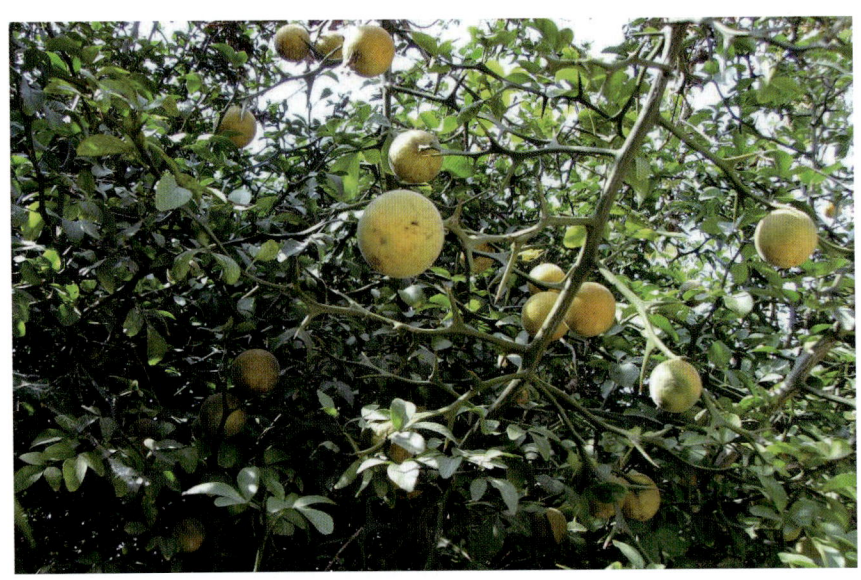

　탱자나무는 운향과의 낙엽관목으로 동네 어귀나 오래된 고가의 담장 울타리로 많이 사용된다. 원산지는 중국이다. 키는 2~4m 정도이며, 가지가 약간 납작하고 녹색이다. 독성이 있는 가시는 길이 3~5cm로서 굵고 어긋난다. 꽃은 5월에 잎하고 같이 나오거나 잎보다 먼저 흰색으로 피고 잎겨드랑이에 달린다. 언뜻 보면 귤나무와 같으며, 귤나무보다 꽃은 조금 일찍 피고 열매는 장과漿果로서 둥글고 노란색이며 8~9월에 익는다. 10월에 씨앗이 떨어지면 땅에서 월동하고 봄에 무더기로 싹이 올라온다.

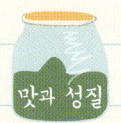 맛은 쓰고 성질은 차며 독이 없다.

 가시가 달린 탱자나무를 발효시키거나 음식으로 쓸 수는 없고, 덜 익은 탱자를 지실(枳實)이라고 해서 약용한다. 지실은 6~7월, 잘 익은 탱자는 10월에 나무에서 떨어지기 직전에 따서 효소를 담그면 된다.

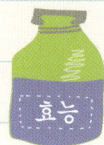 열매는 건위·이뇨·거담·진통 등에 약으로 쓰이며, 나무는 산울타리로 쓰고, 묘목은 귤나무의 대목(臺木)으로 쓴다. 지실은 소화제나 소화기계통의 약재에 합방하여 사용되며, 아토피가 있는 사람에게 효과가 있다. 한방에서 다 익은 탱자를 말려 사용하기도 하는데, 피부질환에도 좋고 콜레스테롤 수치를 떨어뜨리는 효과도 있다.
탱자는 노랗게 익으면 향기가 좋지만 쓰고 신맛이 강해서 바로 먹을 수는 없다. 비타민 C가 풍부하여 설탕에 재워 탱자차를 만들어 마시면 먹기도 부드럽고 감기 예방에도 좋다. 또한 자궁하수, 위가 늘어져 커진 위하수 등에도 효과가 있다.

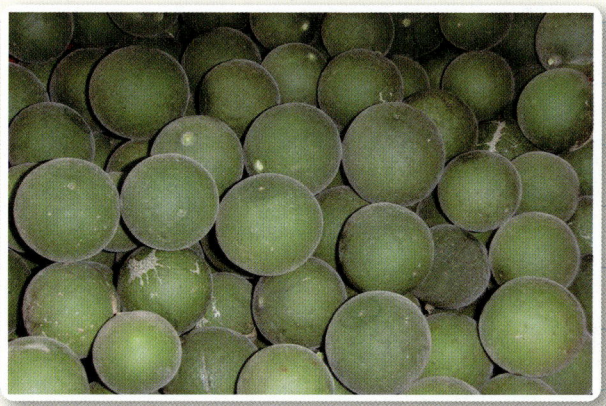

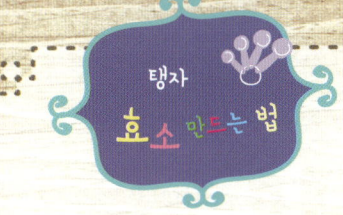

탱자 효소 만드는 법

덜 익은 탱자와 잘 익은 탱자는 서로 약성이 달라 따로 효소를 담가서 쓴다.

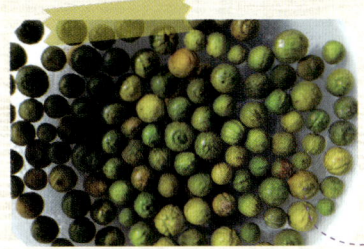

1
탱자가 익기 전에 채취해서 이물질을 닦아내고 흐르는 물에 깨끗하게 씻는다.

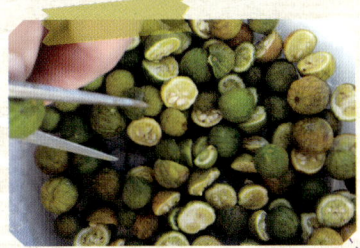

2
탱자의 물기를 10분 정도 빼고 반으로 갈라서 삼투압작용이 골고루 일어날 수 있도록 한다.

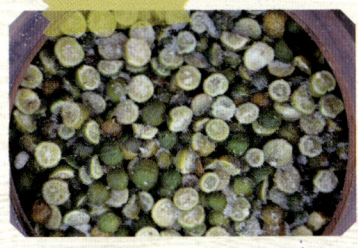

3
자른 탱자를 원당 40% : 탱자 60%의 비율로 혼합하여 3시간 정도 지난 뒤, 활성화가 되기 시작하면 숨쉬는 항아리에 담는다.

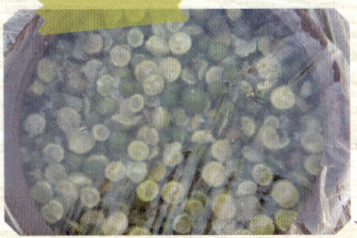

4
항아리 안에 초파리나 벌레들이 들어가지 못하도록 비닐로 덮어 고무줄로 잘 묶는다.

5

익은 탱자도 이물질이 있을 수 있으니 흐르는 물에 여러 번 씻는다.

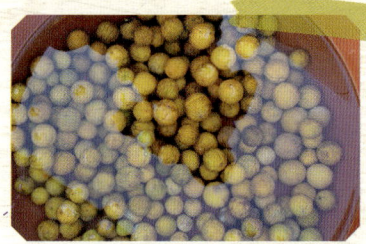

6

소쿠리에 담아 적당히 물기를 빼고 탱자를 반으로 가른다.

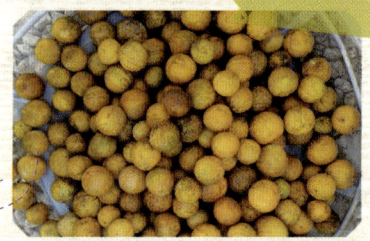

7

원당 40% : 탱자 60%의 비율로 혼합하여 2시간 정도 그늘에 두어 활성화되기 시작하면 숨쉬는 항아리에 담는다.

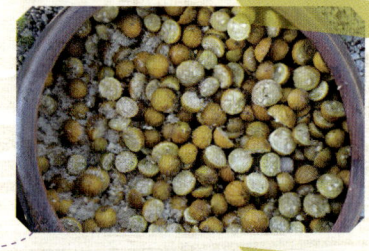

8

항아리 입구를 비닐로 밀봉한다. 탱자는 7일 후부터 4~5일에 한 번씩 뒤집어준다. 보통 100~120일 정도면 발효가 끝나므로 120일 전후가 거르는 데 적기이다.

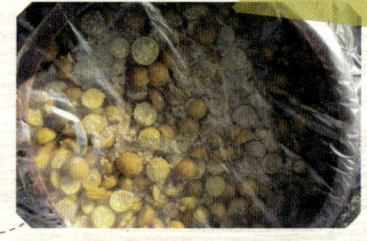

탱자 효소 참고사항

탱자는 찬 성질의 약재로 수정(受精)을 막고 유산을 촉진하는 작용을 한다고 알려져 있으므로, 임산부는 복용하지 않는 것이 좋다.

함초

각종 염증 치료 및 숙변 제거, 변비 해소의 명약

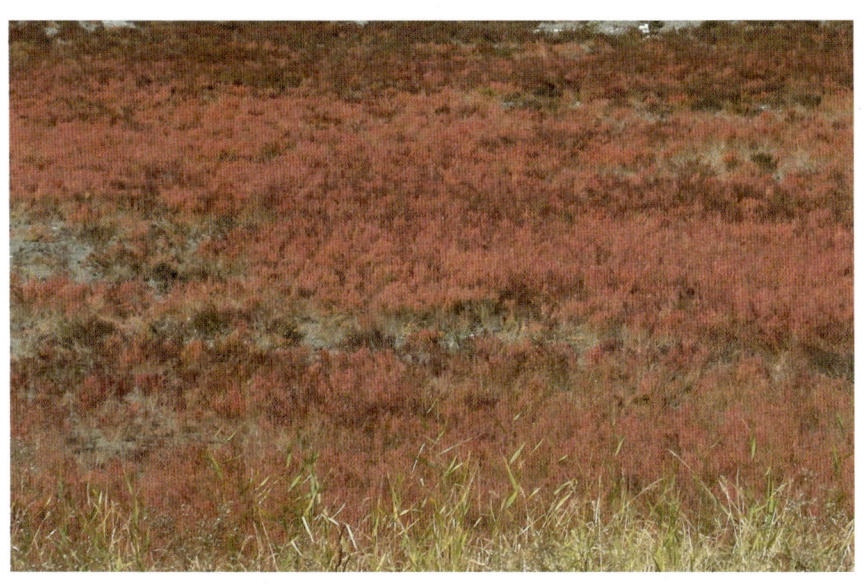

　명아주과의 한해살이풀로서 공식적인 명칭은 퉁퉁마디이지만 현지에서는 함초라고 부른다.　함초의 '함'은 짠맛을 의미한다. 바닷속의 각종 영양소나 미네랄 그리고 다른 식물은 살아갈 수 없는 소금을 흡수하면서 자라기 때문이다. 바닷물이 잘 드나들어 갯벌이 짜야만 함초가 살 수 있다. 함초의 키는 10~40cm이다. 줄기는 다육질多肉質이고 원기둥 모양이며, 잎은 없는 것이 특색이고, 새줄기의 마디가 울퉁불퉁 튀어나와 있어 퉁퉁마디라는 이름이 생겼다.
　꽃은 8~9월에 녹색으로 피고 가지의 위쪽 마디 사이의 오목한 곳에 3개씩 달린다. 화피花被는 통통한 사각형이고 서로 붙으며, 열매는 포과로서 납작한 달걀모양이고 10월에 익는데, 화피로 싸이고 검은 종자가 들어 있다. 포기 전체가 녹색으로 자라나다 가을이 되면 붉은빛을 띤 자주색이 된다. 우리나라 서해안과 남해안 전역에 고루 분포한다.

통통마디는 오래 전부터 식용해 왔는데, 어린 줄기를 잘라다가 나물을 해서 먹거나 국을 끓이거나, 갈아서 밀가루 반죽을 하여 전을 부쳐 먹기도 한다. 최근에는 자연상태에서 채취하는 것뿐만 아니라 대단위로 양식하여 재배하기도 한다.

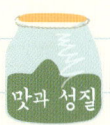
약간 단맛이 나고 아주 짜며, 성질은 차지도 덥지도 않고 평하고 독이 없다.

나물이나 국을 끓이려면 어린순으로 해야 하므로 4월에 채취해서 사용하고, 말려서 환으로 조제하거나 약으로 쓰려면 늦가을인 10월에 붉은색으로 변할 때 채취해야 약성이 좋다. 효소를 담그려면 8~9월 염기가 풍부하고 영양소가 가득할 때 채취한다.

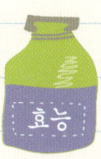
함초는 숙변을 제거하고 변비를 없애는 데 효과가 매우 탁월하다. 함초 속에 들어 있는 갖가지 미량원소와 효소가 숙변을 없애고 몸 속의 지방질을 분해하여 몸 밖으로 내보내는 작용을 한다.
함초에는 다른 어떤 식품보다 많은 미네랄이 들어 있다. 칼슘은 우유보다 7배가 많고, 철은 김이나 다시마보다 40배가 많으며, 칼륨은 굴보다 3배가 많다. 이 밖에 90여 가지 미네랄이 골고루 들어 있다.
함초는 축농증·신장염·관절염 등 갖가지 염증을 치료하고, 먹는 화장품이라고 할 만큼 피부미용에 탁월한 효과가 있다.

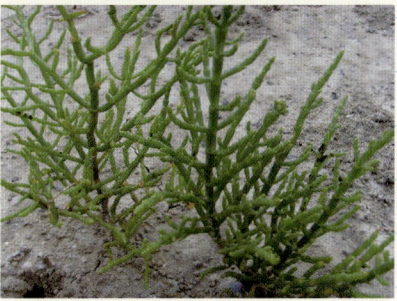

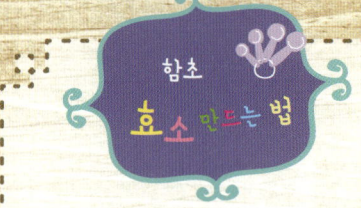

함초 효소 만드는 법

함초는 여름에 파란잎이 왕성할 때, 또는 약성이 좋은 시기인 꽃이 피려고 할 때 채취해서 효소를 담가도 된다. 맛은 짭짤하니 비슷하지만, 효소의 색깔이 완전히 다르다.

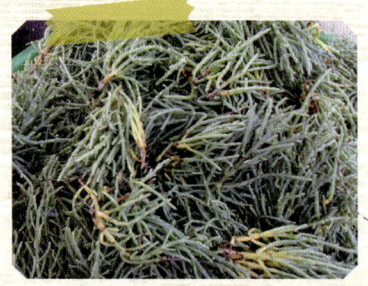

1 옆의 사진은 여름에 채취한 함초이다.

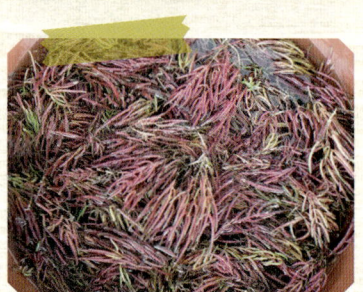

2 가을에 꽃이 피려고 할 때 채취한 함초이다. 함초는 갯벌의 먼지와 염분이 많이 붙어 있으므로 흐르는 물에 깨끗이 씻어야 한다.

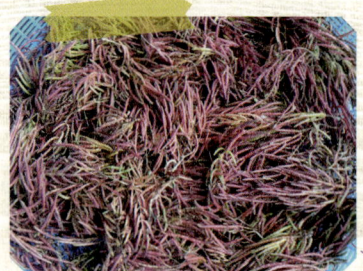

3 함초가 물을 많이 머금고 있으므로 3시간 정도 물기를 빼야 한다.

4
물기가 빠지면 함초를 5~10cm 정도의 크기로 자른다.

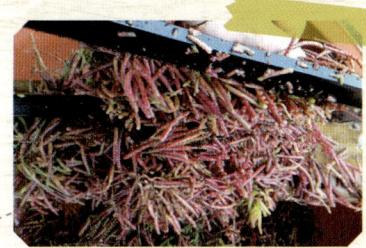

5
함초도 다른 산야초와 동일하게 원당 40% : 함초 60%의 비율로 혼합하여 3시간 정도 재워둔다.

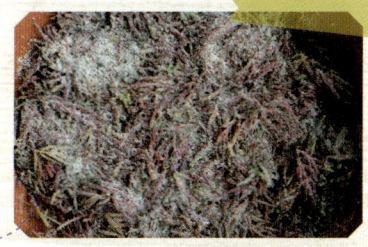

6
항아리 입구를 비닐로 잘 밀봉해야 한다.

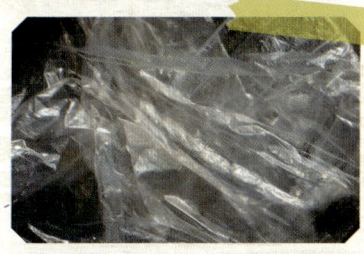

7
함초는 5일 후부터 3일에 한 번씩 뒤집어주어야 한다. 보통 35~40일 정도면 발효가 끝나므로 40일 전후가 거르는 데 적기이다.

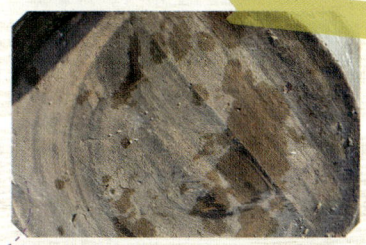

8
옆의 사진은 다 발효된 함초 원액이다. 약간 짠맛이 강한 편이지만 먹기에는 좋다. 처음엔 붉은색이었는데, 몇 년이 지나면 이렇게 진해진다.

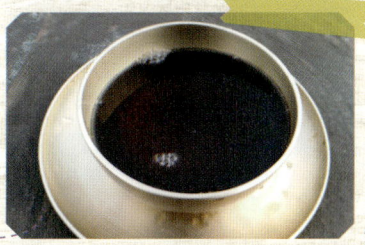

해홍나물

변비나 숙변 제거 및 위장기능 개선에 좋다

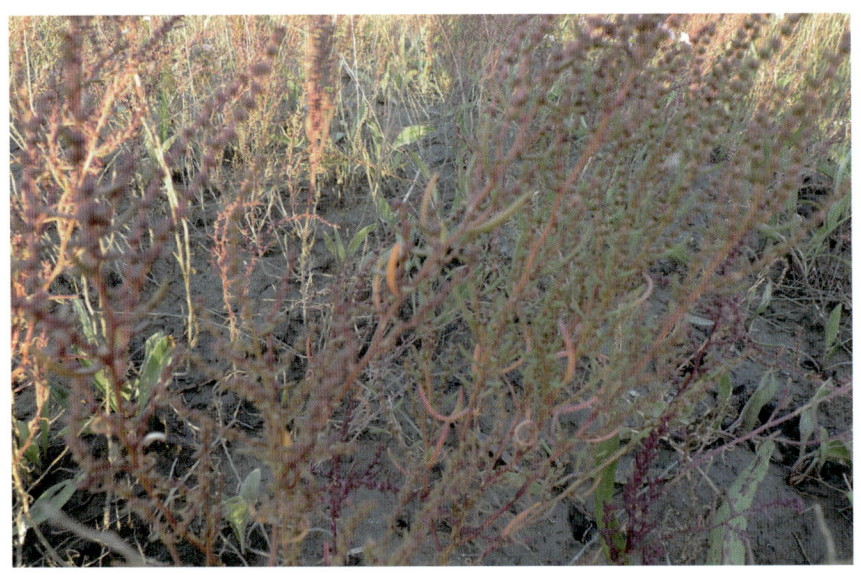

　원산지가 우리나라 이남지방인 명아주과의 한해살이풀이다. 함초와 같이 갯벌에서 자라는데, 줄기는 곧추서며 가지가 많이 갈라지고, 키는 50~90cm 정도까지 자란다. 잎은 녹색으로 빽빽하게 어긋나며 다육질이고 흰 가루로 덮여 있으며, 가을이 깊어갈수록 통통해지며 붉은색으로 변한다.

　꽃은 7~8월에 잎겨드랑이에서 3~5개씩 모여 달리며 노란빛이 도는 녹색이다. 열매는 포과胞果이며 원반모양이다. 대부분의 염생식물이 그러하듯 서해안에서만 존재하는 식물이다. 가을에 붉게 물든 열매가 마치 단풍이 든 것처럼 갯벌에 장관을 이룬다.

　바닷물이 들어왔다 나가는 지점에서 서식하며, 염분이 떨어지는 갯벌

위쪽으로는 자생하지 않는다. 함초와 같이 염기가 없으면 말라 죽으며, 바닷물이 들어와 키를 넘기면 염기에 녹아 죽어버리게 된다.

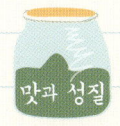
맛은 짜고 성질은 약간 차며 독이 없다.

나물이나 국으로 먹으려면 3~4월에 어린잎을 채취해서 사용하고, 효소를 담그려면 꽃이 피고 기운이 왕성할 때인 8~9월에 채취한다.

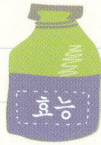
염분을 배출하는 칼륨을 비롯, 각종 미네랄 성분이 많아 변비나 숙변을 제거하며, 위장기능을 개선하여 소화불량에 좋은 효과가 있다. 또한 피를 맑게 하여 고혈압과 비만에도 좋다.

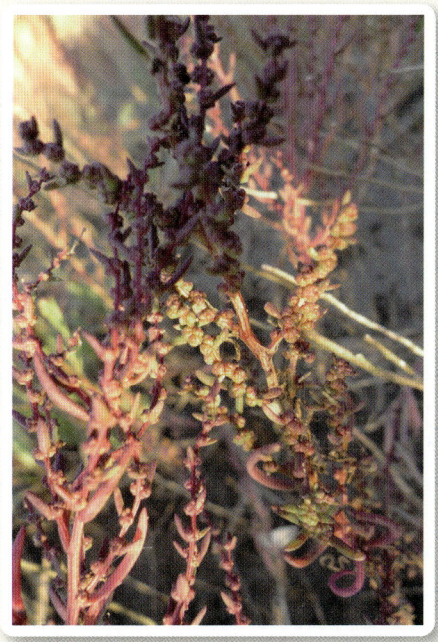

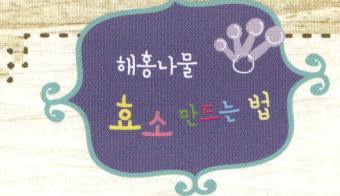

해홍나물 효소 만드는 법

해홍나물은 함초처럼 통통마디가 아니라서 수분이 많지는 않지만, 그래도 일반 산야초보다는 많은 수분이 있어 활성화가 빨리 일어난다.

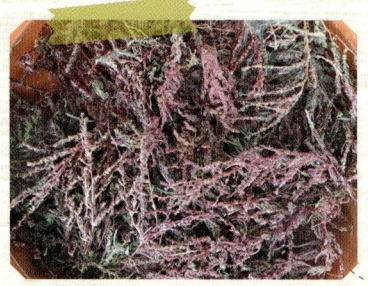

1 해홍나물은 가느다란 줄기가 많아 씻는 데 손이 많이 가는 식물이다. 여러 번 흐르는 물에 씻어야 한다.

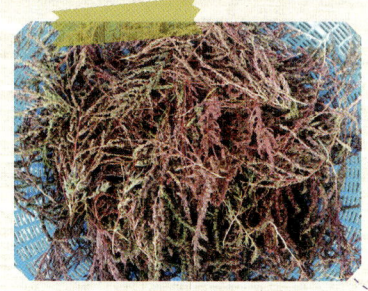

2 씻는 데 시간이 많이 걸리고 물속에서 오래 있었으니, 4~5시간은 그늘에서 물기를 빼주어야 한다.

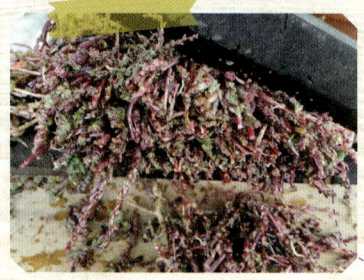

3 활성화가 골고루 잘 일어날 수 있도록 5~8cm 정도의 크기로 자른다.

④
다른 산야초와 마찬가지로 해홍나물도 원당 40% : 해홍나물 60%의 비율로 혼합하여 3시간 동안 재워둔다.

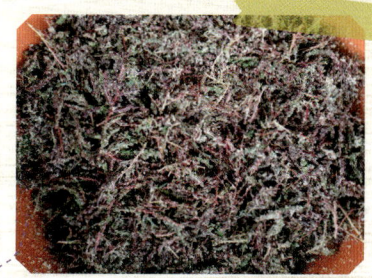

⑤
활성화가 이루어지면 숨쉬는 항아리에 빈틈이 없도록 눌러 담는다.

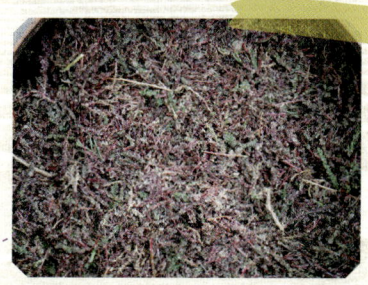

⑥
항아리 입구를 고무줄로 꽁꽁 동여맨다. 해홍나물은 7일 후부터 5일에 한 번씩 재료를 뒤집어주어야 한다. 보통 40~50일 정도면 발효가 끝나므로 50일 전후가 거르는 데 적기이다.

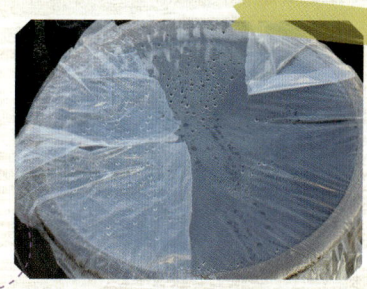

⑦
발효가 끝난 해홍나물 원액이다. 향과 맛도 좋지만 약간 붉은빛으로 색깔도 아름답다.

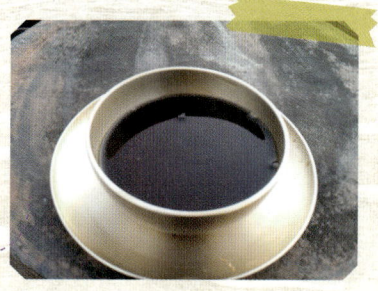

헛개나무

간염 · 간경화 · 지방간 · 간기능 개선에 최고의 약초

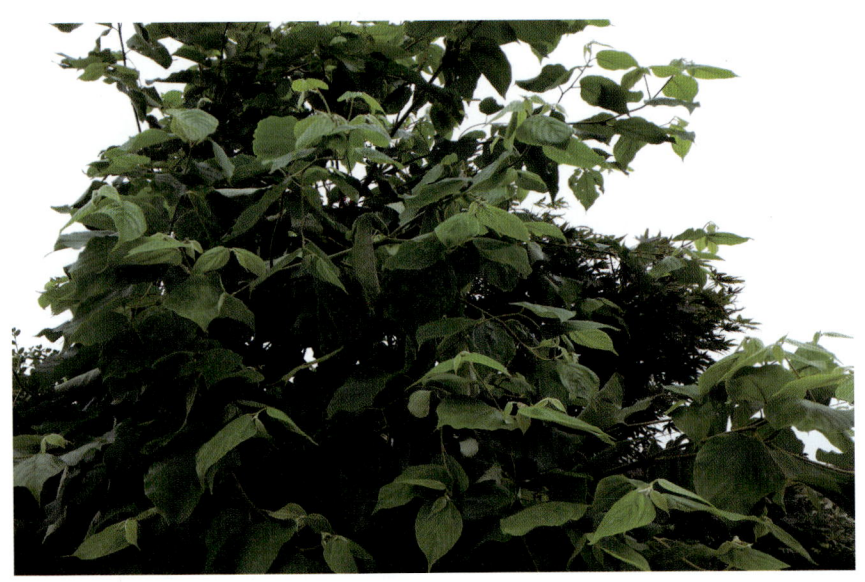

헛개나무는 갈매나무과의 낙엽활엽교목이다. 키는 8~12m까지 자라고, 지름은 40~80cm에 이른다. 꽃은 6~7월까지 피며, 꿀벌들에게 가장 인기있는 밀원식물이므로 꽃피는 시기가 되면 마치 잔치가 벌어진 것 같다. 갈색이 도는 열매는 10~11월경에 수확하며, 지름 8mm 정도에 매의 발톱처럼 생겼고, 3실에 각각 1개씩의 종자가 들어 있다. 열매를 따지 못한 채 수확시기가 늦어지면 줄기가 말라 땅에 떨어진다. 원산지는 동아시아이다.

많은 실험 결과 혈중 알코올 농도를 낮추는 효과가 입증되었고, 숙취에 의한 갈증을 풀어주는 것으로 알려져 있다. 『본초강목』에 따르면, 과음으로 알코올에 중독된 경우 헛개나무 줄기를 잘게 썰어 말려서 달여 먹으면 치료할 수 있다고 한다. 열매를 지구자라고 하는데, 헛개나무와 같은 효능을 지니고 있다.

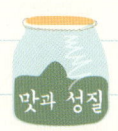
맛은 달고 시며 성질은 평하며 독이 없다.

헛개나무잎이나 잔가지로 효소를 담그려면 8~9월 꽃을 피우기 위해 약성이 위로 올라 가장 왕성한 시기에 채취해야 하고, 열매로 효소를 담그려면 10월 중순 열매가 다 익어갈 때 채취해야 한다.

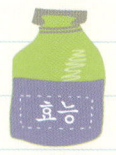
'헛개나무' 하면 가장 먼저 떠오르는 단어가 숙취이며 간이다. 알코올을 분해하여 물로 변하게 한다고 하니 얼마나 대단한 약초인가. 그러나 광고처럼 그렇지는 않다. 헛개나무로 술을 담가 한 달 후 개봉해 보니 전혀 물로 변하지 않고 약간 싱거운 느낌만 들었다. 그래도 지상에서 나는 식물 중 가장 알코올을 분해하는 능력이 뛰어나다 하니, 간염·간경화·지방간·간기능 개선에 최고의 약초임에는 틀림없다.
그 외에도 황달이나 혈압강하 작용, 몸에 열이 있어 늘 갈증을 느끼는 사람에게도 좋으며, 변비나 방광염에도 좋은 효과가 있다.

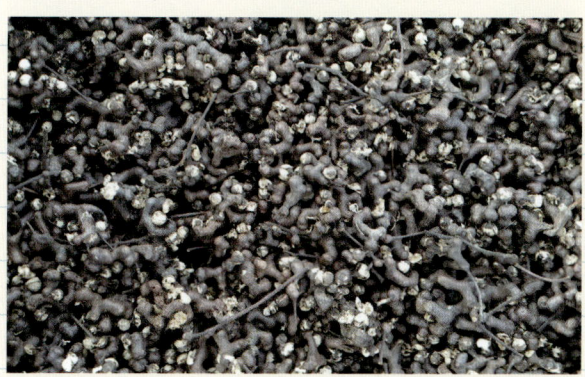

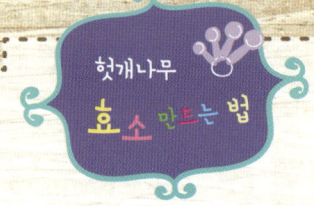

헛개나무 효소 만드는 법

헛개나무의 잎이 왕성할 때, 즉 한여름 꽃이 피기 전에 채취해서 효소를 담가도 되고, 10월에 열매를 채취해서 효소를 담가도 된다. 간에 특효약으로 알려진 열매는 말려두고 차로 먹어도 좋다.

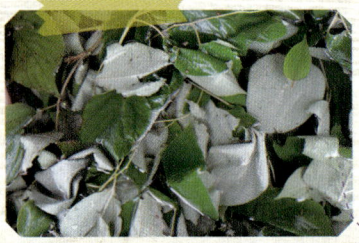

1 헛개나무의 연한 줄기와 잎을 채취해 흐르는 물에 씻는다.

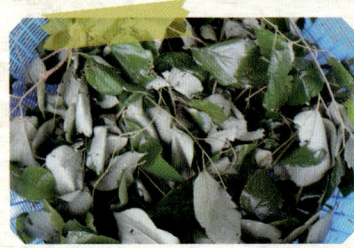

2 헛개나무잎과 줄기를 소쿠리에 담아 5분 정도 물기를 뺀다.

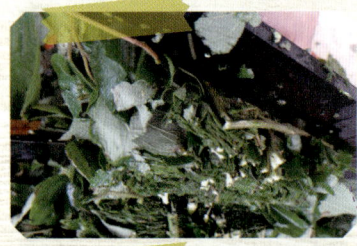

3 골고루 활성화가 이루어지도록 5~8cm 정도의 크기로 자른다.

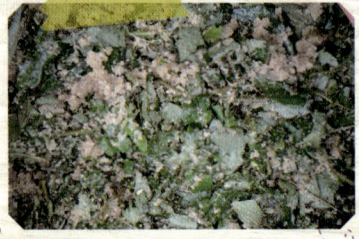

4 원당 40% : 헛개나무잎 및 줄기 60%의 비율로 혼합하여 1시간 정도 그늘에 둔 후, 활성화가 시작되면 숨쉬는 항아리에 빈틈이 없이 골고루 눌러서 담는다.

5

헛개나무 열매를 따서 먼지나 이물질이 없도록 흐르는 물에 깨끗이 씻는다.

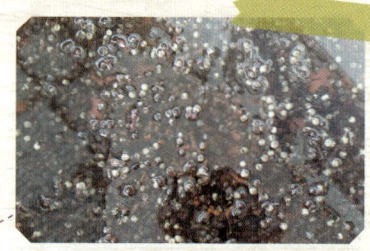

6

헛개나무 열매를 씻다 보면 안으로 물이 들어가므로 오랜 시간 물기를 빼야 한다.

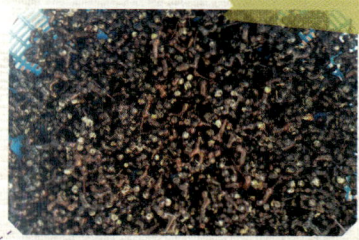

7

원당 40% : 헛개나무 열매 60%의 비율로 혼합하여 8시간 정도 그늘에 둔다.

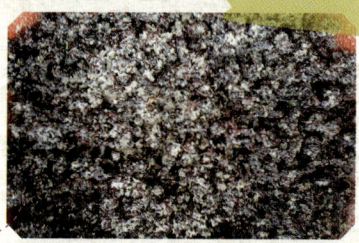

8

활성화가 시작되면 숨쉬는 항아리에 눌러서 담는다.

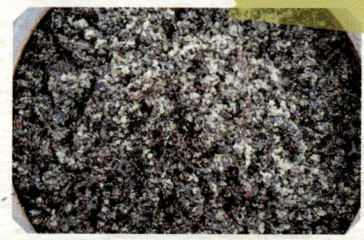

9

항아리 입구를 비닐로 잘 밀봉한다. 헛개나무 열매는 10일 후부터 5일에 한 번씩 뒤집어주어야 한다. 햇볕과 바람에 따라 다소 차이는 있으나 헛개나무 열매를 거르는 시기는 80~90일 정도가 적당하다.

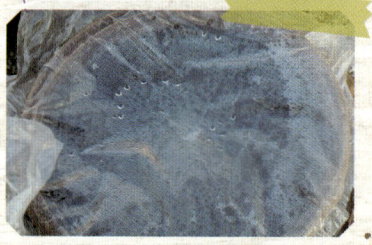

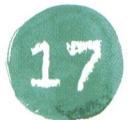

호박

피부미용·이뇨작용·노화방지 및 임산부의 부종,
폐암 등 폐병에 뛰어난 효능이 있다

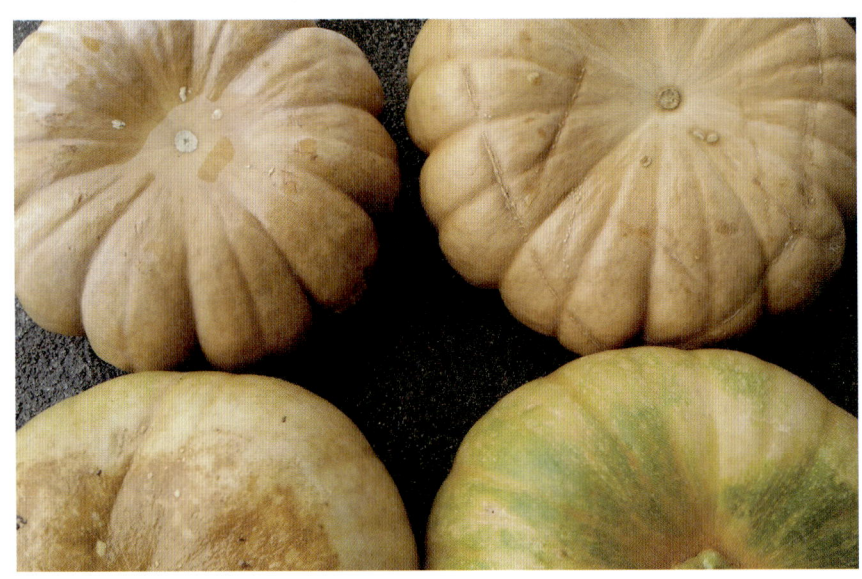

　박과의 덩굴성 한해살이풀이다. 원산지는 열대 및 남아메리카이다. 주로 과실을 얻기 위해 재배를 하는데, 과실은 둥글고 크며 익으면 황색이 된다. 덩굴의 단면이 오각형이고 털이 있으며, 덩굴손이 있어 감으면서 다른 물체에 붙어 올라간다. 잎은 어긋나고 잎자루가 길며 심장형 가장자리가 얕게 5개로 갈라진다. 꽃은 노란색으로 화분이 많으며, 6월부터 서리가 내릴 때까지 계속해서 핀다. 수꽃은 대가 길고 암꽃은 대가 짧으며 꽃 밑에 작은 호박이 달린다. 9~10월에 수확하는 열매는 품종에 따라 크기나 형태, 색깔이 조금씩 다르다. 열매를 죽이나 엿 등 식용으로 하고 어린순은 국이나 나물로 먹는다.

　박의 모종에 호박을 접붙이면, 당도는 다소 떨어지더라도 튼튼하고 건강하게 자라며, 병충해에 강하고 큰 과실을 얻게 된다.

　호박은 과채류 중에서는 녹말 함량이 가장 많아 감자·고구마·콩에 이어 칼로리가 높아 예전에 구황식물救荒植物로 큰 역할을 하였다. 익으면 맛도 좋고 색깔도 좋으며 당도가 높아 맷돌호박이 인기가 있다.

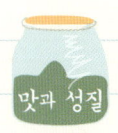
맛은 달고 떫으며, 성질은 따뜻하며 독이 없다.

호박이 약간 덜 익었을 때 채취해서 적당한 크기로 잘라 말려두고 나물도 하고 국도 끓여먹는다. 효소를 담글 때는 11월에 호박이 완전하게 익었을 때 채취한다.

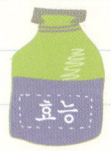
늙은 호박은 소화관의 기운을 더해주고, 이뇨작용이 강해 소변을 잘 나오게 하고 소변 양을 배로 늘려 노화방지에 좋다.
호박에 들어 있는 베타카로틴 함량으로 면역력을 강화해 감기에 걸리지 않게 되고, 폐암 등 폐병에 효능이 있다. 또한 식이섬유와 칼슘·철분 등 미네랄이 풍부하게 들어 있어 변비에 좋고, 혈압을 조절하는 효과가 있다. 저혈압 환자에게 유익하고 얼굴이나 손발에 부기를 빼주므로 임산부의 부종에 특히 좋다.

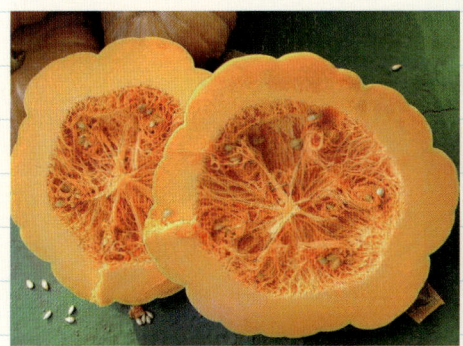
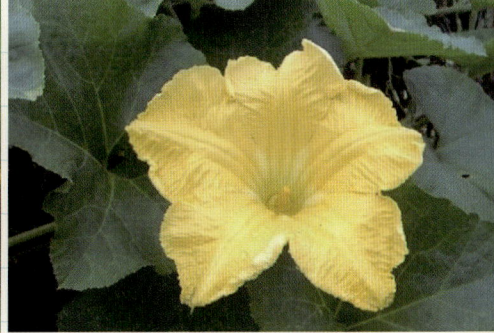

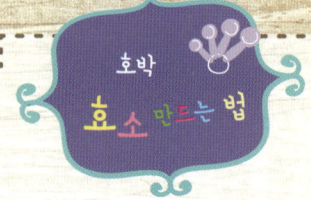

호박 효소 만드는 법

호박은 줄기나 잎, 꽃이 아닌 과실을 효소로 담그므로 가을에만 채취가 가능하다.

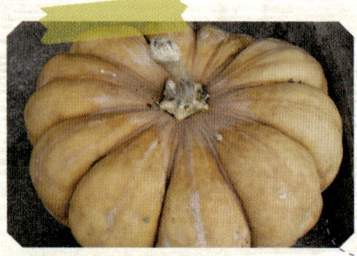

1 효소를 담그려면 호박을 잘 골라야 한다. 맷돌호박이 가장 달고 맛이 좋다. 단단하지만 수분도 가장 많다.

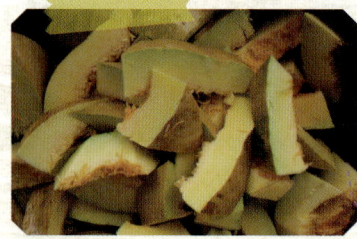

2 호박이 골고루 활성화되어 발효가 잘되도록 잘게 자른다.

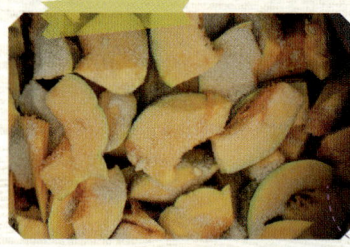

3 수분이 많아도 원당 40% : 호박 60%의 비율로 혼합하여 1시간 정도 그늘에 재워둔다.

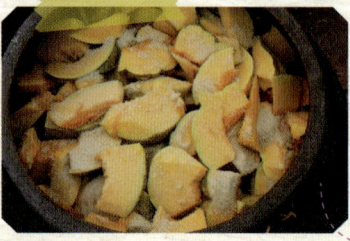

4 원당과 호박이 활성화되기 시작하면 숨쉬는 항아리에 빈틈이 없이 눌러서 담는다.

5
항아리 입구를 비닐로 잘 밀봉해야 한다.

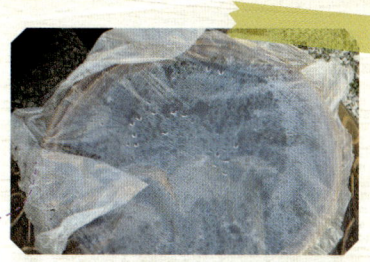

6
호박은 7일 후부터 4일에 한 번씩 뒤집어 주어야 한다. 보통 40~50일 정도 되면 발효가 끝나므로 50일 전후가 거르는 데 적기이다.

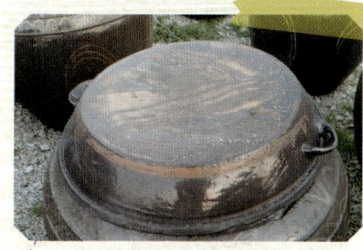

7
발효가 끝난 호박의 원액이다. 효소는 살아 있기 때문에 부유물이 생기면서 맑고 깊은 맛을 내는 습성이 있으므로 광목으로 자주 걸러주어야 한다.

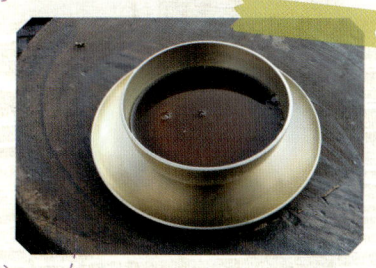

호박 효소 참고사항

늙은 호박의 속을 파내고 미꾸라지를 가득 채운 다음 큰 솥에 중탕을 한다. 처음 30분은 센 불로, 물이 끓으면 약한 불로 8시간 동안 서서히 고은다. 호박이 식으면 꺼내어 꽉 짜서 그 물을 먹게 되면, 중풍이나 성인병 및 간경화로 인해 복수가 찬 사람에게 최고의 명약이 된다.

제5장

살아있는
효소 만들기

겨울

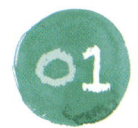

겨우살이

면역기능 활성화로 위암·대장암·폐암·간암·
유방암·자궁암 등에 치료 효과를 보인다

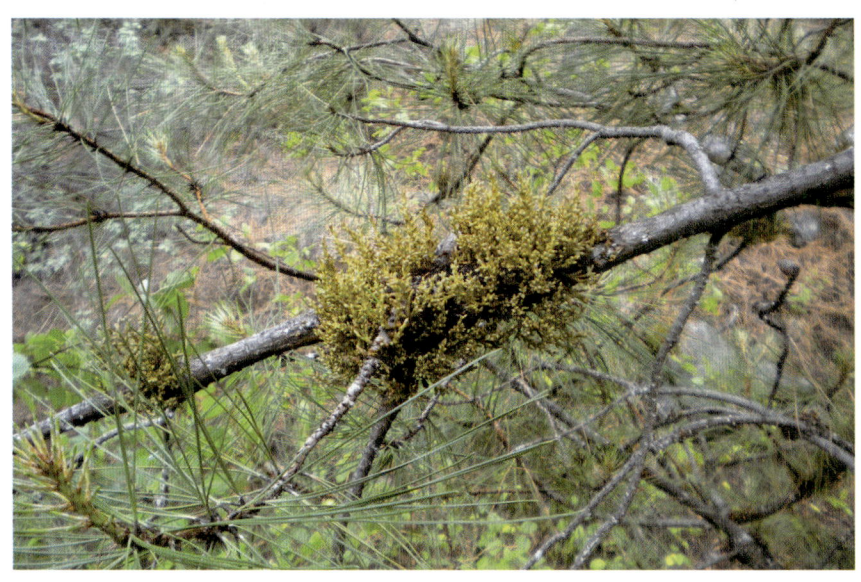

　다른 나무에 기생하며 스스로 광합성하여 엽록소를 만드는 반기생식물로 사계절 푸른 잎을 자랑한다. 참나무·물오리나무·밤나무·팽나무 등에 기생하며, 새의 둥지같이 둥글게 자라 지름이 1m에 달하는 것도 있다. 잎은 마주나고 다육질이며 바소꼴로 잎자루가 없다. 가지는 둥글고 황록색으로 털이 없으며 마디 사이가 3~6cm 정도이다. 꽃은 2~3월에 황색으로 가지 끝에 피고 꽃대는 없으며, 작은 포苞는 접시 모양이고 암수딴그루이다. 화피花被는 종모양이고 4갈래이며, 열매는 둥글고 10~11월에 연노란색으로 익는다. 과육이 잘 발달되어 산새들이 좋아하는 먹이가 되며, 새들에 의해 나무로 옮겨져 퍼진다.
　가까운 산에는 자생하지 않으며, 깊은 산속 높은 가지 위에 있어 채취하기가 여간 어려운 것이 아니다.

　동서양에서 다 같이 겨우살이가 번개와 벼락을 막아주고 화재를 피하게 하며 귀신과 병마를 쫓는 신통력이 있는 것으로 믿었다. '황금가지'라는 별명을 지니고 있듯이 다양하고 뛰어난 약성을 가진 신비의 약초이다.

　우리나라에 기생하는 겨우살이의 종류로는 꼬리겨우살이 · 참나무겨우살이 · 붉은겨우살이 · 동백나무겨우살이가 있다. 모든 겨우살이를 약으로 쓰는데, 특히 동백나무겨우살이를 최고로 알아주고 귀하게 여긴다.

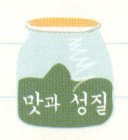
맛은 쓰고 성질은 온화하며 독이 없다.

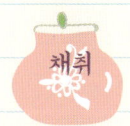
겨우살이는 겨울에서 이른 봄까지 채취하고 봄에서 가을까지는 채취하지 않는 것으로 알려져 있다. 12월에 열매까지 채취해서 효소를 담그거나 말려두고 약으로 사용한다.

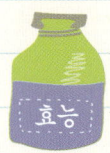
신장염이나 신부전증 같은 잘 낫지 않는 신장질환과 간경화 · 간염 같은 간질환에 효과가 뛰어나다.
또한 면역기능 활성화로 암에 대한 저항력을 높여, 암세포의 성장을 정지시키거나 선택적으로 공격한다. 따라서 모든 종류의 암에 다 효과가 있으며, 특히 위암 · 대장암 · 폐암 · 간암 · 유방암 · 자궁암 등에 치료 효과를 보인다. 우리나라 사람의 경우 혈액암 · 다발성 골수종 · 임파종 · 뇌암 · 골육종에도 탁월한 효과를 나타낸다는 보고가 있다.

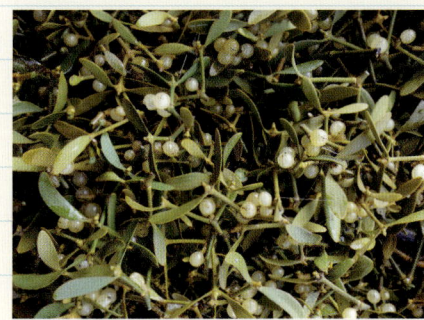

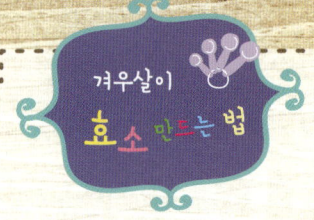

겨우살이 효소 만드는 법

겨우살이는 새들이 좋아하는 열매가 떨어지기 전에 채취해서 효소를 담그는 것이 좋다.

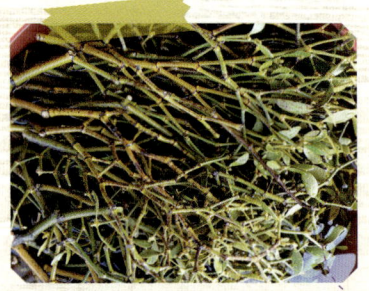

1 채취한 겨우살이는 잎과 열매가 떨어지지 않도록 조심스럽게 흐르는 물에 씻는다. 아니면 열매를 따서 따로 씻기도 한다.

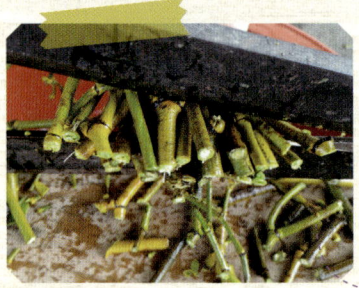

2 겨우살이는 물기를 조금만 빼고 활성화가 골고루 잘 일어날 수 있도록 5~8cm 정도의 크기로 자른다.

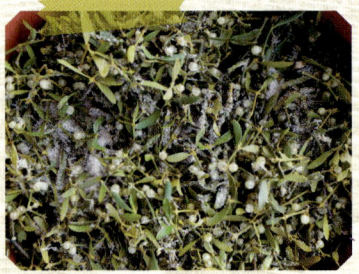

3 원당 40% : 겨우살이 60%의 비율로 혼합하여 3시간 정도 그늘에 재워둔다.

④

겨우살이와 원당이 융화되어 활성화가 일어나면 숨쉬는 항아리에 빈틈이 없도록 눌러 담는다.

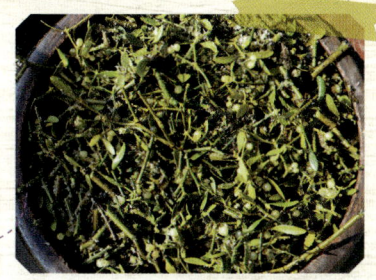

⑤

항아리에 초파리나 벌레가 들어가지 못하도록 비닐로 잘 밀봉한다.

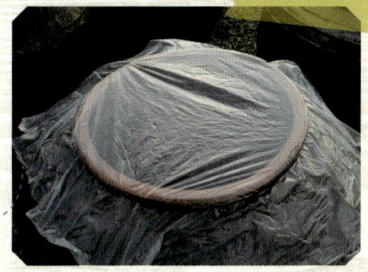

⑥

겨우살이는 7일 후부터 5일 간격으로 뒤집어주어야 한다. 보통 120~150일 정도면 발효가 끝나므로 150일 전후가 거르는 데 적기이다.

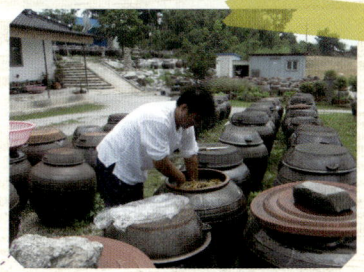

겨우살이 효소 참고사항

동백나무겨우살이는 동백나무·사스레피나무·사철나무·광나무·탕나무 등에 기생하는데, 우리나라 남해안 일대와 제주도에 드물게 난다. 약으로 쓸 때는 반드시 동백나무에서 자란 것만 써야 한다. 사스레피나무에서 자란 것은 독이 있어 함부로 먹으면 목숨을 잃을 수도 있다.

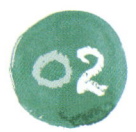

구릿대(백지)

피부의 미백 및 기미 제거와 치통·편두통 등에 효과가 좋은 약이다

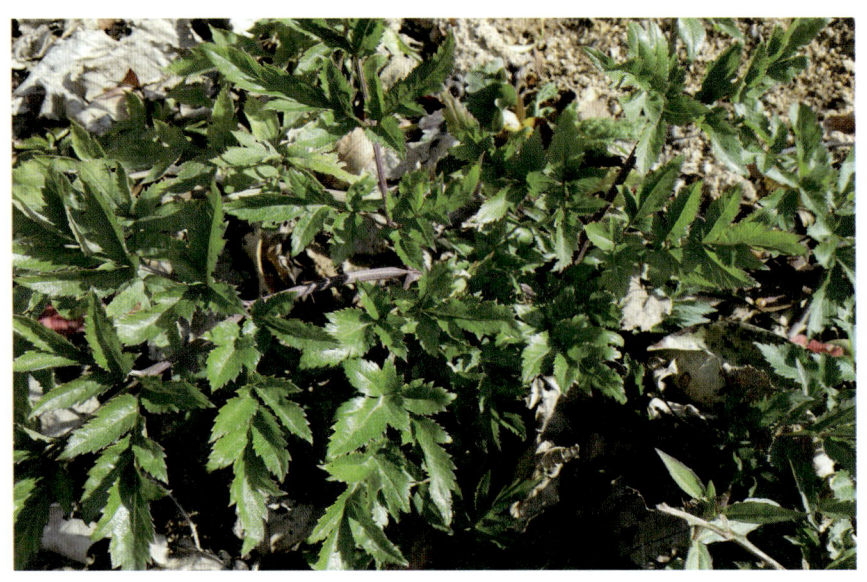

　동북아시아가 원산지인 구릿대는 미나리과에 속하는 두해살이 또는 세해살이풀이다. 산의 절개지 밑이나 산골짜기 냇가에서 흔히 자라며, 풀 전체가 매끈하고 뿌리줄기는 독특한 향기가 나며, 매우 굵고 잔뿌리를 많이 내린다. 줄기는 곧게 서고 높이 1.5~3m이다. 잎은 3개씩 2~3회 깃꼴겹잎으로 많이 갈라지고 갈라진 조각은 바소꼴로 끝이 뾰족하며 고르지 못한 톱니가 있다.

　6~8월에 흰색 꽃이 피는데 20~40개의 산형꽃차례가 모여 겹산형꽃차례를 이룬다. 열매는 분과分果로서 타원형이고 날개가 있으며 10월에 익는다.

　구릿대의 뿌리 부분을 한방에서는 백지라고 하며, 대활大活·흥안백지·독활·굼배지 등 지역마다 다른 이름으로 불러지기도 한다. 어린잎은 당귀잎과 같이 쌈으로 먹는 등 식용한다.

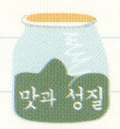
맛은 달고 매우며 성질은 따뜻하고 독이 없다.

나물이나 쌈으로 먹으려면 어린잎이 필요하므로 4월에 채취해야 하고, 뿌리를 말려 약으로 사용하거나 효소를 담그려면 11~12월에 채취해야 한다. 잎과 뿌리는 따로 효소를 담가야 한다.

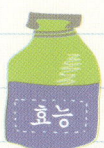
『본초강목』에 따르면, 구릿대는 피부에 좋고 안색을 윤택하게 하며 미백 및 기미 제거에 탁월한 효능이 있다. 또한 진정작용이 있어 치통·편두통 등에 효과가 좋은 약으로 유명하다.
백지(白芷)는 피부세포의 신진대사를 촉진시키며, 황갈반(黃褐斑) 치료에도 뛰어나다. 그리고 비염을 없애며, 풍을 제거하고, 습한 기운을 없애고, 부기를 가라앉히고, 통증을 완화하는 효능이 있다.

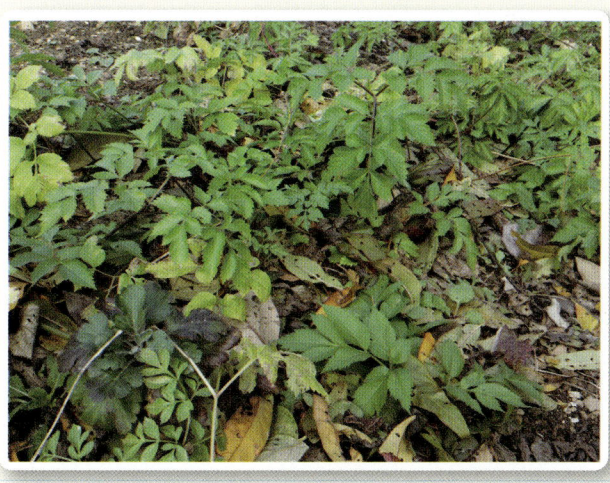

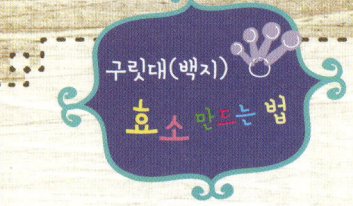

구릿대(백지) 효소 만드는 법

　구릿대는 가을에 뿌리 쪽으로 약의 기운이 다 내려간 늦가을이나 겨울에 채취를 해야 하지만, 여름에 잎으로 효소를 담그기도 한다. 구릿대의 잎이 누렇게 변할 때 채취한다.

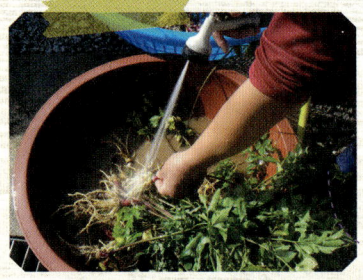

1 채취한 구릿대를 솔로 구석구석 흙을 털어내고 흐르는 물에 잘 씻는다.

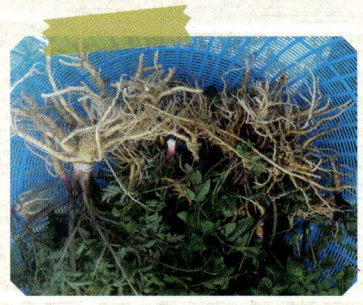

2 물기를 없애기 위해 소쿠리에 건져 1시간 정도 그늘에 둔다.

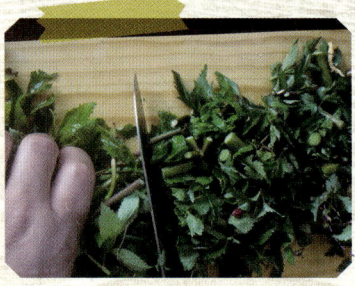

3 잎과 줄기는 따로 잘라서 백가지 산야초를 담는 데 활용한다.

4

뿌리는 활성화가 잘 일어날 수 있도록 3~5cm 정도의 크기로 자른다.

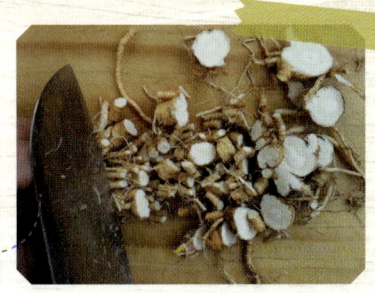

5

원당 40% : 구릿대 뿌리 60%의 비율로 혼합하여 8시간 정도 그늘에 재워둔다.

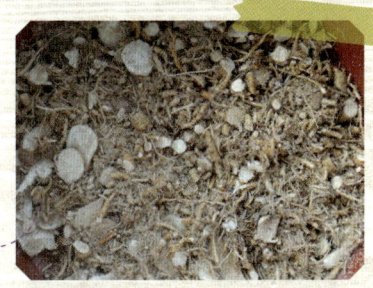

6

활성화가 일어나기 시작하면 숨쉬는 항아리에 빈틈이 없이 눌러 담는다.

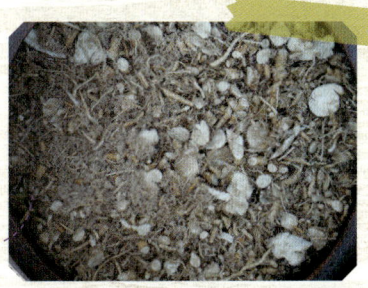

7

항아리 입구를 비닐로 잘 밀봉한다. 구릿대는 7일 후부터 5일 간격으로 뒤집어준다. 보통 75~80일 정도면 발효가 끝나므로 80일 전후가 거르는 데 적기이다.

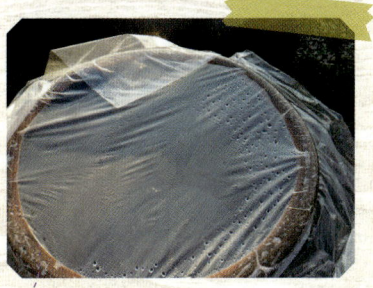

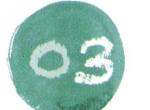

귤

겨울철 감기 예방, 면역력 강화, 악성종양의 성장 억제, 항균작용에 탁월한 효과가 있다

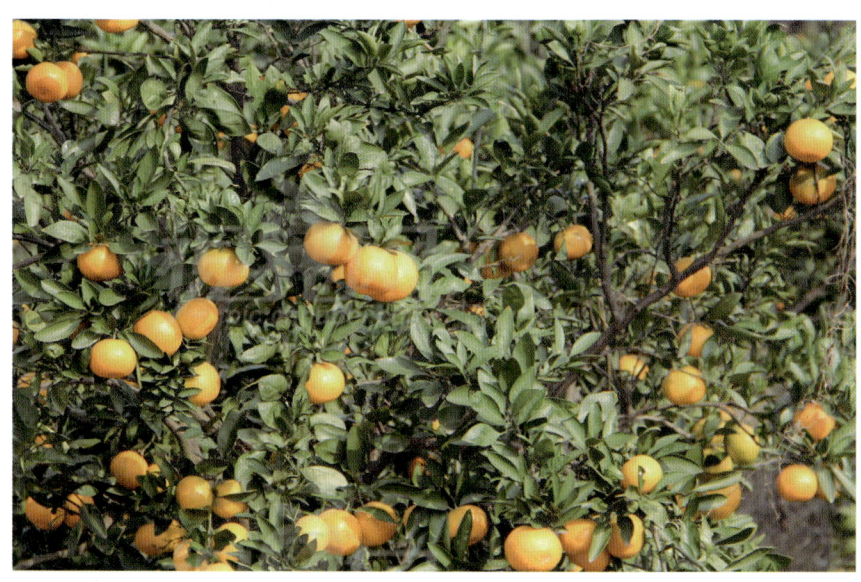

원산지가 일본이며, 우리나라 최남단섬인 제주도에서만 재배가 가능한 열대식물이다. 키는 3~6m까지 자라고, 탱자나무와 비슷하지만 가시가 없다는 것이 다르다. 온주감이라고도 한다. 잎은 어긋나고 타원형으로 종류에 따라 가장자리가 밋밋하거나 물결모양 잔 톱니가 있다. 꽃은 6월에 흰색으로 피며, 꽃받침 조각과 꽃잎은 5개씩이고 수술은 여러 개이며 암술은 1개이다.

열매인 귤은 품종에 따라 제각기 다르지만, 작은 공 모양에 지름 5~12cm이며 노란빛을 띤 붉은색으로 익는다. 과피가 잘 벗겨지고 여러 조각으로 갈라진다. 우리나라에서 가장 흔히 심는 재배종으로는 조생종·중생종·만생종 등 10여 종류가 있다.

귤꼭지는 초록색으로 싱싱해야 한다. 까맣거나 말라 있거나 꼭지가 없다면 수확한 지 오래된 후숙 귤이 아니면 너무 일찍 따서 오랫동안 저장해 놓았을 가능성이 크다.

귤껍질은 한방에서는 진피陳皮라고 해서 소화불량 · 기침 · 감기 등의 한약으로 사용한다.

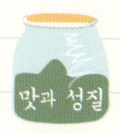
귤은 속은 달고 껍질은 쓰며 맵고, 성질은 따뜻하며 독이 없다.

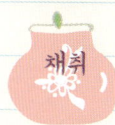
귤은 잘 익은 것만 사용하므로 10~12월에 채취해서 효소를 담그고, 껍질은 오한이 드는 감기에 생강과 대파와 무를 넣어 끓여먹으면 좋다.

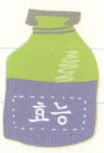
귤에 함유된 비타민 C는 신진대사를 원활히 하며, 거친 피부를 윤택하게 하고, 점막을 튼튼하게 하는 작용을 하며, 겨울철 감기 예방의 효과가 있다. 또한 면역력 강화, 악성종양의 성장 억제, 항균작용에 탁월한 효과가 있다.

현훈증상이나 빈혈의 예방과 치료에도 효과가 있고, 과일류 중 감귤에만 함유된 비타민 P는 모세혈관을 보호하여 고혈압 등 혈관질환에 좋다.

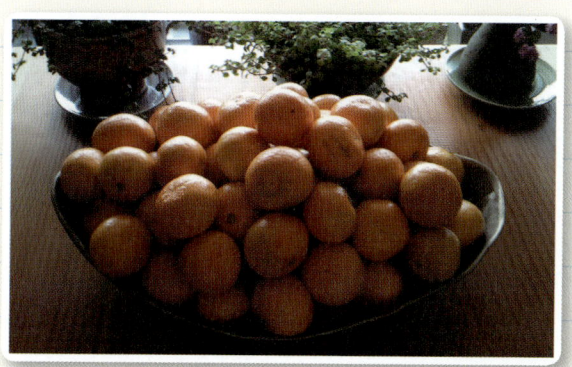

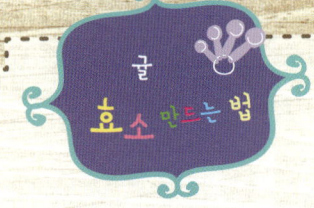

귤 효소 만드는 법

요즘 귤은 종류도 다양하고 하우스에서 재배하여 연중 생산이 가능하지만, 그래도 제철에 나오는 겨울 귤이 가장 좋다.

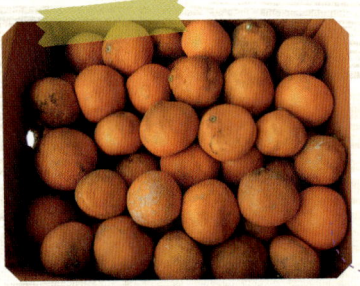

1 가급적이면 나무에서 익은 과일이 더 효과적이므로 농가에 부탁해 억지로 익히지 않은 과일을 구입한다.

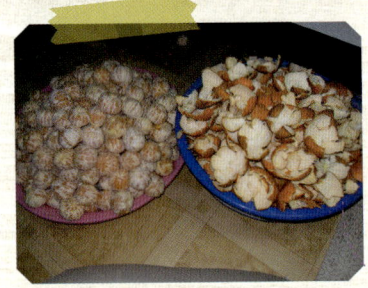

2 귤에 농약이 남아 있을 수 있으니 식초물에 귤을 씻고 껍질을 사진처럼 모두 벗긴다.

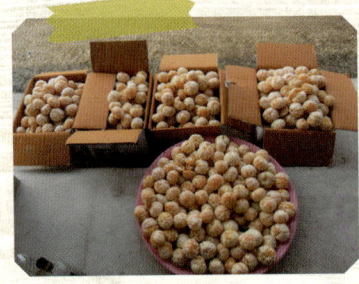

3 원당 40% : 귤 60%의 비율로 혼합하여 1시간 정도 지난 뒤 숨쉬는 항아리에 담는다.

❹ 항아리 입구를 비닐로 잘 밀봉해야 한다. 관리를 게을리해서 뒤집기를 안하면 귤은 며칠 내로 초산발효를 일으켜 식초가 된다.

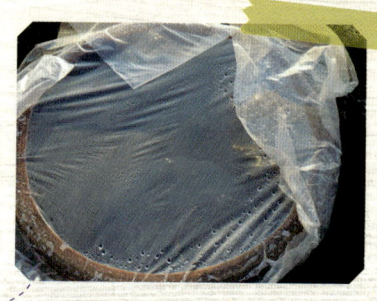

❺ 귤은 5일 후부터 5일에 한 번씩 뒤집어 주어야 한다. 보통 30일 정도면 발효가 끝나므로 30일 전후가 거르는 데 적기이다.

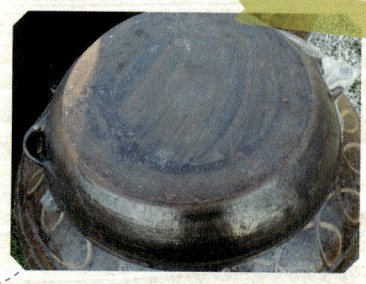

❻ 다 발효된 귤의 원액이다. 향과 맛도 좋지만 노란색으로 색깔도 아름답다.

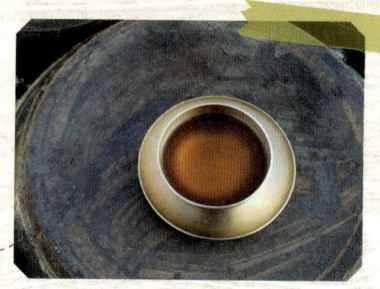

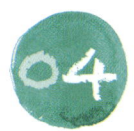

땅두릅(독활)

두통·치통 등의 진통, 관절염·류머티즘 등의 소염

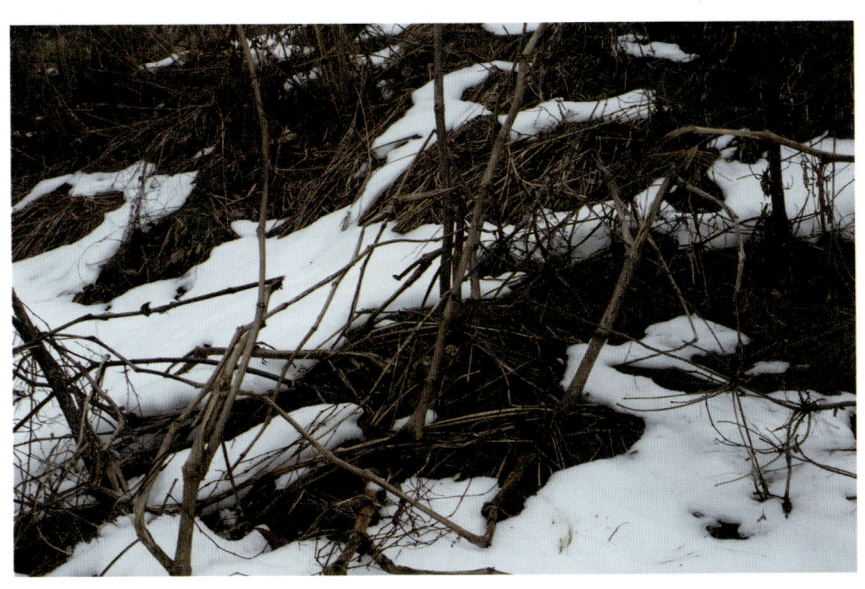

　땅두릅은 두릅나무과의 여러해살이풀로서 독활이라고도 한다. 산에서 자라는데, 지금은 새들의 먹이가 적어지면서 씨를 먹고 멀리까지 날아와 배설을 함으로써 마을 어귀나 담장 밑에도 흔하게 자란다. 높이는 1~2m까지 자라고, 꽃을 제외한 전체에 털이 약간 있다. 큰잎은 어긋나고 길이 50~100cm이며, 어릴 때에는 연한 갈색 털이 있다. 작은잎은 달걀모양 또는 타원형이고 가장자리에 톱니가 있다. 꽃은 7~8월에 크고 연한 녹색으로 핀다. 열매는 장과로서 9~10월에 검게 익으면 겨울이 오기 전에 새들의 먹이가 되어 모두 없어지고 굵은 줄기만 겨우내 서 있다.

　뿌리를 채취할 때 정유 성분이 많아 끈적임이 강하고, 물에 씻으면 기름이 계속하여 나온다. 이른 봄에 어린순은 땅두릅이라 해서 식용하며, 가을에 마른 줄기 위로 흙을 많이 덮어서 어린순이 길게 자랄 수 있도록 한다.

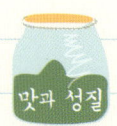
맛은 맵고 쓰며 성질은 약간 따뜻하고 독이 없다.

어린순을 나물로 무치거나 고추장에 찍어서 먹기도 하는데, 어린순은 3~4월에 채취하고, 효소를 담그거나 약으로 사용할 때는 약기운이 모두 뿌리로 내려간 12~1월까지 채취해야 약성이 좋다. 땅이 얼어 채취하기가 쉽지 않지만, 양지바른 곳은 녹은 곳도 있다.

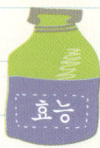
통증을 완화하는 작용이 강하여 진통제 및 소염제로 많이 쓰인다. 즉, 허리와 무릎의 관절통을 치료하고, 근육이 아프고 뼈마디가 쑤시는 통증에 좋다. 그 밖에 두통·전신통·치통·관절염·하지신경통 등에 효능이 있다.
또 몸에 들어온 찬바람이나 습기를 제거하고, 피부를 따뜻하게 하여 냉기를 몰아내기도 한다.

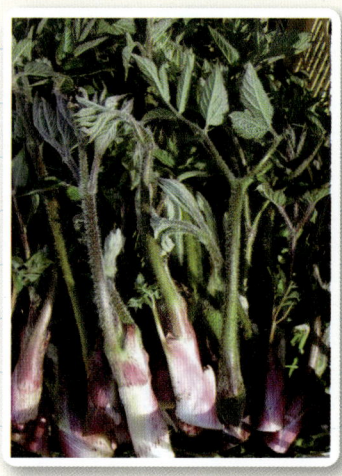

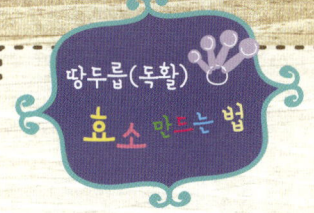

땅두릅(독활) 효소 만드는 법

　땅두릅은 조금 힘이 들더라도 눈 속에서 채취해서 사용하는 것이 가장 약성이 좋다.

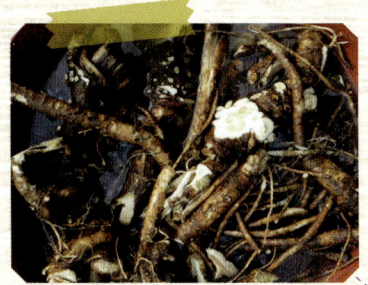

1 땅두릅은 정유 성분이 많아 기름이 계속해서 나오는데, 뿌리에서 기름이 나오지 않을 때까지 흐르는 물에 씻는다.

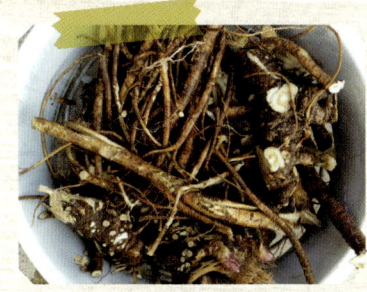

2 뿌리에 물기가 별로 없으니 10여 분간 물기를 뺀다.

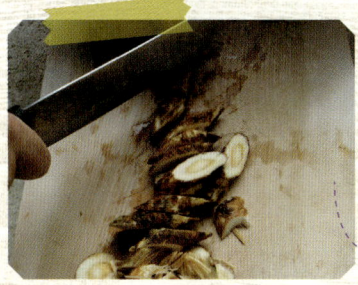

3 활성화가 잘 일어날 수 있도록 5~8cm 정도의 크기로 자른다.

4

원당 40% : 독활 60%의 비율로 혼합하여 8시간 정도 얼지 않도록 실온에 재워둔다.

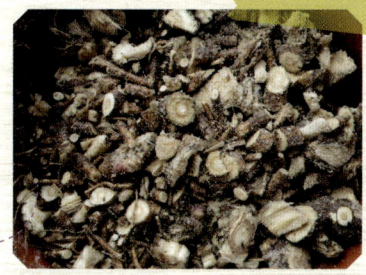

5

활성화가 일어나면 숨쉬는 항아리에 빈틈이 없도록 눌러 담는다. 위에는 시럽 10% 정도를 뿌려준다.

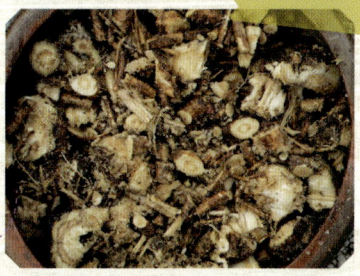

6

항아리 입구를 비닐로 밀봉하고 고무줄로 잘 동여맨다. 7일 후부터 5일에 한 번씩 재료를 뒤집어준다. 보통 80~90일 정도면 발효가 끝나므로 90일 전후가 거르는 데 적기이다.

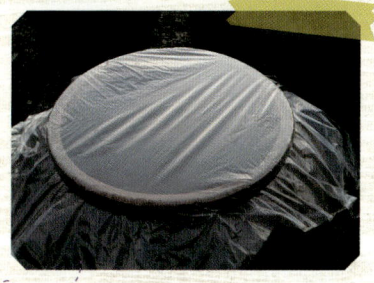

땅두릅 효소 참고사항

기(氣)와 혈(血)이 모두 허하고 피가 부족해서 오는 두통이나 어지럼증이 있는 사람은 땅두릅을 금해야 한다.

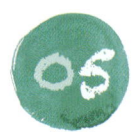

돼지감자(뚱딴지)

당뇨병의 특효약, 체질개선·비만·변비에 효과적

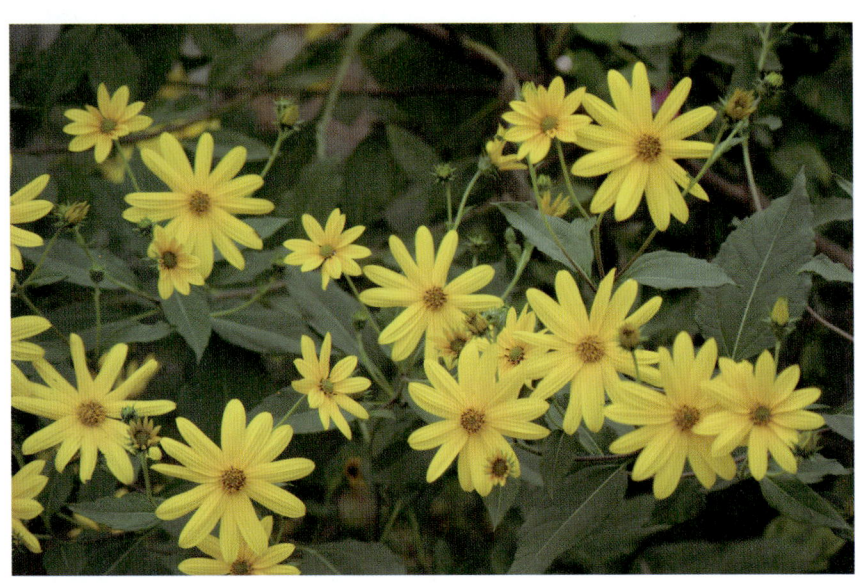

　돼지감자는 국화과의 여러해살이풀로 북아메리카가 원산지이다. 들판이나 야산 언덕진 곳, 혹은 강둑이나 밭둑에 많이 자생하며, 겨울에 마른 줄기 아래를 파보면 돼지감자의 덩이줄기를 발견할 수 있다. 가을에 무리지어 피는 노란꽃이 아주 매력적이며, 키는 1.5~3m 정도로 곧게 크지만 바람에 쓸려 비스듬히 누워 자란다. 줄기나 잎면에 거친 털이 있어 껄끄럽다. 잎은 아래쪽에서는 마주달리고 윗부분에서는 어긋나게 달린다. 잎은 타원형으로 가장자리에 톱니가 있고 잎자루에 날개가 있다.
　9~10월 줄기 끝에 8cm 정도의 해바라기를 닮은 노란색의 두상화가 달린다. 열매는 수과瘦果로 겉에 돌기가 있으며, 씨앗으로는 번식이 잘되지 않으며 알뿌리로 번식을 한다. 땅속에 있는 덩이 모양의 뿌리줄기

를 돼지감자라 하여 식용하거나 약으로 사용하고, 동물의 사료로도 이용한다. 돼지감자의 이용가치가 높아지면서 요즘엔 재배하는 농가가 많이 늘어 겨울이면 저렴하게 구입할 수 있다.

뚱딴지·뚝감자·뚱하니 등 지역마다 다른 이름으로 불린다.

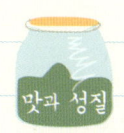
맛은 달고 성질은 차가우며 독이 없다.

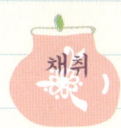
돼지감자의 줄기나 잎을 발효시키려면 7~9월에 채취해서 효소를 담그고, 뿌리줄기로 효소를 담그려면 11~12월에 땅을 파고 돼지감자를 캐내어 발효를 시켜야 한다.

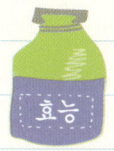
돼지감자에 있는 이눌린이라는 물질은 민간에서 당뇨병 특효약으로 알려져 있다. 천연 인슐린을 가장 많이 함유하고 있어 당뇨에는 돼지감자가 최고의 약처럼 인식되어, 달여서 먹고, 가루를 내어 환을 지어 먹고, 볶아서 우려먹고, 차로 먹기도 한다.

최근에는 돼지감자가 다이어트 식품으로 각광받기 시작했다. 이눌린은 칼로리가 낮은 다당류로, 위액에 소화되지 않고 분해되어도 과당으로만 변화되어 혈당치를 상승시키지 않으면서 천연 인슐린의 역할을 한다. 그래서 체질개선·비만에 매우 효과적이다. 돼지감자는 독성이 전혀 없으므로 많이 먹어도 되고, 비타민과 미네랄이 풍부하여 꾸준히 섭취할 수 있고, 식이섬유를 많이 함유하고 있어 변비에도 좋다. 그 밖에 근골을 튼튼하게 하며 골다공증에도 효과가 있다.

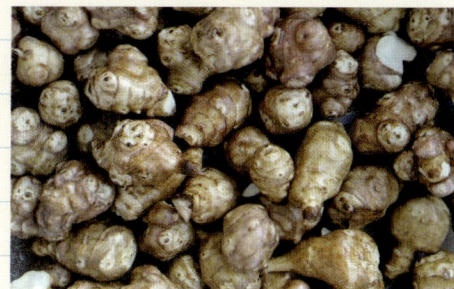

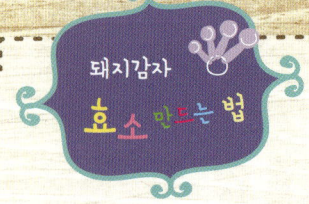
돼지감자 효소 만드는 법

돼지감자도 여름에 줄기가 왕성할 때 효소를 담그기도 하지만, 약성은 뿌리에 많이 있으므로 뿌리덩이를 채취해서 효소를 담그는 것이 좋다.

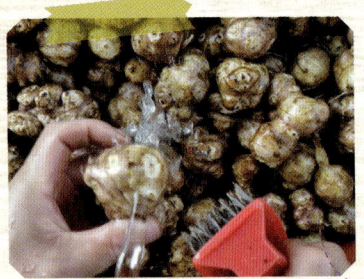

1 돼지감자의 뿌리덩이에는 흙이나 잔돌이 끼어 있을 수 있으므로, 솔로 문지르고 흐르는 물에 깨끗이 씻는다.

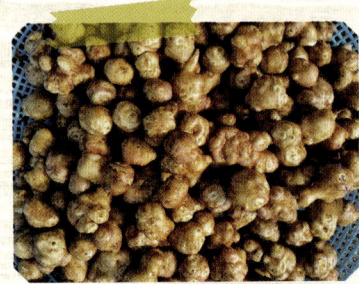

2 10여 분 동안 그늘에서 물기를 빼준다.

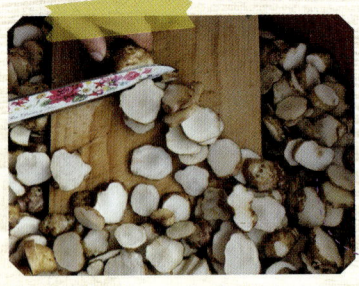

3 골고루 활성화가 일어날 수 있도록 똑같은 크기로 자른다.

4

돼지감자도 다른 산야초와 마찬가지로 원당 40% : 돼지감자 60%의 비율로 혼합하여 5시간 동안 그늘에 둔다.

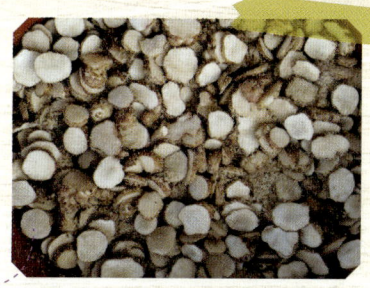

5

원당과 돼지감자가 활성화되기 시작하면 숨쉬는 항아리에 빈틈이 없이 담는다.

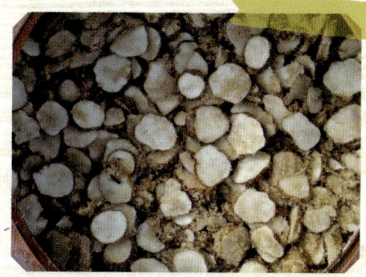

6

밀봉된 항아리가 숨을 쉬지 않게 된다면, 돼지감자가 발효되며 가스가 발생해 비닐이 벗겨져 벌레 때문에 못 먹고 버리게 된다. 숨쉬는 항아리는 비닐이 한낮엔 조금 위로 부풀어올랐다가 밤이 되면 내려가기를 반복하며 발효가 된다. 그래야만 살아 있는 효소를 얻을 수 있다.

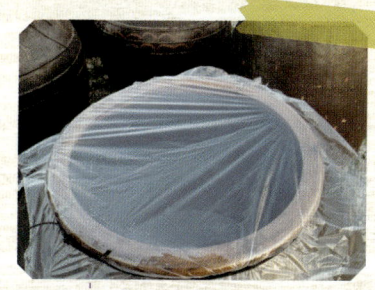

7

돼지감자는 7일 후부터 5일에 한 번씩 뒤집어주어야 한다. 보통 40~50일 정도면 발효가 끝나므로 50일 전후가 거르는 데 적기이다.

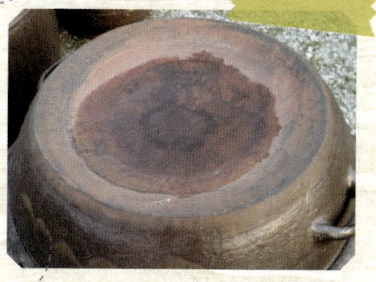

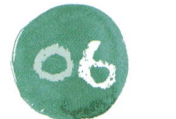

솔잎

신경쇠약, 피부의 염증, 머리털 빠지는 데 좋다

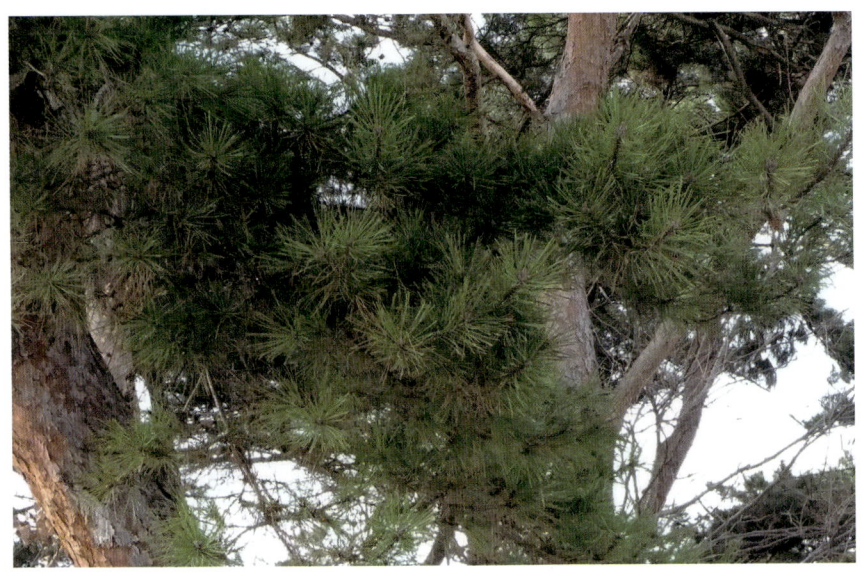

    소나무는 한국·일본·중국 등지에 분포되어 있는 침엽상록수이다. 높이 35m, 지름 1.8m 정도이며, 나무껍질은 붉은빛을 띤 갈색이나 밑부분은 검은 갈색이다. 잎은 바늘모양으로 짧은 가지 끝에 2개씩 뭉쳐 나고 길이 8~9cm, 너비 1.5mm이다. 2년이 지나면 밑부분의 바늘잎이 누렇게 변색되어 떨어진다.

    꽃은 5월에 피고, 수꽃은 새가지의 밑부분에 달리며 노란색으로 길이 1cm의 타원형이다. 암꽃은 새가지의 끝부분에 달리며 자주색이고, 길이 6mm의 달걀모양이다. 열매는 달걀모양으로 길이 4.5cm, 지름 3cm이며, 열매조각은 70~100개이고, 다음해 9~10월에 노란빛을 띤 갈색으로 익는다.

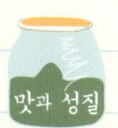
맛은 약간 달며 쓰고 성질은 약간 서늘하며 독이 없다.

솔잎은 기운이 모두 뿌리 쪽으로 내려간 한겨울 눈 내리는 날 채취하는 것이 좋다. 송진을 법제하지 않고 먹으면, 아무리 작은 용량일지라도 뇌 속 미세혈관을 막히게 하여 치매나 부정맥·고지혈증·고혈압 등 여러 가지 성인병의 주범이 되기도 한다. 봄이나 여름에 채취할 때는 흐르는 물에 10일 정도 담가서 송진을 빼거나, 대나무 잎 속에 담가 물을 10번 정도 갈아주어 송진을 모두 뺀 다음 약용하거나 효소를 담가야 한다.

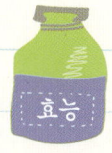
소나무는 잎부터 껍질·꽃가루·솔방울까지 모두 약용한다. 그중 솔잎은 비타민 C가 많아서 생즙을 내서 먹으면 좋다. 또 오장육부를 고르게 하고, 배고프지 않게 하며, 스트레스를 많이 받아 가슴이 답답하거나 깊은 잠을 이루지 못하는 신경쇠약증 환자에게 좋다. 그 밖에 근육을 이완시키고, 경락을 통하게 해서 다리가 아프고 저린 데 좋으며, 피부의 염증 및 머리털이 빠지는 데도 사용한다.

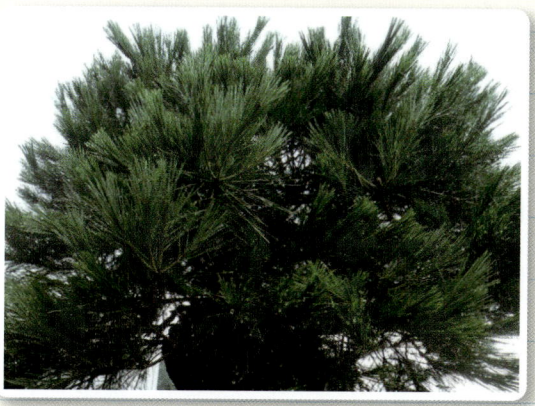

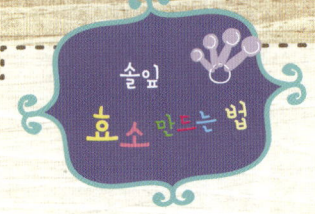
솔잎 효소 만드는 법

솔잎은 예로부터 신선의 식품이라 해서 신성시해 왔는데, 솔잎 효소야말로 현대인에게는 최고의 약이다. 22년 전 솔잎으로 처음 효소를 시작했다.

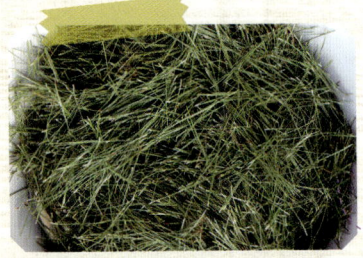

1 솔잎을 흐르는 물에 깨끗이 씻은 후, 소쿠리에 담아 1시간 정도 물기를 뺀다.

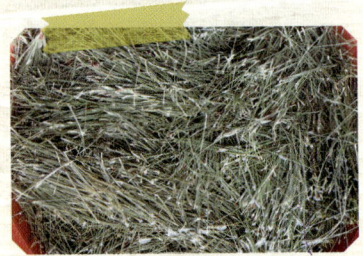

2 원당 40% : 솔잎 60%의 비율로 혼합하여 8~10시간 정도 실온에 얼지 않도록 해서 재워둔다.

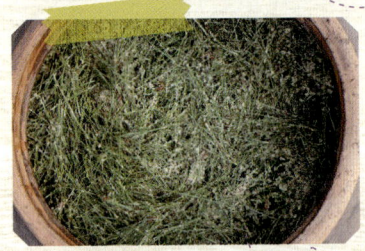

3 솔잎이 활성화가 일어나면 숨쉬는 항아리에 빈틈이 없이 눌러 담는다. 시럽을 재료의 10% 정도 부어준다.(시럽은 원당 30% : 물 70%의 비율로 녹인다.)

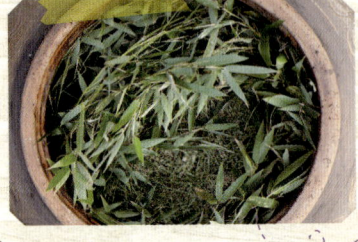

4 한겨울에 채취했다 해도 솔잎에 송진이 남아 인체에 악영향을 줄 수 있으므로 법제를 해야 한다. 대나무잎을 솔잎 항아리 위에 덮어두면 대나무에 송진이 노랗게

붙는다. 따라서 대나무잎만 교체해 주면 된다. 여러 가지로 실험을 했는데, 솔잎 법제에는 이 방법이 가장 좋다.

한겨울이라도 항아리 입구를 비닐로 잘 밀봉해야 한다. 솔잎은 7일 후부터 5일 간격으로 뒤집어주어야 한다. 보통 60~70일 정도 되면 발효가 끝나므로 70일 전후가 거르는 데 적기이다.

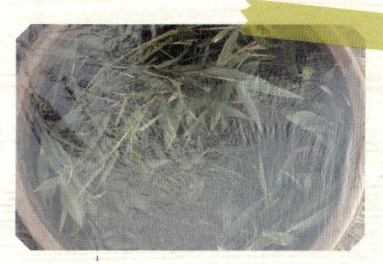

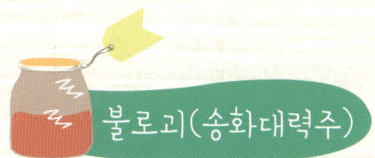

불로괴(송화대력주)

　백년 정도 자란 토종 소나무의 뿌리 밑을 파고 들어가서(포크레인으로 주위를 파야 한다.) 원뿌리의 중간 부분을 자른다. 3말(60ℓ) 정도 들어가는 항아리에 참기름을 3되 정도 넣고 항아리 바닥에 소나무의 잘린 원뿌리가 닿도록 한다. 물이나 공기가 들어가지 않도록 비닐과 테이프로 잘 밀봉한 다음 공간이 생기지 않도록 흙을 잘 덮어준다. 최소한 3년이 지나서 파야 하는데, 그 정도 되면 나무가 참기름을 빨아들이고 내뿜기를 반복하며 좋은 약성을 발휘하게 되는 것이다. 3년이 지난 소나무는 말라죽거나 기력이 쇠약해진다. 참기름 대신 소주를(양주는 소나무가 바로 죽어서 안 된다.) 넣으면 송화대력주이다.

　불로괴(송화대력주)는 양기부족과 고혈압에 좋고, 중풍에 특효가 있어 반신불수나 언어장애가 된 사람도 새롭게 태어나게 된다. 간경화·관절염·신경통 및 각종 암에도 좋으며, 장복하게 되면 정신이 맑고 얼굴이 늙지 않는다. 단, 이 술은 일생에 단 한 번만 먹어야 한다. 두 번 이상 먹으면 부작용으로 더 아프게 된다.

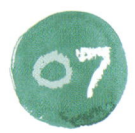

07 쇠무릎

요통·신경통·관절통 등 통증에 좋고, 허리와 무릎을 강하게 한다

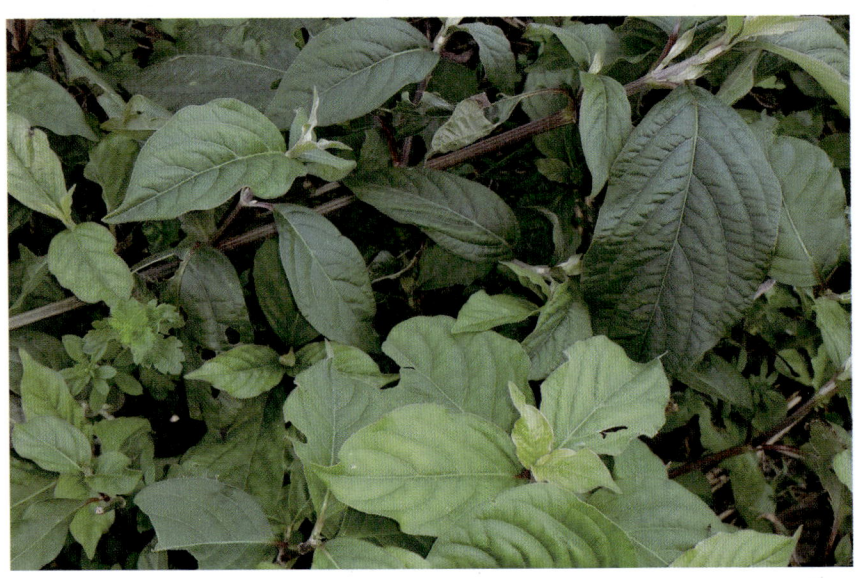

　쇠무릎은 비름과에 속하는 여러해살이풀로 우리나라 중부 이남의 도로변이나 산길·밭둑길·빈들에서 자생한다. 한방에서는 생김새가 소의 무릎을 닮았다 하여 우슬牛膝이라고 한다. 키는 50~120cm 정도 되며, 원대에 가지가 많이 갈라지고 잎은 마주난다.

　꽃은 밑에서부터 피어 올라가며, 꽃받침은 5개, 수술도 5개이다. 얇은 껍질 속에 들어 있는 열매는 긴 타원형이고, 꽃받침으로 싸여 있으며 1개의 종자가 들어 있다.

　가을에 열매가 성숙하면, 지나치는 사람의 옷자락에 달라붙거나 짐승의 털에 달라붙어 먼 곳까지 이동하여 번식한다. 옷에 붙으면 잘 떨어지지도 않고 잔가시가 있어 속살을 찌르기도 한다.

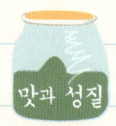
맛은 달고 쓰며 성질은 평하고 독이 없다.

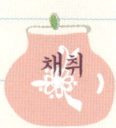
쇠무릎의 어린잎과 순은 국이나 나물로도 먹는데, 4~5시간 정도 쌀뜨물에 우렸다가 먹으면 쓴맛이 없어진다. 한여름에 줄기와 뿌리를 함께 발효시키기도 하고, 겨울에 모든 기운과 약성이 내려갔을 때 채취해서 뿌리만 따로 발효시키기도 한다.

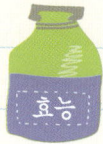
이름대로 소의 무릎을 닮아 쇠무릎이라고 하는데, 사람의 관절에 작용한다. 사포닌과 다량의 칼슘이 함유되어 진통작용이 강한 식물이라서 요통이나 신경통·관절통 등의 통증에 유효하다. 간과 신장의 기능을 좋게 하고, 특히 많이 사용되는 허리와 무릎을 강하게 한다. 소변을 잘 통하게 하는 이뇨작용을 하고, 여자의 경우 월경이 고르지 못한 월경불순이나 복통에도 효능이 있는 약초이다.

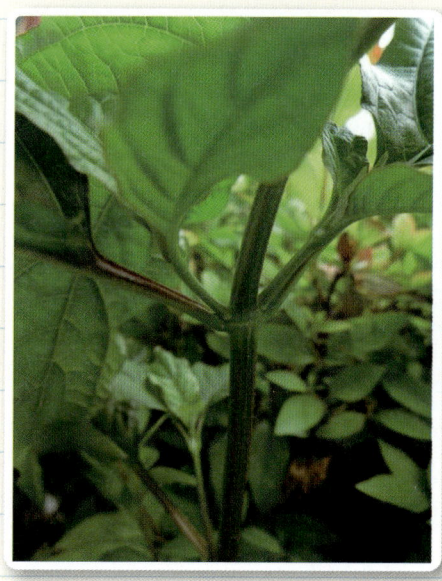

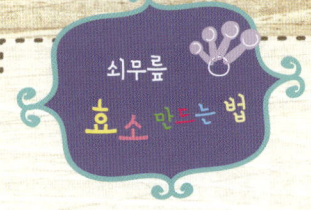

쇠무릎 효소 만드는 법

봄부터 가을까지 채취가 가능하며, 뿌리를 약으로 쓰려면 약성과 기운이 아래로 내려간 겨울에 채취하여 약용한다.

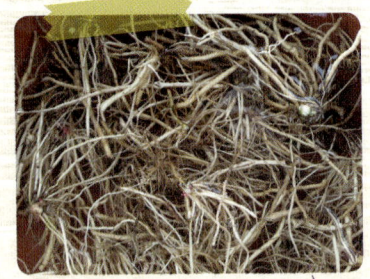

1 자동차가 많이 왕래하는 도로변에서는 채취하지 말아야 한다. 빈 밭이나 시골 공터에서 채취하여 흐르는 물에 깨끗이 씻는다.

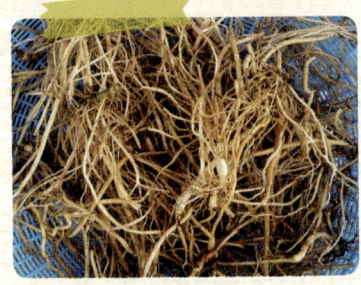

2 물기를 빼려면 소쿠리에 담아 그늘에 10여 분 동안 둔다.

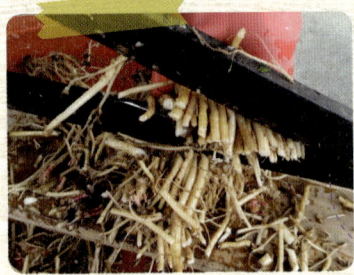

3 골고루 활성화가 되도록 5~8cm 정도의 크기로 자른다.

4

잘 발효되도록 원당 40% : 쇠무릎 60%의 비율로 혼합하여 3시간 정도 그늘에 재워둔다.

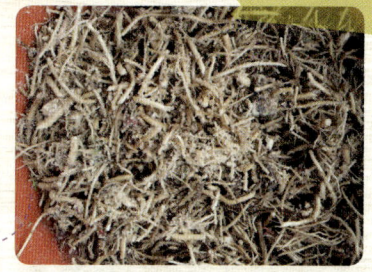

5

쇠무릎이 활성화되기 시작하면 숨쉬는 항아리에 빈틈이 없이 눌러 담는다.

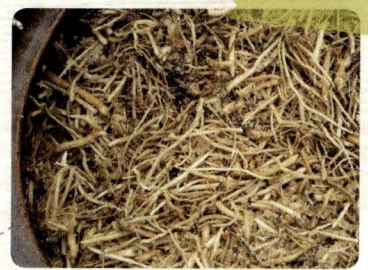

6

항아리에 초파리나 벌레가 들어가지 못하도록 비닐로 잘 밀봉해야 한다. 7일 후부터 5일에 한 번씩 뒤집어주어야 한다. 보통 40~50일 정도면 발효가 끝나므로 50일 전후가 거르는 데 적기이다.

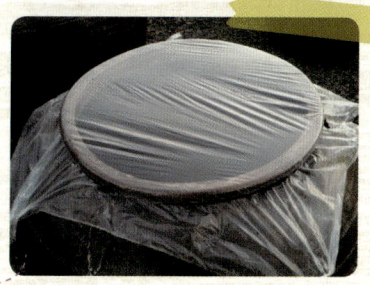

쇠무릎 효소 참고사항

허리 아플 때 신장기능에 좋은 두충피를 구입하여 짭짤한 소금물에 담가 염초한 후, 프라이팬에 볶아 주초(술에 담아 말린 것)한 우슬과 함께 달여 먹으면, 혈압이 낮아지고, 허리 아픈 데 좋으며, 정력을 강하게 한다.

단, 설사하는 사람이나 자궁출혈이 있는 사람, 임산부에게는 쓰지 말아야 한다.

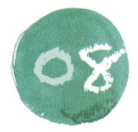

연근

피를 만들어주는 천연 철분제, 상처를 빨리 아물게 하며 지혈작용을 한다

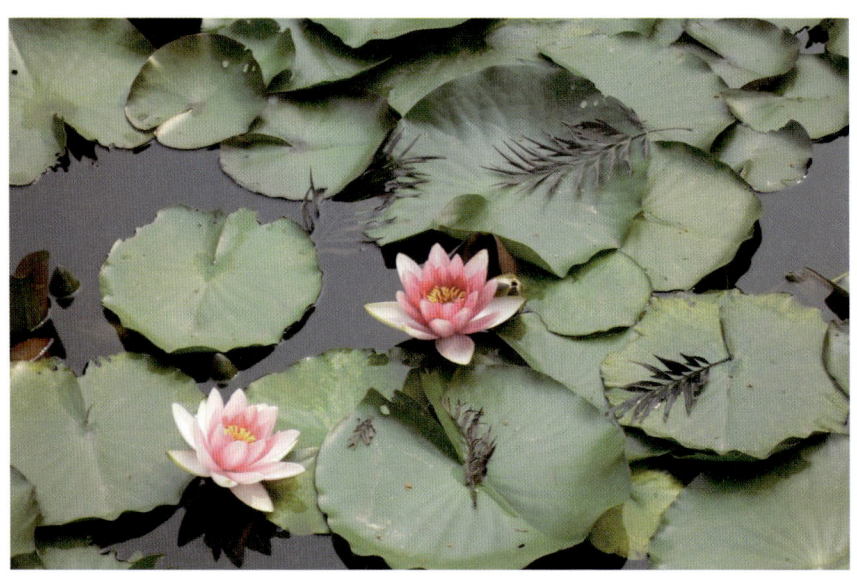

　수련과의 연꽃은 아시아 남부와 오스트레일리아 북부가 원산지인 여러해살이 수초이다. 뿌리줄기는 굵고 옆으로 뻗어가며 마디가 많고, 가을에는 특히 끝부분이 굵어진다. 잎은 뿌리줄기에서 나와서 높이 1~2m로 자란 잎자루 끝에 달리고 둥글다. 또한 지름 40cm 내외로서 물에 젖지 않으며, 잎자루는 겉에 가시가 있고 안에 있는 구멍은 땅속줄기의 구멍과 통한다. 꽃은 7~8월에 피고 홍색 또는 백색이며 꽃줄기 끝에 1개씩 달리고, 지름 15~20cm이며 꽃줄기에도 가시가 있다. 꽃잎은 달걀을 거꾸로 세운 모양이며 수술은 여러 개이다. 열매는 단단하며 10cm 정도의 크기로 종자가 꽃받침의 구멍에 들어 있다.

　그 뿌리줄기를 연근蓮根이라 하여 식용하거나 약용한다. 진흙 속 깊이 있는 연근을 상하지 않게 수확하려면 많은 노력이 필요하다. 연근에는 빈 구멍이 있고 조직이 단단하며, 씹히는 맛이 산뜻하고 부서지기 쉽다. 잘라서 잡아당기면 명주실과 같은 가는 실이 나온다.

연근을 자르면 공기에 닿아 갈변褐變한다. 이때 철분이 있으면 갈변이 더욱 심하니 쇠칼이나 쇠냄비는 피하는 것이 좋다.

맛은 달고 약간 떫으며 따뜻하고 독이 없다.

연꽃과 줄기는 7~8월에 채취해서 잘게 잘라 효소를 담그고, 뿌리 줄기, 즉 연근은 12~1월에 채취해서 발효시키면 된다.

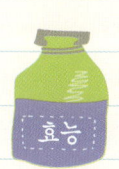
『동의보감』에 따르면, 옛날 송나라 고관이 연근 껍질을 벗기다가 실수로 양의 피를 받아놓은 그릇에 떨어뜨렸는데 그 피가 엉기지 않는 것을 보고 연근이 뭉친 피를 흩뜨리는 성질이 있음을 알게 되었다는 기록이 있다. 우리 몸에 피를 만들어주는 천연 철분제인 연근에는 레시틴이란 성분이 있다. 레시틴은 불포화지방산의 일종으로 신경계와 뇌세포의 원료가 되는 영양소이다.

또한 연근은 상처를 빨리 아물게 하며, 지혈작용을 한다. 연근을 꺾으면 나오는 명주실 같은 가는 물질이 뮤신이다. 뮤신은 세포의 주성분인 단백질의 소화를 촉진시키고 위벽을 보호하는 기능을 한다. 연근에는 신장의 기능을 강화하고 혈액순환을 원활하게 하는 효과도 있다.

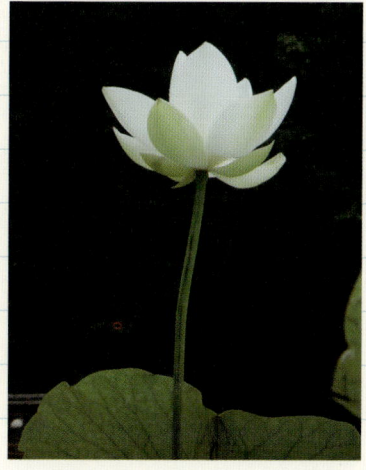

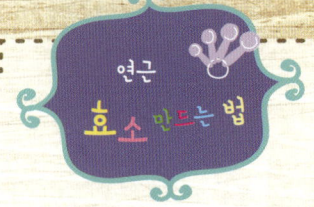

연근 효소 만드는 법

연근은 잎과 줄기가 약성과 기운을 뿌리에 주고 죽을 때까지 기다려, 겨울에 못의 물을 빼고 채취한다.

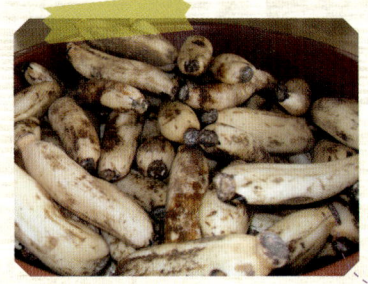

1
부러진 연근 안으로 더러운 물과 흙이 들어갈 수 있으니, 꼼꼼히 잘 살펴서 솔로 문지르며 흐르는 물에 씻어야 한다.

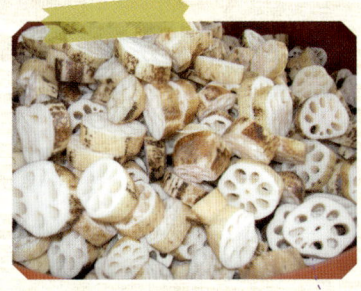

2
연근은 10시간 이상 물기를 빼고 잘게 잘라 활성화가 골고루 일어날 수 있도록 한다. 원당 40% : 연근 60%의 비율로 혼합하여 3~4시간 그늘에 둔다.

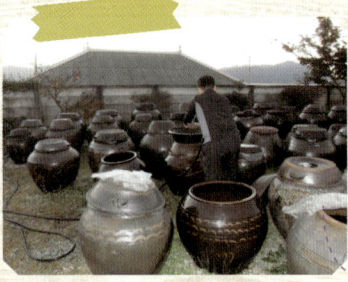

3
항아리를 미리 깨끗하게 손질하여 물기를 완전히 없앤다. 연근을 숨쉬는 항아리에 빈틈이 없도록 눌러 담는다.

4

항아리 입구를 초파리나 벌레가 들어가지 못하도록 비닐로 잘 밀봉해야 한다.

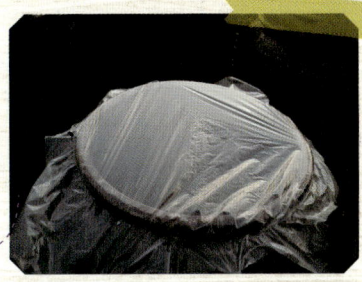

5

연근은 7일 후부터 5일에 한 번씩 뒤집어 주어야 한다. 보통 80~90일 정도면 발효가 끝나므로 90일 전후가 거르는 데 적기이다.

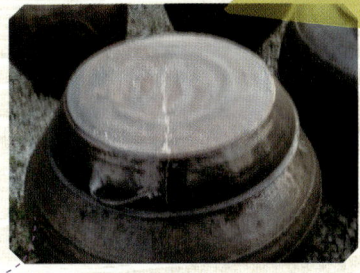

6

다 발효된 연근 원액이다. 효소의 은은한 향과 맛도 좋지만, 색도 연한 미색으로 아름답다.

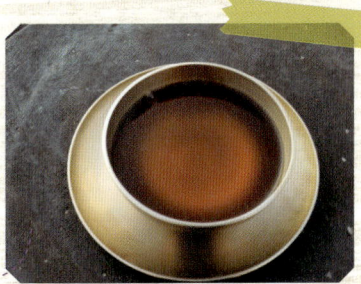

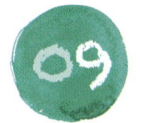# 작약

갱년기장애·생리불순·자궁출혈에 좋으며, 폐경이나 어혈로 인한 증상 개선 및 치료

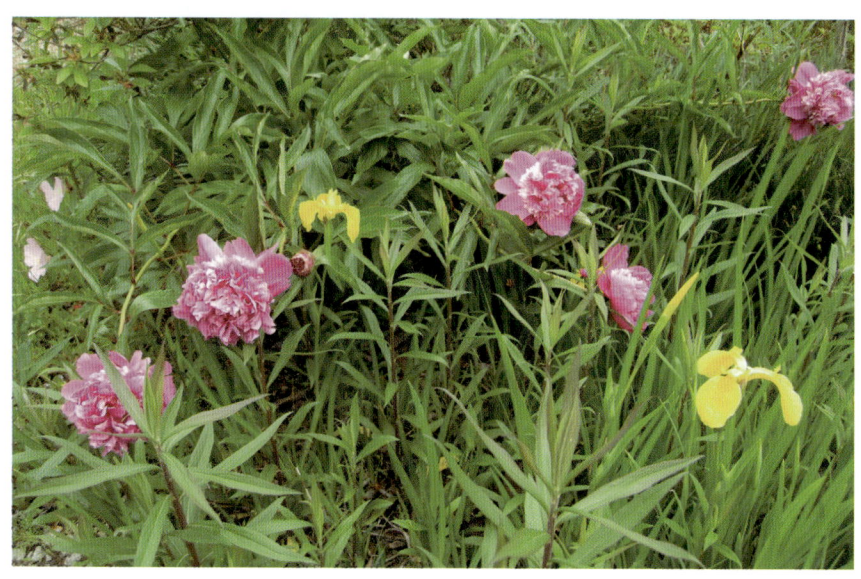

작약과의 여러해살이풀이다. 전국 산지에서 자라며, 습지를 좋아하지만 밭에서 약용이나 관상용으로 재배하기도 한다. 원산지는 중국이다.

줄기는 여러 개가 한 포기에서 나와 곧게 서고, 잎과 줄기는 매끈하며, 뿌리가 옆으로 계속 번식하며 검고 굵다. 잎은 어긋나며 밑부분의 작은잎이 3장씩 두 번 나오는 겹잎이다.

꽃은 5~6월에 줄기 끝에 1개가 피는데 큰 것은 지름이 10cm 정도이다. 꽃의 색깔은 붉은색·흰색·분홍색 등 다양하며 많은 원예품종이 있다. 열매는 달걀모양으로 끝이 갈고리모양으로 굽는데, 선을 따라 갈라진다.

종자는 구형으로 작은 콩알만한 크기이다. 다른 이름으로는 백작·백

작약·산함박꽃·메함박꽃이라고도 하며, 산작약을 최고로 치며 약성도 좋다.

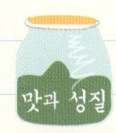
맛은 달고 시며 성질은 서늘하고 독이 없다.

작약은 꽃이 지고 줄기가 마르는데, 줄기가 마르는 7월 이후에 뿌리를 채취해서 말려 쓰거나 불에 볶아 사용하거나 술에 축여 볶아서 사용하기도 한다. 뿌리덩이는 목질화되어 단단하기 때문에 잘게 잘라서 효소를 담가야 한다.

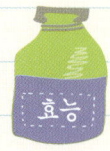
작약은 당귀와 더불어 여성에게 가장 좋은 약초로 알려져 있다. 갱년기장애·수족냉증·생리통·생리불순·무월경·빈혈·자궁출혈에 좋으며, 폐경이나 어혈로 발생된 여러 가지 증상을 개선하고 치료하는 효과가 있다.
백작약과 적작약은 각기 쓰임새가 다른데, 백작약은 보(補)하고 적작약(메함박꽃뿌리)은 사(瀉)하는 작용이 있다. 대나무칼로 껍질을 벗겨 꿀을 발라 쪄서 쓰기도 하고, 작약의 찬 성질을 없애려면 술에 축여 볶아서 쓰기도 한다.

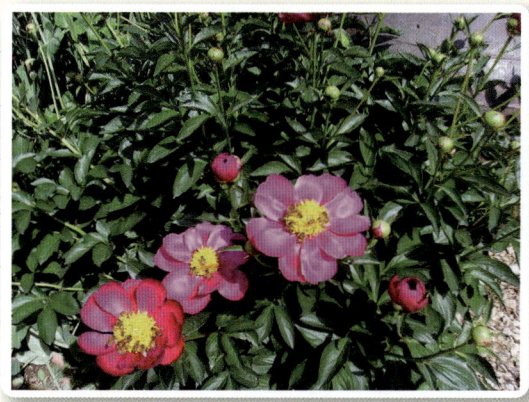

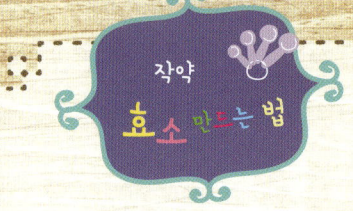

작약 효소 만드는 법

작약은 뿌리만 효소를 담가야 하므로, 줄기가 모두 마르고 뿌리에 좋은 약성이 응축되었을 한겨울에 채취한다. 다음해에 작약꽃을 보기 위해서는, 한쪽 뿌리만 캐고 다른 한쪽 뿌리는 그대로 흙을 덮고 밟아준다.

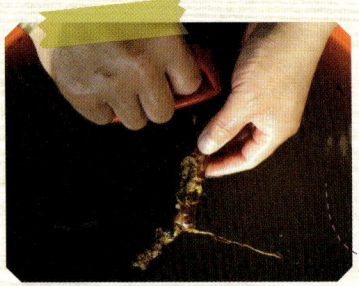

1 뿌리에 붙어 있는 흙을 솔로 문질러 흐르는 물에 깨끗이 씻는다.

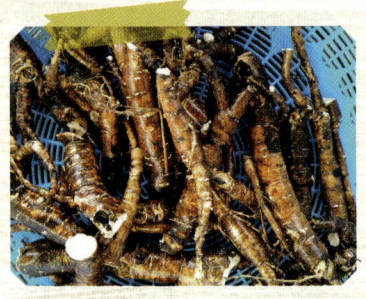

2 작약의 뿌리에는 물기가 없으므로, 소쿠리에 건져 몇 분만 두면 된다.

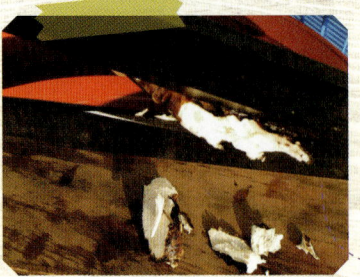

3 활성화가 골고루 일어나게 하기 위해서 작두를 이용해 편으로 자른다.

4

원당 40% : 작약 60%의 비율로 혼합하여 8시간 정도 그늘에 둔다.

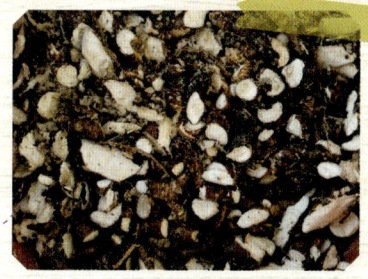

5

활성화가 일어나기 시작하면 숨쉬는 항아리에 빈틈이 없도록 눌러 담는다.

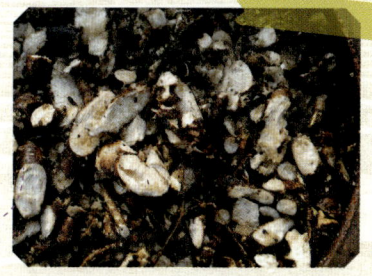

6

항아리 입구를 비닐로 잘 밀봉해야 한다. 작약은 10일 후부터 5일에 한 번씩 뒤집어주어야 한다. 보통 120~150일 정도 되면 발효가 끝나므로 150일 전후가 거르는 데 적기이다.

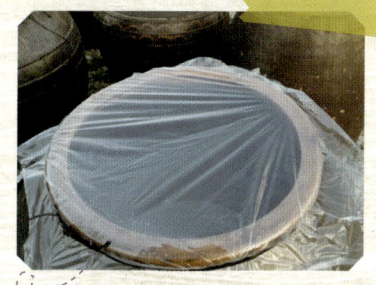

7

다 발효된 작약의 원액이다. 오래 보관할 때는 최소한 3년에 한 번씩은 걸러주어야 부유물이 없어지고 깊은 맛의 살아 있는 효소를 얻을 수 있다.

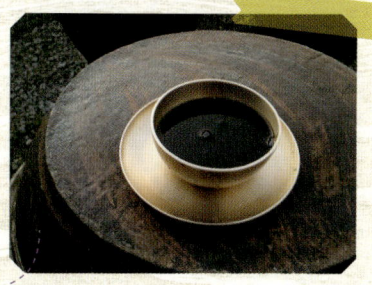

지황

생리불순 · 허약체질 · 치매 · 조루증 · 토혈 · 코피 ·
자궁출혈 · 변비에 좋은 약재

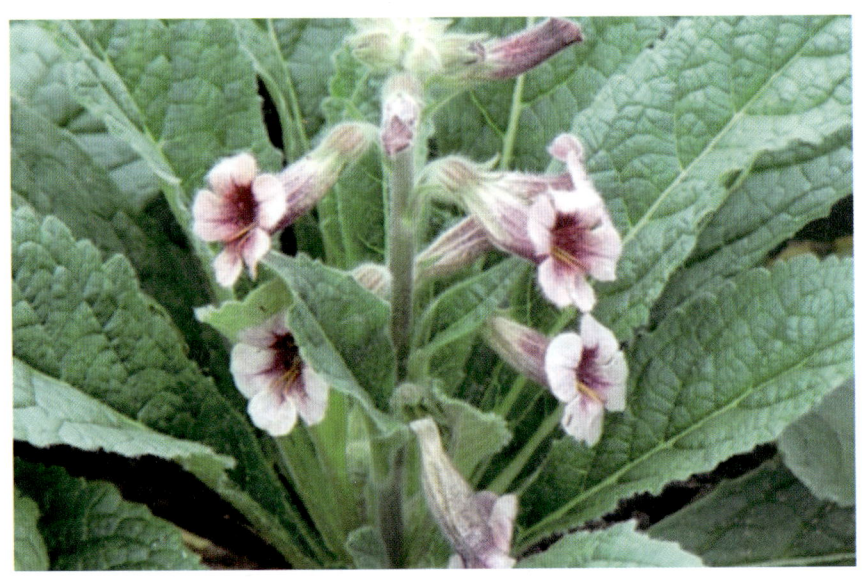

중국이 원산지인 지황은 현삼과의 여러해살이풀이다. 전국에서 약용 식물로 재배한다. 뿌리는 토양에 따라 많은 차이가 난다. 즉, 비옥하면 굵은 육질로 옆으로 뻗고 붉은빛이 도는 노란색이 난다. 줄기는 곧게 서고 높이가 20~30cm이며 선모가 있다. 뿌리에서 나온 잎은 뭉쳐나고 잎표면은 주름이 있으며 뒷면은 맥이 튀어나와 그물처럼 되고 줄기에 달린 잎은 어긋나며 작다. 꽃은 6~7월에 붉은빛이 강한 연한 자주색으로 피고, 줄기 끝에 총상꽃차례를 이루며 달린다. 열매는 삭과이고 10월에 익는다.

한방에서는 생것을 생지황, 건조시켜 말린 것을 건지황, 9번 쪄서 말린 것을 숙지황이라고 한다.

생지황 중 물에 뜨는 것은 천황天黃, 반쯤 가라앉는 것은 인황人黃, 완전히 가라앉는 것은 지황地黃이라고 하였다. 물에 가라앉는 것이 가장 좋고, 반쯤 가라앉는 것이 다음이고, 물에 뜨는 것은 좋지 않다. 경옥고를 만들 때는 물에 가라앉는 것만을 골라 써야 약성이 좋다.

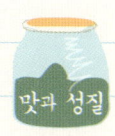
맛은 달지만 쓰고 성질은 차며 독이 없다.

지황은 11월에 줄기가 다 말라 기운이 내려간 뒤 서리를 맞고 채취해야 약성이 좋다. 말려서 약재로 사용하기도 하고, 생것을 막걸리에 찌고 말리고 찌고 말리고를 9번 반복하여 숙지황을 만들어 쓰기도 하며, 효소를 담가 발효시키기도 한다. 노란 생지황을 발효시키면, 아무것도 첨가하지 않았는데 5일만 지나면 완전히 검은색으로 변하며 다른 약초가 된다.

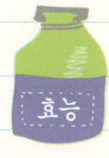
숙지황은 보혈제로 쓰이고, 생리불순·허약체질·어린이의 발육부진·치매·조루증·발기부전에 사용하며, 생지황은 허약체질·토혈·코피·자궁출혈·생리불순·변비에 사용하고, 건지황은 열병 후에 생기는 갈증과 장기 내부의 열로 인한 소갈증에 효과가 있으며, 토혈과 코피를 그치게 한다.

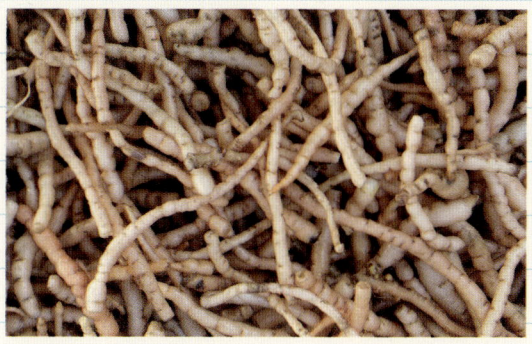

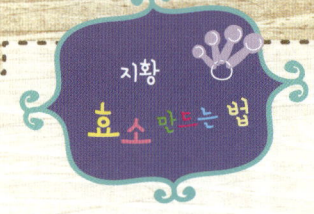

지황 효소 만드는 법

요즘엔 하우스에서 재배해 겨울에도 채취가 가능하다. 노지 재배는 땅이 얼기 전에 채취해서 효소를 담그거나, 말려서 약으로 쓰기도 하고, 9번 쪄서 말려 숙지황으로 사용하기도 한다.

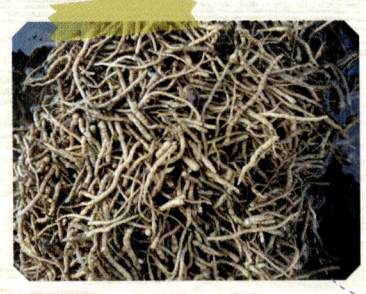

1 생지황에 붙은 줄기를 따고, 흙이 잘 떨어지도록 3~4시간 정도 물에 불렸다가 흐르는 물에 솔로 문질러 씻는다.

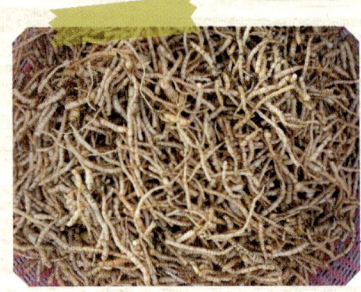

2 소쿠리에 담아 물기를 1시간 정도 뺀다.

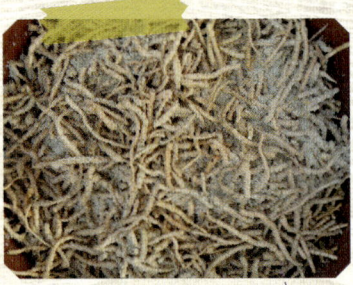

3 생지황은 잘라도 되고 자르지 않아도 된다. 여기서는 자르지 않고 원당 40% : 생지황 60%의 비율로 혼합하여 6~7시간 정도 재워둔다.

4

생지황이 활성화되기 시작하면 항아리에 빈틈이 없이 눌러 담는다. 생지황은 수분이 많이 나오므로 시럽을 넣지 않는다.

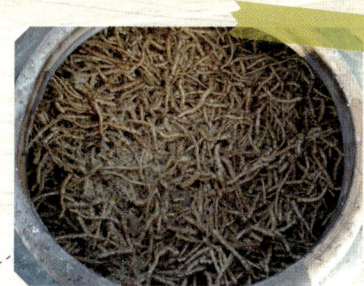

5

항아리에 비닐로 잘 밀봉한다. 생지황은 7일 후부터 5일에 한 번씩 뒤집어주어야 한다. 햇볕과 바람에 따라 다소 차이는 있으나 생지황은 보통 50~70일 정도면 발효가 끝난다. 따라서 70일 전후가 거르는 데 적기이다.

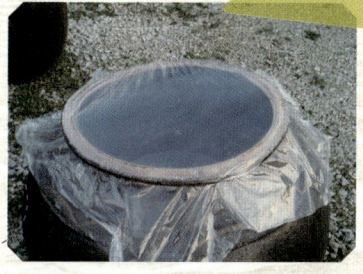

6

3년 정도 된 생지황 원액이다. 3년 되면 이런 색이었다가 5년이 넘으면 진한 검은색으로 변한다. 한약 냄새가 나고 맛도 좋지만, 점차 향이 없어지면서 맛은 더욱 깊어진다.

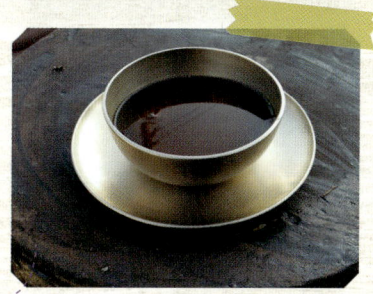

지황 효소 참고사항

숙지황은 성질이 약간 따뜻하고, 생지황은 성질이 차가운 편이다. 따라서 소음인(少陰人)이나 위장기능이 좋지 않은 사람은 먹지 말아야 하고, 장이 나빠 설사를 자주 하는 사람도 금해야 한다. 숙지황이나 생지황, 건지황 모두 위가 안 좋은 사람에게는 도움이 되지 않는 약재이다.

11 진황정

쇠약한 몸을 보하고, 오장을 튼튼히 하고, 근육과 뼈를
강하게 하며, 정신을 맑게 해준다

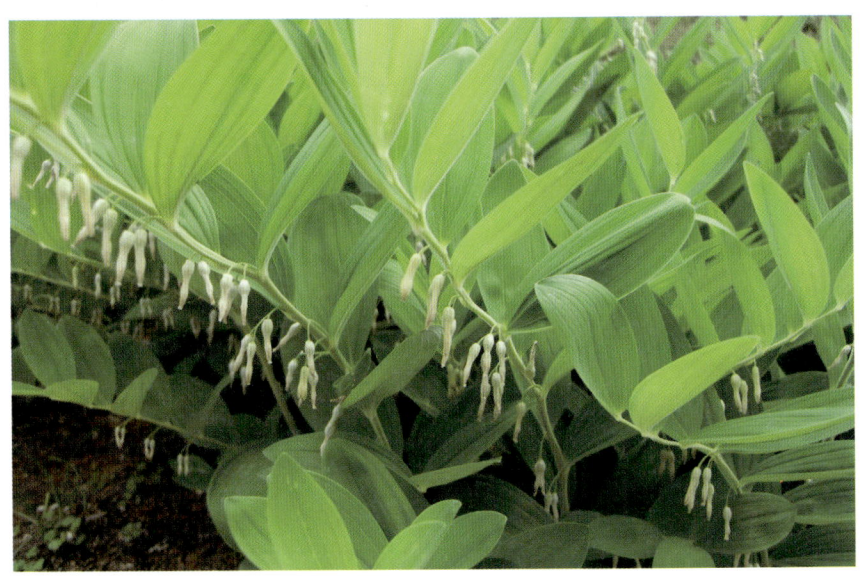

　백합과의 여러해살이풀로서 약간 습한 곳을 좋아하지만, 가까운 산비탈이나 산지의 숲속에서 군락을 이루며 자란다. 원산지는 우리나라이다. 뿌리줄기는 옆으로 뻗고 굵으며 마디 간격이 짧고 군데군데에서 줄기가 나온다. 줄기는 단면이 둥글고 높이가 50~80cm이며, 윗부분이 곧게 올라오다 옆으로 기울며 자란다. 잎은 어긋나고 2줄로 배열하며 길이 8~15cm의 좁은 바소꼴이고 끝이 뾰족하며, 밑부분이 좁아져 줄기에 연결되고 가장자리가 밋밋하다. 잎표면은 녹색이고 뒷면은 분처럼 흰색이며 맥 위에 돌기가 약간 있다. 꽃은 5월에 흰색이나 녹색이 도는 흰색으로 피고 잎겨드랑이에 3~5개, 또는 2개가 밑을 향하여 달린다. 화관花冠은 종이나 통모양이고 길이가 2cm 정도이다. 수술은 9개이다.

열매는 장과漿果이고 둥글며 지름이 7~10mm이고 검은빛이 도는 자주색으로 익는다.

  진황정은 황정·황지·토죽·위유·옥죽황정 등 여러 가지 이름이 있다. 같은 종으로 원황정과 둥굴레가 있는데, 약성도 비슷하고 어릴 때 연한 순을 나물로 먹기도 하고, 지역에 따라 쌈으로도 먹는다.

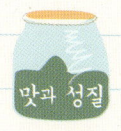
맛은 달고 성질은 평하며 독이 없다.

이른 봄에 나물이나 국을 끓여먹고, 쌈으로 먹으려면 3~4월에 채취해야 한다. 뿌리를 말려두고 약으로 쓰거나 법제해서 처방약으로 사용하려면 12~1월이 좋다. 효소를 담그려면 12월에 채취해서 사용하는 것이 약성도 좋고 효소액도 많이 나온다.

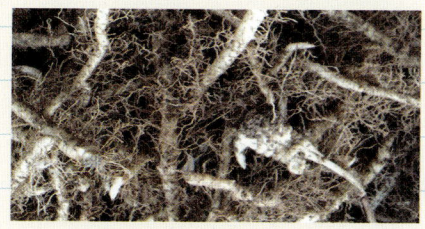

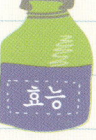
한방에서 뿌리줄기를 옥죽이라 하는데, 기혈이 정체된 혈액순환과 신진대사를 활성화시킬 때 다른 약재와 함께 처방한다. 민간에서 잎과 줄기를 짓찧어 기미·주근깨·검버섯에 장기간 팩을 한다.
가을에 채취해서 말려 쓰기도 하지만 강정효과를 내기 위해서는 소금과 함께 볶아서 쓰거나 소금물에 축였다가 볶아서 쓰면 더욱 좋다. 상초(上焦 ; 횡격막 위의 가슴부위에 해당)의 병에는 막걸리에 담가두었다가 볶아서 사용하면 더 좋은 효과가 있다.
『본초서(本草書)』에서는 황정이 몸이 쇠약한 것을 보한다고 되어 있다. 오장을 튼튼히 하고, 기력을 증강시켜 근육과 뼈를 강하게 하며, 정신을 맑게 해준다. 또한 신(腎)을 보하고, 음(陰)을 강하게 하며, 심기에 유익하고, 건망증·유정을 다스린다.

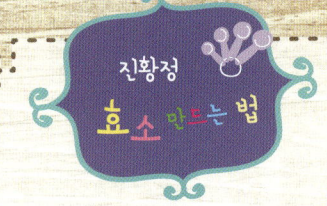

진황정의 잎은 가을이면 떨어지고 줄기는 겨울이면 녹아 없어지게 된다. 이때 채취해 말려서 달여 먹거나, 쪄서 말려 쓰거나, 효소를 담가 먹는다.

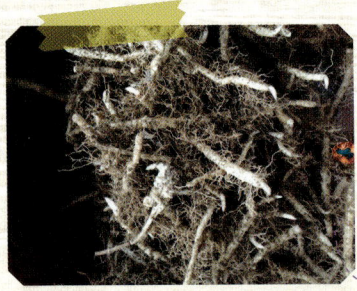

1
진황정은 땅이 녹았을 때 채취해야 한다. 언 땅에서는 진황정의 뿌리덩이가 약해서 잘 부러지고 세척이 힘들다.

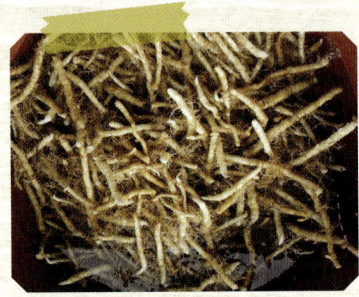

2
진황정에는 실뿌리가 많아서 흐르는 물에 솔로 여러 번 문질러 씻어야 한다.

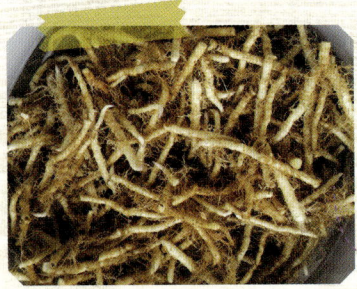

3
소쿠리에 담아 진황정의 물기를 30분간 빼준다.

4

활성화가 잘 일어날 수 있도록 5~8cm 정도의 크기로 자른다.

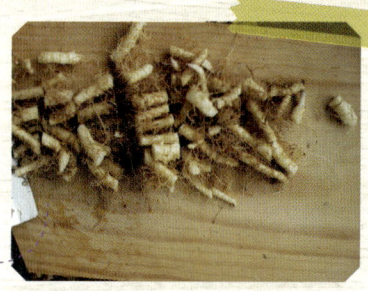

5

원당 40% : 진황정 60%의 비율로 혼합하여 추위에 얼지 않도록 실온에 5시간 정도 재워둔다.

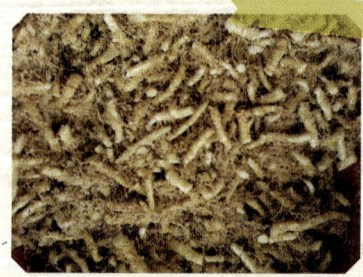

6

활성화가 일어나면 숨쉬는 항아리에 빈 틈이 없도록 눌러 담는다. 진황정은 수분이 많아 시럽을 넣지 않는다.

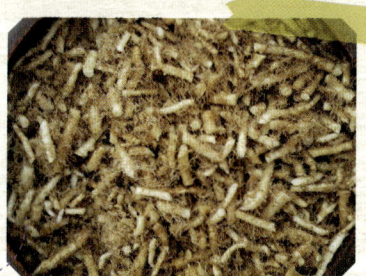

7

항아리 입구를 비닐로 잘 밀봉한다. 진황정은 7일 후부터 5일에 한 번씩 뒤집어주어야 한다. 보통 70~80일 정도면 발효가 끝나므로 80일 전후가 거르는 데 적기이다.

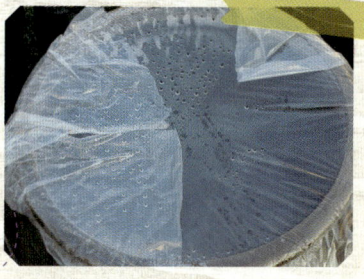

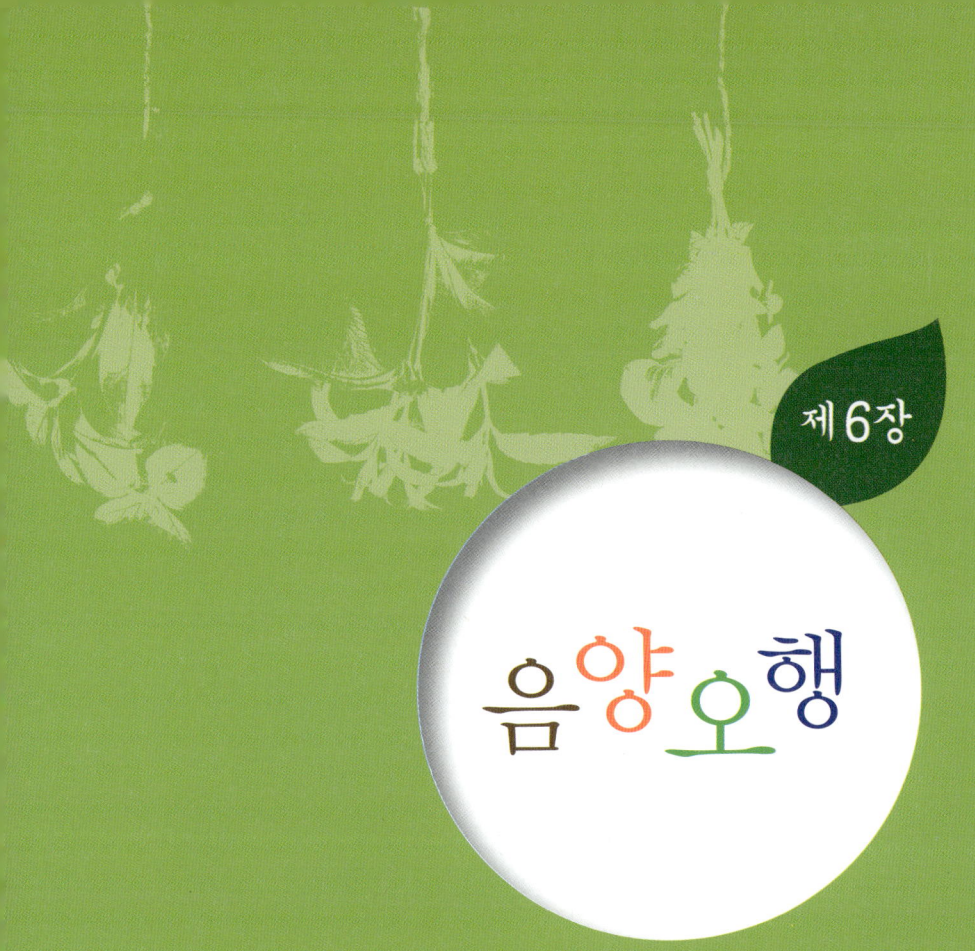

제6장

음양오행

1. 오행(五行)과 오미(五味)의 상생(相生)·상극(相剋)관계

상생이란 만물을 낳아주는 신이다. 고로 만물이 생육된다.
목생화木生火 : 목은 화를 낳아주니 화를 자라게 한다.
화생토火生土 : 화는 토를 낳아주니 토를 자라게 한다.
토생금土生金 : 토는 금을 낳아주니 금이 자라게 한다.
금생수金生水 : 금은 수를 낳아주니 수를 자라게 한다.
수생목水生木 : 수는 목을 낳아주니 목을 자라게 한다.

상극이란 제약하고 억압하는 것이지만 만물은 시기가 되면 나오게 되어 있다.
목극토木剋土 : 나무는 흙을 뚫고 나온다.
화극금火剋金 : 화는 금을 녹인다.
토극수土剋水 : 흙은 물을 막는다.
금극목金剋木 : 쇠는 나무를 꺾는다.
수극화水剋火 : 물은 불을 제압한다.

상생이란 만물을 낳아주지만 내가 성장하기 위해서는 상대를 이기고 나와야 한다.
목 : 수생목을 받아서 목극토를 한다.
토 : 화생토를 받아서 토극수를 한다.
금 : 토생금을 받아서 금극목을 한다.
수 : 금생수를 받아서 수극화를 한다.

오미의 상생 · 상극

신맛은 쓴맛을 좋게 하고
쓴맛은 단맛을 좋게 하고
단맛은 매운맛을 좋게 하고
매운맛은 짠맛을 좋게 하고
짠맛은 신맛을 좋게 한다.

신맛은 단맛을 줄이고
쓴맛은 매운맛을 줄이고
단맛은 짠맛을 줄이고
매운맛은 신맛을 줄이고
짠맛은 쓴맛을 줄인다.

그러나 오히려 많음은 해가 되고 하지 않느니만 못한 경우도 생기니, 모든 것이 적당함이 최선이다.

2. 오행의 오미란?

辛(신, 매운맛) : 매운맛은 발산하고 기혈을 돌게 하면서 눅눅하게 한다. 그리고 폐를 북돋아준다. 매운맛이 나는 것을 먹으면 땀이 나면서 긴장했던 온몸이 풀어지는데, 이는 매운맛이 가진 원래의 기운 때문이다.

감기를 예로 들어보자. 초기에 몸살이 날 것처럼 삭신이 쑤시고 약간 열이 오르면서 콧물이 나오면, 매운맛이 나는 생강이나 계피 같은 것을 먹고 땀을 조금 낸다면 몸이 가뿐해질 것이다.

甘(감, 단맛) : 단맛은 긴장을 풀어주고 소화를 돕는다. 또한 비위를 북돋아준다. 평소 잘 체한다면 단맛이 나는 엿이나 엿기름을 권한다.

　아기가 놀라 긴장한 상태에서 운다면 꿀물을 조금씩 떠먹이는 것도 좋다. 중요한 사람을 처음 만나는 어색한 자리가 있다면, 단맛이 나는 사탕을 권하거나 꿀차를 같이 마셔보면 어떤가? 단맛은 모든 것을 조화롭게 하고 편안하게 해준다.

酸(산, 신맛) : 신맛은 수렴작용이 있으며, 진액을 만들고 부드럽게 해준다. 간장肝腸을 도와준다. 볕이 뜨거운 사막을 걷다가 힘이 빠져서 더 이상 갈 수 없을 때, 무슨 맛이 나는 음식을 먹으면 가장 힘이 날까? 바로 신맛이다. 신맛은 수렴작용이 있어 밖으로 배출되는 땀을 억제한다.

　그리고 간에 작용하기 때문에 피로를 풀어주고 딱딱하게 굳어진 근육을 부드럽게 해준다. 여름에 특히 땀을 많이 흘리는 사람이 있다면 신맛이 나는 시원한 오미자차를 마시기를 권한다. 운동하다가 근육이 뭉쳤다면, 이때도 신맛 나는 음식을 먹으면 좋다.

苦(고, 쓴맛) : 쓴맛은 수분을 배출시켜 건조하게 하고 단단하게 한다. 심장을 도와준다. 쓴맛은 염증과 관련이 많은데, 인후염으로 목이 붓는다면 도라지, 무릎이 붓는다면 두릅뿌리를 먹는 것이 좋다.

　쓴맛은 몸의 면역반응을 극대화시키는데, 한의학적으로는 열을 끄고 수분을 배출시킴으로써 몸을 단단하게 지켜주는 것으로 이해한다.

鹹(함, 짠맛) : 짠맛은 딱딱한 것을 풀어주고 수액대사가 잘되도록 한다. 신장을 도와준다. 임파선염이 있다면 다시마나 바닷말(해조류)을 먹는다. 종기가 생겨서 붓고 아프다면, 짠맛이 나는 미역을 먹거나 피부에 붙인다.

한의학에서는 신장이 약해서 생기는 요통이나 부종에는 한약을 소금물에 담갔다가 볶아서 사용한다. 이는 짠맛을 이용해 한약의 기운이 신장으로 향하도록 하는 것이다.

3. 오미의 궁합

모든 음식은 오미를 고루 갖추어야 맛이 난다. 원재료가 가지고 있는 맛에 따라 양념의 맛을 조화시킴으로써 완성된 맛을 느낄 수 있다.

> **짠맛의 원재료**(신맛 + 단맛 + 매운맛 + 쓴맛)
> -흩어지고 묽게 한다.
> **신맛의 원재료**(짠맛 + 단맛 + 쓴맛 + 매운맛)
> -이완하고 부드럽게 한다.
> **쓴맛의 원재료**(단맛 + 신맛 + 매운맛 + 짠맛)
> -건조하게 하고 응고시킨다.
> **매운맛의 원재료**(단맛 + 짠맛 + 신맛 + 쓴맛)
> -발산시켜 혈을 흐르게 한다.

몸이 부대한 사람은 = 짠맛과 쓴맛으로 열을 꺼주고 수분을 배출시키며 부기를 내리게 한다.

몸이 마른 사람은 = 단맛과 신맛으로 긴장된 것을 풀어주고 소화를 도우며 응고된 것을 부드럽게 한다.

몸이 건조한 사람은 = 신맛과 매운맛 나는 음식을 먹음으로써 진액을 만들고 부드럽게 하며, 발산하여 기혈을 돌게 하면서 눅눅하게 한다.
몸이 습한 사람은 = 쓴맛으로 수분을 배출시켜 건조하게 하고 매운맛으로 발산하게 한다.

4. 오미의 조화

몸이 차고 배탈이 난 경우에는 뜨거운 양의 음식, 즉 생강·계피 등을 먹고, 감기에 걸려 열이 날 때는 음의 음식, 즉 시원한 배 또는 도라지·무 등을 먹는다. 감기에도 열증과 냉증이 있는데, 그에 따라 음식을 먹는다.

매운맛 : 감기 기운으로 몸이 차가울 때는 매운맛을 먹어 폐에 열을 올린다. 반대로 열이 날 때는 물을 많이 마셔 폐의 열을 사해 주며, 몸이 뻐근할 때에도 매운맛을 먹음으로써 피로를 푼다.

단맛 : 평소에 소화가 잘되지 않을 때, 과식했을 때는 단 음식을 먹어 조화롭게 해준다. 긴장한 상태에서도 단것을 먹으면 심신이 편안해진다.

신맛 : 여름날 더위를 먹거나 산을 오를 때 신맛이 나는 것을 먹음으로써 간장의 피로를 풀고 굳어진 근육을 풀어준다. 땀을 많이 흘리거나 무기력해졌을 경우 신맛이 나는 음식을 먹으면 그런 증세가 완화된다.

쓴맛 : 감기로 인해 목에 염증이 생기거나 무릎이 붓고 아플 때는 쓴맛 나는 음식을 먹음으로써 염증을 가라앉힐 수 있다. 심장에 열이 많은 사람도 쓴맛 나는 음식을 먹으면 열이 내리고 수분이 배출된다.

짠맛 : 종기가 있거나 임파선염이나 요통이나 부종일 경우, 다시마·김·미역 같은 짠맛 나는 것을 먹으면 부은 것을 내리게 할 수 있다.

5. 상반약(相反藥)이 되는 음식이나 산야초

상반약은 서로가 싫어하여 함께 쓸 수 없는 약재를 말하는데, 독성이 더욱 커져서 맹독이 되기도 하고 부작용이 따르는 약재이니 주의해서 사용해야 한다. 상오약相惡藥은 한쪽은 싫어하지만 다른 한쪽은 싫은 마음이 없다는 뜻이다. 예를 들어, 우황은 용골을 싫어하지만 용골은 우황을 만나면 좋아지는 관계를 말한다.

다음은 일상생활에서 자주 먹고 사용하는 약재나 음식들을 위주로 한 상반약이다.

꿀 - 파, 부추 생것
감초 - 배추
개고기 - 오리, 살구씨, 잉어, 마늘, 들깨
건칠 - 기름
검정콩 - 피마자씨, 후박, 인삼, 더덕
게 - 감, 꿀, 대추
경분 - 모든 피
계피 - 생파
고슴도치 - 도라지, 맥문동
공청 - 피가 있는 것을 생으로 먹으면 안 된다.
꿩고기 - 메밀, 사슴고기, 돼지간, 붕어, 참나무버섯, 호두

녹각교 – 대황

인삼·단삼·사삼·고삼·현삼·자삼·세신·작약 – 여로

반하·과루·패모·백렴·백급 – 오두

대극·완화·감수·해조 – 감초. 아무리 약방에 감초라지만 넣으면 안 된다.

석결명(전복 껍데기) – 운모

유황 – 망초

오두 – 서각

인삼 – 오령지

수은 – 비상

파두 – 견우자(나팔꽃씨)

밀타승 – 낭독

울금 – 정향

관계(육계) – 석지

6. 상극의 음식을 먹고 중독되었을 때

　약이든 식품이든 중독이 되었다면 토하게 하고 위를 세척하는 것이 우선이다. 그 다음에 해독요법을 쓰는데, 무슨 음식이나 약물에 중독되었을 때는 무조건 검은콩을 한 줌 푹 삶거나 또는 검은콩과 감초를 같은 비율로 삶아 그 물을 마시게 한다. 북어나 황태 서너 마리를 물에 푹 고아 소금간을 하지 않고 마시게 해도 좋다.
　다음은 음식이나 약물에 중독되었을 때 좋은 음식이다.

고구마와 석류를 먹고 식중독이 생긴 데
> ⇔ 부추즙을 내어 마신다.

뱀장어와 식초를 먹고 식중독이 생긴 데
> ⇔ 검은콩과 감초를 함께 달여 복용한다.

꿀과 붕어, 뱀장어와 소간을 함께 먹고 생긴 식중독
> ⇔ 검은콩과 감초 달인 물을 마신다.

개고기와 마늘을 먹고 혈액병이 생긴 데
> ⇔ 모유에 콩국을 섞어 마신다.

우렁이와 조개를 먹고 식중독이 생긴 데
> ⇔ 고수풀을 달여 마신다.

우렁이와 국수를 먹고 구토와 복통이 생긴 데
> ⇔ 닭똥의 흰 부분을 끓여먹는다.

돼지고기와 감을 먹고 식중독이 생긴 데
> ⇔ 녹두를 즙내 먹거나 달여서 마신다.

돼지고기와 우렁이를 먹고 눈썹이 빠지면
> ⇔ 녹두즙을 마신다.

모든 해초류의 독
> ⇔ 양조식초를 뜨겁게 데워 마신다.

비상 독 ⇔ 녹두를 갈아 마시거나 연근과 사탕을 같이 찧어 물에 타서 마신다.

독버섯 중독 ⇔ 심산의 거름기 없는 황토를 가져다가 물에 풀어 흙이 가라앉은 다음 맑은 물(지장수)을 마시게 하든지, 뜨거운 오리피를 마시든지, 박하잎을 찧어 즙을 마신다.

고련(소태나무 껍질) 중독
⇔ 흰죽을 끓여 완전히 식혀 천천히 오래도록 먹는다.

명아주 독 ⇔ 파뿌리를 삶아 그 물을 마신다.

파두 독 ⇔ 검은콩이나 칡뿌리를 달여 마신다.

반묘(곤충의 일종으로 한약재) 독
⇔ 검은콩과 감초 달인 물을 마신다.

석웅황(한약재) 독
⇔ 방기를 달여 마신다.

수은 독 ⇔ 돼지비계, 북어국, 검은콩 삶은 물을 먹는다.

모든 채소 독
⇔ 칡뿌리즙을 마신다.

천초(조피나무) 중독
⇔ 계피나무를 달여 마신다. 소루쟁이잎을 찧어 즙을 마신다. 검은 콩 삶은 물도 괜찮다.

미나리와 닭고기를 먹고 식중독이 생긴 데
⇔ 올리브즙을 먹는다.

귤과 게를 먹고 종기가 생긴 데
⇔ 마늘즙을 내어 조금씩 먹는다.

복어 독 ⇔ 우선 참기름·들기름을 먹고 토한다. 백반을 물에 타서 마시거나 백편두를 달여서 먹는다.

모든 생선이나 게에 중독되면
⇔ 동과즙을 내어 마시거나 마늘즙, 검은콩 삶은 물 또는 굴껍질을 달여 마신다.

초오 · 천오 · 천웅 · 부자 등의 중독	
	⇔ 검은콩 삶은 물이나 북어국을 먹는다.
유황 독	⇔ 삶은 돼지고기나 오리고기국 또는 마른 명태 세 마리를 끓인 국물을 먹는다.
굴과 흑설탕을 먹고 병이 생기면	
	⇔ 녹두를 즙내 먹거나 끓여서 먹는다.
우유와 신 음식을 먹고 뱃속에 어리가 생긴 데	
	⇔ 녹두즙을 내어 마신다.
시금치와 우유를 먹고 식중독이 생긴 데	
	⇔ 녹두를 먹는다.

필자 약력

1990년	발효음료(솔잎효소 담아보기 실패)
1994년	발효음료 개발 성공 시음회
1997년	산야초 작목반 설립(산야초 재배 시작)
1999년	모든 산야초 발효에 성공, 백초효소 시제품 출시
2000년	인터넷을 통하여 산야초 상담
2007년	부안독립신문에 '산야초로의 건강 100세' 원고 기고
	일반인을 상대로 산야초 강의 시작
	산야초효소 강의
2010년	SBS 전주방송 영상 에세이 '우리' 방송 출연
	전주MBC '맛이 보인다' 출연
	SBS 전주방송 '클릭 이 사람' 출연
2011년	KBS '무한지대 큐' 방송 출연
2012년	특허출원
2013년	MBN '천기누설' 출연
2014년	MBN 리얼다큐 '숨' 출연
2014년	KBS '6시 내고향 – 효원식품 발효소금' 방영
2014년	MBC 'PD수첩 – 식약처 재검사는 없다'에 출연